プルーストとイカ

PROUST and the SQUID : The STORY and SCIENCE of the READING BRAIN

読書は脳をどのように変えるのか？

メアリアン・ウルフ
小松淳子◎訳

PROUST AND THE SQUID
THE STORY AND SCIENCE OF THE READING BRAIN
by Maryanne Wolf, Ph.D.

Japanese translation published by arrangement
with Maryanne Wolf c/o Anne Edelstein Literary Agency
through The English Agency(Japan)Ltd.

目次

第3章■アルファベットの誕生とソクラテスの主張

Part II

脳は成長につれてどのように読み方を学ぶか？

第5章 ■ 子どもの読み方の発達史――脳領域の新たな接続

Part III 脳が読み方を学習できない場合

はじめに

私の人生は言葉とともにある。脳の入り組んだ溝に潜んでいる言葉を探し出し、その幾重にも重なった意味と形状を研究し、言葉の秘密を子どもたちに教える日々である。本書では、言葉を読むという行為の奥深い創造性についてじっくりと考えていただくきっかけを提供できたらと願っている。デジタル文化への移行が加速している人類史上のこの重大な時期にあって、人間の知能の発達に、読む行為ほど、当たり前のことと思ってはいけないものはない。

こう言えるのは何より、歴史を振り返ってみて、今ほど、読字のプロセスの複雑な美しさが際立っていたことはないうえに、読字の貢献の大きさが科学の力によって明確に理解されたことも、また、そうした貢献が新しい形のコミュニケーションに取って代わられる危機にあるように思えたこともないからだ。今、私たちの手にあるものを検討し、これからも持ち続けていきたいと思うものについて熟考することが、本書の中心テーマである。

私たちが読む時に何をしているかを本当に理解することは、はるか昔に世紀末の学者サー・エドモンド・ヒューイが書き残した言葉を借りれば、「心理学者の功績の極致と言えるのではあるまいか。なぜならそれは、人間の精神の最も複雑な働きのほとんどを説明することであると同時に、文明がその長い歴史のなかで学んだ最も注目に値する特殊な行為の複雑に絡み合った物語を解きほぐすことでもあるからだ」。進化史や認知神経科学をはじめとする多様な研究分野からの情報に裏打ちされた、文字を読む脳に関する現在の知識を知ったら、ヒューイは驚嘆するに違いない。今の私たちは、新しいタイプの書記体系がいずれも、人類史のうちの数千年という時をかけて発達してきたものであり、その過程で人間の脳にそれぞれ異なるタイプの順応を要求したことを知っている。読字発達の過程は多面的で、幼児期に始まり、熟達してもなお高度化を続けることもわかっている。読字習得に苦戦するディスレクシア（読字障害）の脳は、不思議なことに、問題と才能を併せ持っているのだが、そこには読字に対する私たちの理解を一変させる洞察が含まれていることも知っている。こうしたさまざまな分野の知識を総合すると、文字を読むために自らを再編成し、その過程で新しい思考を形成していくという、奇跡に近い脳の能力がはっきりと見えてくる。

本書がきっかけとなって、あなたが長年当たり前と思ってきたかもしれないこと——たとえば、子どもが読み方を覚えるのはごく自然なことというような見方を考え直していただければと願っている。読むという行為は自然なことではない。多くの人々、それも特に子どもたちの場合は、奇跡にもつながれば、悲劇にもつながることがある。

本書の執筆にはバランスのとれた見方が必要で、その準備を整えるのに長い年月を要した。私は小児発達学と認知神経科学の教授で、言語と読字とディスレクシアの研究者であると同時に、本書でご紹介する子どもたちの母親で、書記言語の擁護者でもある。また、ボストンにあるタフツ大学エリオット・ピアソン小児発達学部付属の読字・言語研究センターの所長も務めている。ここで共同研究者たちとともに、あらゆる年齢層の読字者、それも特にディスレクシアを抱えた読字者の研究を行っている。それと併せて、ドイツ語やスペイン語、ギリシャ語、オランダ語といった英語とルーツを同じくする言語から、ヘブライ語や日本語、中国語などの英語とは結びつきの薄い言語に至るまでの、世界中の言語におけるディスレクシアの実態も研究対象としている。母国語が何語であろうと、裕福ではないフィリピン系のコミュニティでも、ネイティブ・アメリカンの保留地でも、豊かなボストン郊外の住宅地でも、文字を読めないことが子どもたちに苦痛を与えているのを知っているからだ。研究の主体を成しているのは、そうした子どもたちへの新しい取り組みの考案と、それが教室および脳内での行動におよぼす影響の検討である。イメージング技術のおかげで、そうした取り組みの実施前後の脳の読み方を実際に〝見る〟こともできる。

こうした経験の積み重ねがあるうえに、参考になる研究も増えるなかで、社会が新しいコミュニケーション様式へと移行しつつあることに気付いたため、これはぜひとも、一般の読者を対象とした著書にも初挑戦しなければと思い至ったわけである。ここでお断りしておかなければならないのは、本書の裏付けとなっている大勢の学者の研究を参考文献として紹介しないやり方には、まだなじめずにいることだ。そういうわけで、各章ごとに膨大な量の注記と参考文献がつくことになってしまったのだが、読者に役立てていただければと切に願っている。

本書は書字の起源の美しさと多様性と変形能力の素晴らしさを紹介するところから始めて、文字を読む脳の発達と読字習得に至るまでの多様な経路を新しい観点から克明に描き出し、最後は、徳に関する難しい問題と前途に待ち受けている危険についてお話しして締めくくることにする。

なんとも奇妙な話だが、前書きというものは、書き上げた本に対する著者自身の最後の思いを読者に伝えるものであることが多い。本書も例外ではない。ただし、ここでは、私自身の言葉で終わるのではなく、マリリン・ロビンソンの『ギレアデ』に登場する心優しき図書館長が幼い息子に自分の最高の著作を与えた時の言葉を引用したい。「ほとんどすべて、お父さんの心からの願いと信念を持って書いたのだよ。自分の考えをふるいにかけ、自分の言葉を選びながらね。真実を語ろうとした。だから、おまえには正直に言おう。そうやって書くというのは、素晴らしいことだったよ」。

過去と現在と……そして　これから生まれ来る家族全員に捧ぐ。

Part I
脳はどのようにして読み方を学んだか？

言葉と音楽は人類の進化の軌跡だ。 ──ジョン・S・ダン

物事の起源を知ることが往々にして、その働きを解明するための最良の手がかりとなる。 ──テレンス・ディーコン

第*1*章 ■ プルーストとイカに学ぶ

読書の神髄は、孤独のただなかにあってもコミュニケーションを実らせることのできる奇跡にあると思う。

――マルセル・プルースト

学ぶことは天性を磨くことである。

――ジョセフ・ルドゥ

文字を読む脳とニューロンのリサイクリング

私たちはけっして、生まれながらにして文字を読めたわけではない。人類が文字を読むことを発明したのは、たかだか数千年前なのである。ところが、この発明によって、私たちの脳の構造そのものが組み直されて、考え方に広がりが生まれ、それが人類の知能の進化を一変させた。読むというのはまさに、歴史上最も素晴らしい発明のひとつだ。歴史を記録できるようになったこと自体、その所産のひとつである。私たちの祖先が読み方を発明できた理由はただひとつ、人間の脳が、既存の脳内の構造物間に新しい接続を生み出すという、驚くべき能力を備えているからだ。これは、経験によって形成される脳だからこそ可能になったプロセスである。私たちがどういう人間であるか、どんな人間になる可能性があるかはまず、脳の設計の中心部が備えているこの柔軟性によって決まると言っても過言ではない。

本書では、次々と明らかにされている知能の進化の謎に照らしながら、文字を読む脳についてお話しする。ただし、その筋書きは、今こうして目で文字を追い、ページを繰っているあいだにも、刻々と変化している。これから数十年のあいだに、人間のコミュニケーション能力は大きく様変わりしていくはずだ。脳内に新たな接続が補充され、それが、これまでとは異なる新しい形で、知能の進化を推し進めていくからである。文字を読む脳からデジタルな脳への移行が進む昨今、文字を読むため、つまり読字するためには脳に何が求められるのか、また、物事を考え、感じとり、推測し、他の人間を理解する能力に読字がどう役立っているかを知ることが、ことのほか重要だ。読字は歴史的にいかなる進化を遂げてきたのか、子どもはどのようにして読字能力を獲得するのか、また、読字は脳の生物学的基盤をどう構築し直したのかを理解すれば、文字を持つ動物である人間の脳の驚くべき複雑さが、まったく新しい観点から見えてくる。この観点から、進化を続ける人間の知能の未来像と、その未来像を実現していくうえで迫られることになるさまざまな選択を浮き彫りにしてみるつもりである。

本書は、シュメール人の時代からソクラテスに至るまでの初期の読字学習の歴史をまとめた第Ⅰ部、人間が年を重ねるにつれて高度化していく読字能力の発達のライフサイクルを取り上げた第Ⅱ部、そして、脳が文字を読めないというのはどういうことかを説明し、科学的に検証している第Ⅲ部の三部構成になっている。この三部に集約した読字に関する知識を重ね合わせてみれば、文字を読み、記録し、過去を踏まえて前進を続ける動物として、人間が成し遂げてきたことの壮大さに感嘆すると同時に、失ってはならない大切なものにも目が向くはずである。

あまり知られてはいないが、文字を読む脳をこうして歴史と進化の両面から考察してみることによって、得られることがある。読字のプロセスの核心部分を教えるための、昔ながらの、それでいて実に斬新と言えるアプローチがそれだ。読字能力を獲得できる態勢にある脳を持つ人々にも、また、ディスレクシアと呼ばれる読字障害に見られるような、普通とは異なる構造を持つと考えられる脳のシステムを備えた人々にも用いることのできるアプローチである。私たちの遺伝子からの指示によって代々引き継がれる、生まれる前からプログラムされた、こうしたユニークな習得回路システムを理解することが、脳に関する知識の発展に思わぬ形で役立つのだ。この研究はまだ始まったばかりである。

本書には、脳が新しいことを学ぶ方法についての独特な見解を随所に織り込んである。新しい知的機能を学習するために自らを再編成するという人間の脳の驚くべき能力を映し出すことにかけては、読むという行為に勝るものはほとんどない。脳の読字学習能力の基盤となっているのは、視覚や話し言葉など、人間の進化の歴史においては読字の先輩格にあたる脳の他の基本的プロセスにそもそも従事していた構造物と、回路のあいだに新しい接続を生み出すという脳の変幻自在な能力だ。今では、私たちが新しいスキルを習得するたびに、一群のニューロンのあいだに新しい接続と経路が造り出されることが分かっている。コンピュータ科学者たちは、さまざまな要求に合わせて変化できる、つまり再編成できる、多目的なシステムを呼ぶのに、〝オープン・アーキテクチャ〟という用語を使っている。人間の遺伝的遺産に限って言うなら、私たちの脳こそ、オープン・アーキテクチャの素晴らしい例だ。この設計のおかげで、私たちは生来備わったものを変化させて進歩する能力を携えて、この世に生まれ出てくるのである。私たちはどうも最初から、遺伝的に飛躍的進歩の素質を与えられているようだ。

こう考えてみると、文字を読む脳は、非常にうまく機能している双方向の力学の一環であると言える。読字学習には脳の柔軟な設計が絶対不可欠である一方で、私たちが文字を読むと、それぞれの脳は生理学的にも知的にも果てしなく変化する。たとえば、ニューロンのレベルで言うと、漢字を勉強している人は、英語を読む時に使う経路とは大いに異なる、実に独特な一連のニューロン接続を使用する。一方、もともと漢字を読む人々が初めて英語にチャレンジする時は、彼らの脳は漢字をベースにしたニューロン経路を使おうとする。漢字を読む行為が文字通り、漢字を読む脳を形成しているからだ。同様に、私たちの考え方や考えることも、大半は、私たちが読んだものから生じた見識や連想に基づいている。作家ジョセフ・エプスタインの言葉を借りれば、「どんな文筆家の伝記も、いつ、どんなものを読んだか、長々と論じておけば間違いない。ある意味、私たちを作り上げているのは、私たちが読んだものなのだから」。

文字を読む脳の発達と進化のこの二つの次元、つまり、個人的・知的次元と生物学的次元が併せて語られることはまれだが、そうすることで発見できるきわめて重要で素晴らしい手本がある。本書では、読字のまったく異なる二つの側面を説明するため、メタファーとしては有名なフランスの作家マルセル・プルーストを、また、研究例としては非常に過小評価されているイカを取り上げてみる。プルーストは読書を、人間が本来ならば遭遇することも理解することもなく終わってしまう幾千もの現実に触れることのできる、一種の知的〝聖域〟と考えていた。これらの初めて触れた現実は、どれも読者がアームチェアにくつろいだままで、その知的生活を一変させる力を秘めているというのである。

一九五〇年代の科学者たちは、臆病なくせに器用さも備えているイカの長い中枢軸索を研究対象として、ニューロンがどのように発火、つまり興奮して、情報を伝達しあうのか、解明しようとした。なかには、何かがうまくいかなかった場合に、ニューロンがどのように修復、補正するのか調べようとした科学者もいる。現代の認知神経科学者たちは、研究のレベルこそ違え、脳内でさまざまな認知プロセス（つまり心理プロセス）がどのように働くのか調査している。この研究では、獲得したばかりの文化的な発明が、脳の既存の構造物に今までにない機能を要求することを示す、うってつけの例として用いられている。人間の脳が読むために行わなければならないことと、それがうまくいかなかった場合に適応する巧みな方法に関する研究には、初期の神経科学におけるイカの研究と相通じるところがある。

プルーストの言う聖域と科学者たちの研究心を煽ったイカは、読字のプロセスを異なる次元から解明する相補的な手段と言える。そこで、本書で用いるアプローチをより具体的に理解していただくため、プルーストの著書『読書について』から引用した次の文章をできるだけ速く読んでみていただきたい。

お気に入りの一冊を手にして過ごした一日……子どもの頃、あれほど満ち足りて送った日々はあるまい。ほかの人々の一日を埋め尽くしているように思え、自分としては神聖な喜びを妨げる低俗なこととして片付けていたあらゆること、たとえば、一番おもしろい下りにさしかかったところで、遊びに誘いに来る友だち：ページに釘付けになっている目を引き離したり、読書場所を変えさせたりする迷惑な蜂やまばゆい日差し：家から持って出たのに、頭上の青空で太陽が陰ってきても手つかずのままベンチの脇に置きっぱなしになっているおやつ：時分時になれば、家に帰らなければならないし、食べているあいだも、さっさと済ませて、読みかけの章を読み終えることしか考えていなかった夕食。そうしたことすべてを、読書は面倒なことと しか感じさせなかったはずなのに、私たちの記憶には、それがむしろ実に甘やかに（今にして思えば、当時あれほど熱心に読んだ内容よりはるかに貴重に思われるほど）刻み込まれていて、今も、あの頃に読んだ本のページをめくることがあるとすれば、それは過ぎ去った日々の記録をとどめている唯一の暦がそれらの本であるから、そのページの端々に、今はもう存在しない住まいや池の面影を垣間見たいと思うからにほかならない。

まずは、この一節を読みながら何を考えたか、思い返してほしい。次に、読んでいるうちに自分がしたことを、プルーストの文章から何に思いを馳せたかということも含めて、正確に分析していただきたい。私と同じなら、プルーストは、長いあいだ記憶の淵に沈んでいた、本にまつわるあなた自身の思い出を浮かび上がらせたはずだ。兄弟姉妹や友だちに邪魔されずに読書しようと見つけ出した秘密の隠れ家。ジェーン・オースティンやシャーロット・ブロンテ、マーク・トウェインの文章に触れて呼び起こされた、心震えるような思い。親に見つからないように、布団に潜って本を照らした懐中電灯のくぐもった光。これがプルーストの言う読書の聖域であり、私たちのそれでもある。こだわりを持って中つ国やリリパット王国、ナルニア国をめぐり歩くことを私たちが初めて覚えたのは、この聖域だ。王子とこじきや、ドラゴンと乙女、カラハリ砂漠のクン族（訳注：ブッシュマン）の戦士、ナチスの目を逃れて家族とともに隠れ住んでいたオランダ系ユダヤ人の少女など、現実にはとうてい会えそうにない登場人物に初めてなりきったのも、この聖域でのことである。

マキャベリは、読む本の著者の時代に合わせた正装で威儀を正し、著者と自分用のテーブルセッティングをして、読書に備えることがあったそうだ。これは著者の天賦の才に対するマキャベリの敬意の証であったが、それと同時に、プルーストが書いている遭遇感を暗黙のうちに理解していた証でもあるように思われる。読書しているあいだ、私たちは自分の意識から抜け出して、年齢も文化も異なる他人の意識に入り込むことができる。読書によって、自分とはまったく異なる他人の意識の視野を体験し、自分と同一視し、ついには短時間ながらもその視野を共有できるようになるプロセスを、神学者ジョン・ダンは〝移入（passing over）〟という用語で表現した。移入して、騎士の考え方や、奴隷の感情、ヒロインの行動、悪者が悪事を悔いたり否認したりする時の心のひだを理解するという経験をしたら、けっして元のままの自分には戻らない。インスピレーションを得ることもあれば、悲しみを感じることもあるが、心は必ず豊かになる。こうして他人の意識を直接体験することにより、私たちは自分自身の考え方に共通性と独自性があることを悟る――自分は一個の人間であるけれど、一人きりで生きているわけではない、そう悟るのである。

この悟りの瞬間、私たちは自分の思考の境界から解放される。本来の境界をどこに定めていようと、その正当性に疑問を持ち、吟味し、徐々に新しい境界を設けていく。こうした〝他人〟に対する意識の拡大は、私たちの有り様に変化をもたらす。しかも、子どもたちにとっては何より大切なことなのだが、心に思い描ける自分の未来像をも変化させるのだ。

ここで話を戻そう。戻す先は、プルーストの一節を紹介して、プルーストが伝えようとしている真意を汲み取りながら、できるだけ速く読んでいただきたいとお願いした時に、あなたが何をしたかという話である。この求めに応えて、あなたは一連の心理プロセス、つまり認知プロセスを駆使した。注意、記憶、そして、視覚、聴覚および言語のプロセスである。即座に機能したのは脳の注意システムと実行システムで、プルーストの一節をきちんと理解しながら速読するにはどうすればよいかという計画を立て始めた。次に行動を起こしたのは視覚システムだ。ページをさっと読み下して、字体や語形、よく使われる言い回しなどの情報を拾い集め、情報待ちの状態にある言語システムに転送した。これらのシステムが、微妙に異なる視覚記号を、単語に含まれている音に関する情報の主要素と迅速に結びつけたのである。あなた自身はまったく無意識のうちに、高度に自動化された文字の音の規則を英語（訳注：プルーストの一節は本書の原文では英語になっている）の書記体系に適用したわけだが、そのためには実に多くの言語システムを使用した。これがいわゆるアルファベットの原理の本質であって、それを可能にしているのは、見聞きしたものを知識と瞬時に結びつけて統合できるという、脳の不思議な能力である。

目の前の活字にこれらの規則をすべて適用した際、あなたは研究者たちも驚く速さで、適切な言語プロセスと理解プロセスをいくつも起動させた。たとえば、脳の言語領域では、プルーストの一節に含まれている〔原文では〕二三三の単語を読んだとたんに、語義を扱う意味システムが、読んだ単語ひとつひとつについて考えられる意味をすべて検討したうえで、それぞれの単語の最も正しい意味を文脈に組み込むという作業を行った。これは、思うよりもはるかに複雑で興味深いプロセスである。何年も前のことだが、認知科学者デヴィッド・スウィーニーのおかげで、たとえば〝bug（虫）〟というような単純な単語を読んだ時でも、人間の脳は、ありふれた意味（もぞもぞと這って歩く六本脚の生き物）だけでなく、いつの間にかとんでもないところに潜り込んでいる盗聴器や、カブトムシにそっくりなフォルクスワーゲン、ソフトウェアの不具合など、あまり連想されることのない意味まで総動員しているという事実が確認された。脳は、ひとつの単語にひとつの単純な意味を見つけるだけでは満足せず、問題の単語とそれに関連のあるたくさんの単語に関する知識の宝庫を刺激するということを、スウィーニーは発見したのだ。この読字の意味次元の豊かさは、私たちがすでに蓄えている知識の豊かさによって決まる。子どもたちの発達にとっては重大な、時として悲惨な意味を持つ事実である。語彙が豊富で連想力が豊かな子どもたちは、どんな文章を読んでも、どんな会話をしても、同じ語彙や概念を持たない子どもたちとは相当異なる経験をすることになるのだ。

ドクター・スースの『きみの行く道』のような簡明な文章や、ジェームズ・ジョイスの『ユリシーズ』のように意味深長な文章を読む場合、スウィーニーの発見がどんな意味を持つのか考えていただきたい。比喩的にしろ、文字通りであるにしろ、自分を取り巻く狭い世界の境界を超えたことのない子どもたちは、これらの本に対して、他の子どもたちとはまったく異なる理解を示すはずだ。読むものすべてに自分のありったけの語彙を注ぎ込むか、それをしないかの違いである。先ほど読んだばかりのプルーストの一節にスウィーニーの発見をあてはめてみると、あなたの脳の実行計画システムは、この一節に込められている意味を確実に理解するために、膨大な量の作業を脳の他のシステムに指示して、この一節からあなたが個人的に連想することをくまなく検索したことになる。苛酷な労働を強いられたのは文法システムだ。一節一節が長いうえに、述語にたどり着くまでにコンマやセミコロンがいくつも使われているといった、なじみにくいプルーストの文章構成に、惑わされないようにしなければならなかったからだ。また、先に読んだ多数の単語が頭から抜け落ちないように気をつけながら、これらの作業をすべてこなさなければならないため、意味システムと文法システムは作業記憶《ワーキング・メモリ》とも密接に連携する必要があった（このタイプの記憶、つまり作業記憶は、すぐに使用する情報を一時的に書き留めておく〝認知の黒板〟のような役割を果たすものと考えてい

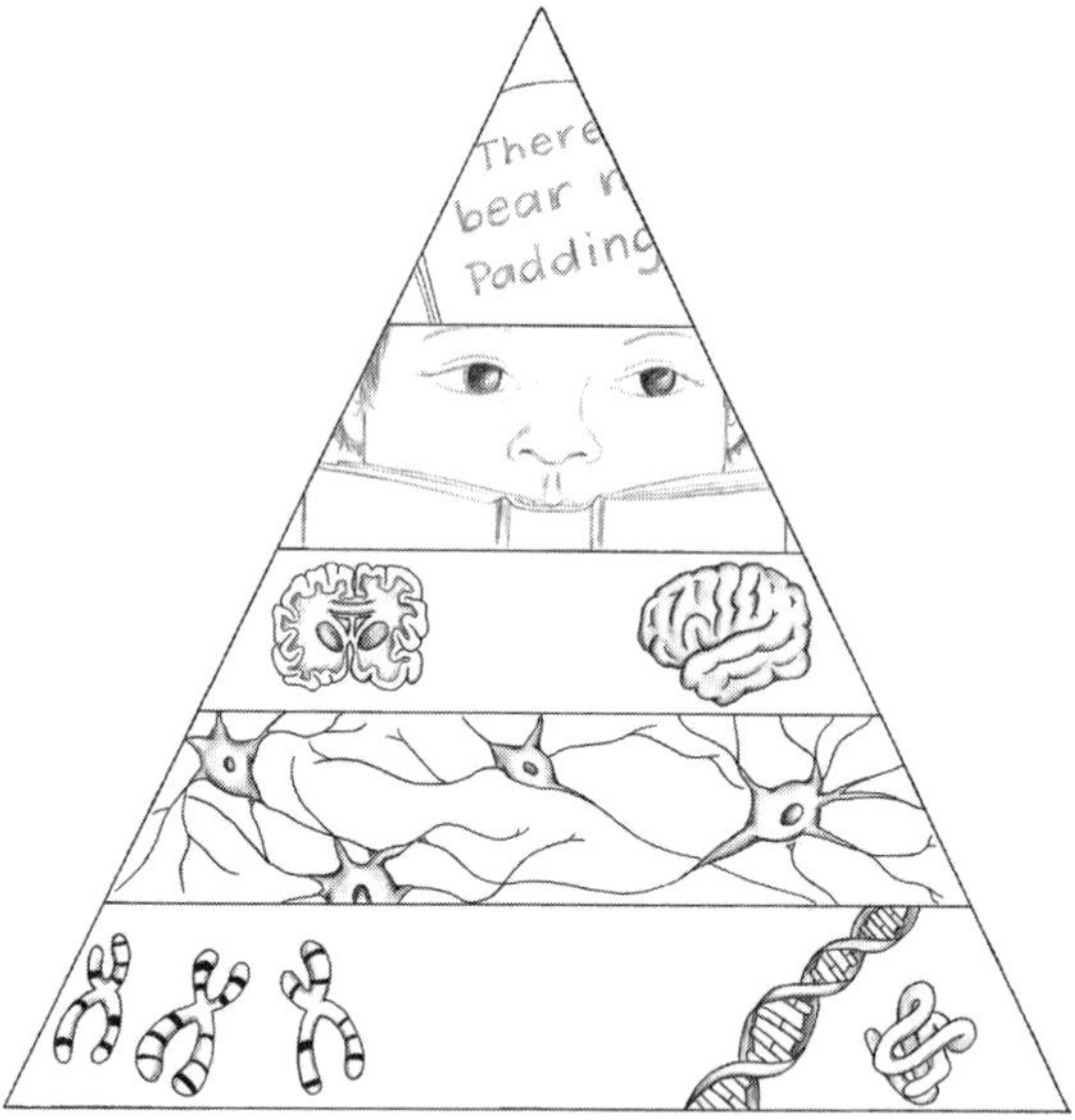

図 1-1　読字のピラミッド

ただきたい)。プルーストならではの一風変わった配列になっている文法情報を、文章の全体的な命題と文脈を見失わずに、個々の単語の意味と結びつけなければならなかったからである。

　これらの言語情報と概念情報をすべて関連づけるにあたり、あなたは自分の予備知識と関心の深さに応じて、自分なりの推論と仮説を立てた。こうしてこつこつと積み上げた情報が意味をなさなかった場合は、文脈にしっくり収まるように、意味の通らない部分を読み直しもしたことだろう。これらの視覚情報、概念情報、言語情報を余すところなく自分の予備知識や推論と融合させて、ようやく、プルーストが何を書いているのか理解するに至ったわけだ。子どもの頃の素晴らしい一日を忘れえぬものにしたもの、それは〝神聖な喜び〟、つまり読書である!

なかには、プルーストの一節を最後まで読み終えたところで一息ついて、この文章から読み取れるところよりさらに先まで思考を羽ばたかせた人もいるかもしれない。しかし、どちらかと言うと哲学的なこの問題に取り組む前に、ひとまず生物学的な次元に立ち戻って、読むという実際の行動の舞台裏では、どんなことが起きているのか探ってみよう。人間の行動は例外なく、幾重にも層を成している、おびただしい基本的な脳活動に根差している。そこで、私たちがひとつの単語を読んだ場合、これらの層がどのように連携して機能するかを一目で見て取れるピラミッドを、オクスフォード大学の神経科学者でアーティストでもあるキャサリン・ストゥッドレーに描いてもらった(図1-1)。このピラミッドの最上層に位置している、〝bear(熊)〟という単語を読む行為が、表面に現れる行動である。その下の層が認知レベルであり、読むために必要不可欠な注意、知覚、概念形成、言語および運動といった、あらゆる基本的プロセスにより構成されている。大勢の心理学者が生涯の研究課題としているこれらの認知プロセスの基盤となっているのは、遺伝子と環境の相互作用によって構築、誘導されるニューロンから成る神経系の構造物だ。言い換えるなら、人間の行動はすべて多数の認知プロセスに基づいて発生するのだが、それらのプロセスの基盤となっているのは、きわめて特異な神経系の構造物から寄せられる情報の迅速な統合であり、その統合を支えているのが、何兆もの接続を形成できる数十億のニューロンである。そして、ニューロンのプログラミングという役割を主に担っているのが遺伝子だ。人間の最も基本的な機能を果たすために連携して働くことをニューロンが習得するには、神経系構造物間の効率的な回路ないし経路の形成の仕方を遺伝子に指導してもらう必要があるのだ。

このピラミッドは、視覚をはじめとする、遺伝子にプログラミングされているあらゆる行動がどのように起こるのかを理解するための三次元マップのようなものと考えていただきたい。ただし、それが読字回路にどうあてはまるかと言われると、説明のしようがない。ピラミッドの最下層に描かれている遺伝子はどれも、読字専用ではないからだ。視覚や発話など、読字の構成要素であるプロセスは遺伝子にプログラミングされているのだが、読字自体は次世代に直に伝わる遺伝子プログラムを持たないプロセスなのである。そのため、この最下層より上の四層が読字にかかわるとなると、一人一人の脳が読字能力を獲得しようとするたびに、必要な経路の形成の仕方を初めから学ばなければならない。これが、読字を――そして、あらゆる文化的発明を――他のプロセスとは異なるものにしている理由、視覚や発話などのあらかじめプログラミングされているプロセスのように、子どもたちに生まれつき受け継がれない理由のひとつである。

それでは、読字はいったいいつ誕生したのだろう？　フランスの神経科学者スタニスラス・デハーネによると、書字と数量的思考、つまり基本的計算能力を発明した初めての人間は、彼が言うところの〝ニューロンのリサイクリング（neuronal recycling）〟によってこれをなし得たのだそうだ。たとえば、彼が行った霊長類を対象とした研究では、一枚には二本、もう一枚には四本のバナナを盛った二枚の皿を一頭の猿の目の前に並べたところ、猿が気前よく盛られた皿に手を伸ばす直前に、その後頭葉が賦活したことが確認されている。私たち人間が現在、数学の演算の一部に使用している脳の領域のひとつも、この同じ高次脳領域だ。同じく、デハーネの研究チームが主張するところによれば、私たちが読字の際に単語を認識できるのは、人類の進化の過程で早く生まれた、物体認識を専門とする回路を使用するからである。さらにまた、私たちの祖先が自分を餌食にする捕食動物と獲物とを一目で区別できたのは視覚を特殊化する生来の能力のおかげであったように、現在の私たちが文字や単語を理解できるのは、それにも増して天性のものと言える〝特殊化した能力をさらに特殊化〟する能力のおかげであるらしい。

デハーネの見解をあえて膨らませてみると、文字を読む脳はどうも、本来、視覚専用としてではなく、視覚を概念形成機能および言語機能と結びつけるために設計された、古いニューロン経路を活用しているように思われる。ここで言う、視覚と概念形成機能や言語機能との接続は、たとえば、地面に残された足跡の形状を素早く認識して、これは危険を知らせるものだと即座に推論したり、認識した道具や捕食動物、敵を、それを表す単語の検索と結びつけたりすることである。したがって、読み書きや計算などの機能の発明という作業に取り組むことになった時、私たちの脳は、独創的な三つの設計原理、つまり、古くからある構造物間に新たな接続を形成する能力、情報のパターン認識を行うために精巧に特殊化された脳領域を形成する能力、そして、それらの脳領域から得られた情報を自動的に採用して関連づける能力を、意のままに使いこなした。読字の進化、発達および障害のいずれの根本にも、この三つの脳構造の原理が何らかの形で働いている。

既存の視覚回路のリサイクリングがどのようにして読字の発達を可能にしたかを説明してくれる格好の例が、視覚システムの素晴らしい特性だ。視覚細胞は高度に特殊化、特異化することによって、以前からある構造物間に新しい回路を形成する能力を備えている。そのため、赤ちゃんは、発火準備がほぼ整った、設計も精度も並外れて優れた能力を備えた目を持って生まれてくる。生後まもなく、網膜にあるニューロンのひとつひとつが後頭葉の特定の細胞群に対応し始める。人間の視覚システムにみられる、このレチノトピック構造（網膜位相対応的構造）と呼ばれる設計特徴により、どんな直線や斜線、円、弧も網膜に映ると瞬時に、後頭葉にある特定の特殊化された場所を賦活するのだ（図1-2）。

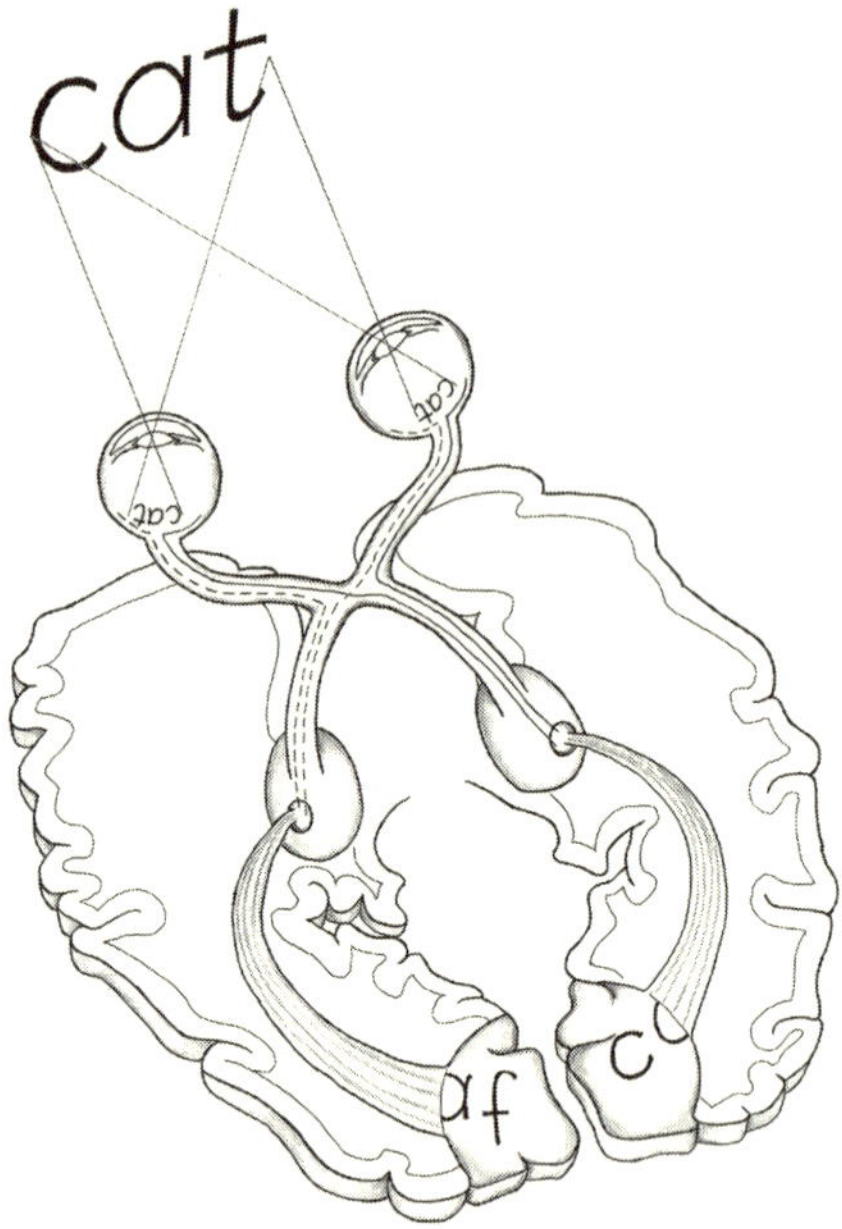

図 1-2 視覚システム

視覚システムのこの特性は、私たちの祖先であるクロマニョン人が遠い地平線にいる動物を見分けられたり、たいていの人が四〇〇メートル先の車のモデルを識別できたり、バードウォッチャーが普通の人には見つけることもできないアジサシを確認できたりする理由とは、幾分異なっている。デハーネが示唆しているところによると、人間の祖先は生来の認識システムを順応させ、物体認識を担当する脳領域を使って人類史上初の書記言語の記号や文字を解読したらしい。しかし、厳密に言えば、人間の脳生得の数種の能力、つまり、順応する能力・特殊化する能力・新しい接続を形成する能力が相乗して、視覚領域と、書記言語に不可欠な認知プロセスと言語プロセスに携わる脳領域とのあいだに新しい経路を形成できるようにしたのである。

読字に活用されている第三の原理、つまり、ニューロン回路が事実上自動回路として働くようになる能力は、他の二つの能力を利用するものだ。あなたがプルーストの一節を速読して、その内容を理解することができたのは、これのおかげである。実質的な自動回路は一夜にして成るものではなく、バードウォッチングの初心者や字を覚え始めたばかりの子どもたちには望むべくもない。こうした自動回路や経路は、文字や単語に何百回も触れることによって生み出される。ディスレクシアのような読字障害のある子どもたちだと、その回数はそれこそ数千回にものぼることがある。文字、文字パターンおよび単語を認識するためのニューロン経路が自動化するのは、レチノトピック構造と物体認識能力のおかげだが、脳構造のもうひとつのきわめて重要な次元も大きな役割を担っている。それが、特殊化した脳領域において、高度に学習された情報のパターンを表象する能力である。たとえば、それぞれ文字と文字パターンの認識を担当している細胞ネットワークが〝同時発火〟することを学習すると、どちらも、それまでよりもはるかに迅速に検索できる視覚情報を表象するようになるわけだ。

興味深いことに、長い時間をかけて連携することを学習した細胞ネットワークは、視覚情報が私たちの目の前に存在しない場合でも、その情報を表象するようになる。ハーバード医科大学の認知科学者スティーブン・コスリンが、ある啓発的な実験を行っている。読字能力を持つ成人を脳スキャナに入れ、目を閉じて、指定する文字を思い浮かべるように指示したのだ。さまざまな大文字を指定すると、視覚皮質にある、視野の一部に対応する個々の視覚野が反応し、小文字を指定すると、大文字の場合とは異なる視覚野が発火した。つまり、文字を想像するだけで、視覚皮質にある特定のニューロンが賦活されるのである。読字に熟達した脳の場合、網膜から文字情報が入ってくると、一群のニューロンがその文字のあらゆる物理的性質を処理し、得られた情報を脳の奥深くにある他の視覚処理領域へどんどん自動的に送り込む。文字を読む脳の実質的な自動性の要はこれらの特殊化したニューロンであり、このニューロン群においては、すべての情報表象と、視覚プロセスだけではなく、事実上すべてのプロセスが苦もなく高速で行われるようになる。

文字を初めて目にした時から読字に熟達するまでのあいだに起こることは、科学者にとっては非常に大きな意味を持つ。これは認知プロセスの秩序ある発達過程を観察する、またとない機会を提供してくれるからだ。視覚システムの特徴であるさまざまな特性——たとえば、遺伝子に古くからプログラミングされている構造物を動員する、パターンを認識する、特定の情報表象を行う特殊化されたニューロン群を個別に形成する、機能的多様性に優れた回路接続を形成する、練習により流暢さを獲得するといった特性は、読字にかかわる他の主要な認知システムや言語システムすべてに共通するものだ。これについては、後で詳しく述べるとして、まずは、文字を読むすべての人々の脳内で起こることと内的思考の驚くべき（それも、偶然とは思えない）類似性に注目してみたい。

読字は、脳がその構造物を本来の設計以上に進化させていく能力を反映するものだが、それと同じように、読者が本文と著者によって示されたところを超えて思考を広げていく能力をも映し出す。愛読書を手にした少年時代の一日を描いたプルーストの一節を読んで、そこから得られる視覚情報、聴覚情報、意味情報、構文情報および推論情報すべてをあなたの脳が統合した時、あなた、つまり読者は、プルーストが書いたことを自分自身の考えや個人的洞察と無意識に結びつけ始めた。

もちろん、あなたの思考がどう動いたかは知る由もないが、私自身が何を考えたかは説明できる。ボストン美術館でモネと印象派の展示を観たばかりだった私は、自分がプルーストの書いた少年時代の一日を、モネの描いた『印象：日の出』と関連づけていることに気付いた。プルーストもモネも、情報の断片を使って、完璧に再現した場合以上に鮮烈な印象を与える合成像を生み出していたからだ。このような手法をとった画家と作家はどちらも、詩人エミリー・ディキンソンの「真実をそっくり語りなさい。しかし斜めに語りなさい――成功はまわり道にあります」（『ディキンソン詩集』亀井俊介訳、岩波文庫）という謎めいた説示の例と言える。

この詩を書いた時、エミリー・ディキンソンがニューロン回路を思い浮かべていたわけではないことは確かだ。しかし、彼女が詩人としての資質に匹敵するくらい、生理学者としての資質をも備えていたことがわかる。プルーストとモネは間接的なアプローチを用いることによって、読者と鑑賞者を自ら作品の解釈に積極的に参加させ、その過程で、自らの解釈をより直接的に体験させている。文字を読むというのは、ニューロンの面から言っても、知能の面から言っても、まわり道をする行為であって、文章から目に直接飛び込んでくるメッセージ同様、読む者の推論と思考という気まぐれなまわり道によっても深みを増すものなのだ。

私の子どもたちの世界がGoogle中心に回っているのを考えるにつけ、読字のこのユニークな側面が私の大きな悩みの種になり始めている。膨大な量の情報が瞬時に表示されるコンピュータ提示型の文章一辺倒になったら、読字の中核を成している発展的な構成要素は変化し始め、もしかすると、退化してしまうのではないだろうか？　言い換えるなら、多くのデジタル表示のように、一見完全に思える視覚情報がほとんど一斉に与えられた場合、その情報をさらに推論や分析、批判によって処理するだけの時間をかけたり、処理しようとしたりする意欲がわいてくるだろうか？　そうした状況になったら、字を読むという行為が激変するのではないか？　基本的な視覚プロセスと言語プロセスは変わらないにしても、時間のかかる証明や分析、創造といった、読解に必要な側面は削られてしまうのではないか？　それとも、ハイパーリンクされたテキストから得られる可能性のある追加情報が、子どもたちの思考の発達を助けてくれるのだろうか？　子どもたちが複数の作業をこなし、増え続ける情報を統合する能力を伸ばしていくなかで、彼らの読字の発展的な次元を守ってやることができるだろうか？　子どもたちが複数の情報処理方法を確実に習得できるように、さまざまな文章提示の様式をわかりやすく指導したほうがよいのだろうか？

こんな疑問を抱えているため、話が脱線してしまった。しかし、実際のところ、何かを読んでいると脱線してしまうことが多い。この連想という次元はけっして悪いことではなく、読字の中核にある生成的な特性の不可欠な要素である。一五〇〇年前、チャールズ・ダーウィンは生物に、同様の原理を見いだした。それによると、〝際限ない〟生物種は有限の原理から進化するという。「きわめて単純な生物種を起源として、きわめて美しく、きわめて素晴らしい生物種が際限なく進化し、今も進化を続けている」。書記言語も然りだ。生物学的にも知的にも、読字は人類が〝与えられた情報を超越〟して、きわめて美しく素晴らしい際限ない思考を生み出すことを可能にする。新しい情報収集、情報処理および情報理解の方法へと歴史的な変遷を遂げようとしている今この時、この本質的に重要な特性を失ってはならない。

確かに、読む者と文章の関係は、文化によっても、歴史によっても異なる。聖書をはじめとする聖典を文字通り具体的に読むか、解釈を膨らませて生成的に読むかで、多くの人々の人生が変わり、多くの命が失われている。ラテン語の聖書をドイツ語に翻訳するというマルティン・ルターの行為は、庶民が聖書を読み、自分なりに解釈することを可能にして、宗教史に重大な影響をおよぼした。一部の歴史学者が言うように、時とともに変化する読む者と文章の関係は、まさに思考の歴史の指標のひとつと考えることができる。

しかし、本書の主眼は、読字の文化・歴史的な側面ではなく、生物学的・認知的側面に置くつもりだ。その枠内で言うなら、読字の生成能力は、私たちの脳の回路配線に基本的に備わっている柔軟性に似ている。どちらも、与えられたものの特性を私たちが超越することを可能にしてくれるからだ。この生成能力によって豊かな連想、推論および洞察が生まれるからこそ、私たちは読んだものの具体的な内容を超えて新たな思考に到達できる。確かに、そうするように誘われている。この意味で、読字は、脳が認知を飛躍的に発達させる能力を反映するとともに再現していると言える。

読書は自分の考えを引き出すものだと記述している、プルーストの説得力のある一節には、このことがほぼすべて語り尽くされている。

私たちは、自分の英知は著者が筆を置いた時から始まるのだと心底感じて、著者が答えを与えてくれればと願うのだが、著者が与えてくれることができるのはその願望だけである。しかも、著者は、持てる芸術性の最後のひとしずくまでを搾り尽くしてようやく到達できる至高の美を私たちに鑑賞させることができない限り、私たちにこのような願望を抱かせることはできない。しかし、真実は何者からも与えてもらうことができず、自分で生み出さねばならないものであることを意味していると思われる法則により、著者の英知の終わりであるものは、私たちの英知の始まりであるように思われる。

読書の生成的な性質に対するプルーストの解釈には、パラドックスが含まれている。読書の目標は、著者の意図するところを超えて、次第に自律性を持ち、変化し、最終的には書かれた文章と無関係な思考に到達することにあるのだ。子どもが初めて、たどたどしくも文字を理解しようとし始めた時から、読字は、体験すること自体が目的なのではなく、むしろ、ものの考え方を変え、文字通りにも比喩的にも脳を変化させる最良の媒体なのである。

突き詰めて言うなら、読字がもたらす生物学的変化と知的変化は、私たちの考え方を検査するための格好のペトリ皿だ。こうした検査には、古代言語学と現代言語学、考古学、歴史、文学、教育、心理学、神経科学など、幅広い視野が必要である。本書の目的は、これらの学問分野を統合して、書記言語の三つの側面、すなわち、文字を読む脳の進化（人間の脳はどのようにして読み方を学んだか）、文字を読む脳の発達（幼い脳はどのようにして読み方を学ぶか、また、読字は私たちをどう変化させるか）、そして、文字を読む脳のバリエーション（脳が文字を読めない場合）に対する新しい見方を紹介することにある。

口承文化から文字の文化へ、文字の文化から新たな文化へ

出発点はシュメール、エジプト、クレタ島にしよう。今なお謎に包まれている書記言語の起源は、シュメールの楔形文字と古代エジプトの象形文字、そして、幾分遅れて発見された原始アルファベット文字にたどることができる。私たちの祖先が発明した主な書記体系が私たちの脳に要求することは、それぞれに少しずつ異なっていた。知られているうちで最古の書記体系から、古代ギリシャ人が開発した、ほぼ完璧な優れたアルファベットに至るまで二〇〇〇年余の時を要した理由は、ここにありそうだ。おおもとのアルファベットの原則は、音声言語の個々の単語が限られた数の個々の音の組み合わせから成るものであり、それらの音は限られた数の個々の文字の組み合わせによって表されることを、深く洞察したものである。ちょっと聞いただけでは中身がないように思われるこの原則が、長い道のりを経て表舞台に登場した時には、実に画期的なものとして機能した。この原則により、あらゆる言語のすべての話し言葉を文字で書き表すことができるようになったからである。

ソクラテスが伝説の対話法を駆使してギリシャ・アルファベットと識字能力《リテラシー》の習得に異を唱えた理由は、読字の歴史における重大な秘話のひとつだ。ソクラテスは、現代を寸分の狂いもなく予見した言葉で、口承文化から文字文化へと移行するなかで人類が失ってしまうだろうものについて語ったのだ。ソクラテスの主張、そして、〔彼の〕すべての言葉を書き残したプラトンの無言の反抗は、現代にそのままあてはまる。私たちと子どもたちも、文字文化から、視覚映像と膨大なデジタル情報の流れによって牽引される文化への移行を何とか切り抜けようとしているのだから。

読み方を学ぶ幼い脳――生後五年間の環境が将来を左右する

人類の書字の歴史を子どもの読字能力の発達と結びつける、示唆に富んだ手がかりがいくつか存在する。第一に挙げられるのは、人類がアルファベットで読むことを学習するために必要な認知能力の飛躍的発達を遂げるまでにはおよそ二〇〇〇年の時を要したにもかかわらず、現代の子どもたちはおよそ二〇〇〇日で同じレベルまで活字を理解するよう強いられるという事実だ。第二の手がかりは、読字を学ぶために〝再編成〟された脳を持つことは進化と教育の両面で何を意味するか、ということに関係している。読字専用の遺伝子が存在せず、この新しいスキルを習得するには、視覚と言語用に古くからある構造物を脳が接続し直さなければならないのだとしたら、世代が変わるごとに、どの子どもも山ほど勉強しなければならない。認知科学者のスティーブン・ピンカーが雄弁に指摘したとおり、「子どもたちにとって音の配線はすっかり揃っているが、活字は苦労してボルト留めしなければならないオプションの付属品」なのである。この天賦ではないプロセスを獲得するには、読字用として脳に取り付ける必要がある回路部品すべてをサポートする教育環境が要求される。読字の主要な構成要素ひとつか二つに的を絞っている現在の教育方法とは、かけ離れた考え方だ。

幼児期から青年期に至るまでの読字発達期を理解するには、文字を読む脳の回路部品一式とそれらの発達の仕方を理解する必要がある。そこで、二人の子どもを登場させよう。二人とも、数え切れないほどの単語と、何千もの概念と、聴覚と視覚によって認識した何万もの情報を習得しなければならない。どれも、読字の主要構成要素の発達に不可欠な糧となるからだ。ところが、多分に環境のせいで、一人はこうした必須の知識を身につけられるのに、もう一人にはそれがかなわない。自分自身には何の落ち度もないのに、日々、何千という子どもたちが、必要を満たされずにいるのである。

読字の学習は、幼児がひざに抱かれて、初めてお話を読んでもらう時から始まる。生後五年間にそんな機会がどれほどあったか、なかったかが、後の読字能力を予測する最良の判断材料のひとつになる。ほとんど論じられていないことだが、階級制度が目に見えない線で私たちの社会を分けている。音声言語と書記言語を操る機会が豊富な環境を子どもたちに与えている家庭は、そうした環境を与えていない家庭、あるいは与えることのできない家庭と、徐々に一線を画していく。ある著明な研究では、言語面で恵まれていない家庭の子どもたちと言語の刺激を受ける機会が豊かな家庭の子どもたちが耳にする単語の数には、幼稚園に上がるまでに早くも三二〇〇万語の開きが生じると確認されている。言い換えるなら、中産階級の平均的な幼児は五歳になるまでに、恵まれない幼児よりも三二〇〇万語も多くの話し言葉を耳にしていることになる。

たくさんの言葉を耳にし、自分でも使用して、その意味を理解し、分類し、幼い脳にしっかりと刻んで入園する子どもたちは、教育面で有利な立場に立つ。物語を読んでもらったことのない子ども、韻を踏んでいる言葉など聞いたこともない子ども、ドラゴンの闘いや王子様との結婚に夢を馳せたことのない子どもは、とても太刀打ちできない。

こうした状況の打開に役立つのが、読字の前段階に関する知識である。めざましい新技術のおかげで、今では、読字の習得がすべてうまくいくと何が起こるか、わかるようになった。たとえば、子どもが〝猫〟という単語の意味を読み取るところから、〝メフィストフェレスという名の猫科の動物〟という言葉を難なくスラスラと理解するところまで進歩するといったようなことである。そこで、人間が一生のあいだに経験すると予測される一連の読字習得段階に注目して、読字初心者の脳の回路と必要条件が、『白鯨』や『戦争と平和』、経済学の教科書などの複雑きわまりない世界に遊ぶことのできる、読字に熟達した者の脳のそれといったいどれほど異なっているか、浮き彫りにしてみようと思う。脳が長い期間をかけて読み方をどのように学んでいくのか深くわかってくれば、起こらなくてもよいはずのある種の読字障害を予測し、改善し、予防するのに役立てることができるからだ。今では、私たちは、学習障害の恐れがある幼稚園児をほぼ漏れなく診断できるばかりでなく、大半の子どもたちに読み方を教えられるだけの、読字の構成要素に関する知識を手にしている。デジタル時代が私たちの脳にこれまでとは違う新しい要求を突きつけ始めた今だからこそ、文字を読む脳を実現させるうえで何を失ってはならないかを、ほかならぬこの知識がはっきりと示してくれる。

ディスレクシア（読字障害）と情報イリテラシー

読字障害について知れば、読字の前段階に関するこの知識基盤が、別の角度から見えてくる。その角度から見れば、誰もがいささか驚くはずだ。科学の観点から言うと、ディスレクシアは、素早く泳げないイカの子どもの研究に少しばかり似ている。このイカと他のイカとの配線の違いが、泳ぎに必要なことと、このイカが泳げなくても、他のイカたちと同じように生き残り、繁殖していくために授けられたに違いない独特な能力について教えてくれる。私の研究チームは、〝文字の名前当て〟から脳画像検査に至るまでのさまざまな手段を駆使して、私の長男も含めた実に大勢のディスレクシアの子どもたちが、読字だけでなく、単語に含まれている個々の音、つまり音素を識別したり、色の名前をすぐに思い出したりといった、一見簡単そうな言語行動さえうまくこなせない原因を解明しようとしている。正常に発達した脳とディスレクシアの脳の活動を追跡記録して、こうした多様な行動をとる際の、生きているニューロンの地形図を作成しているわけである。

この地形図を見るに付け、驚かされることが日々増えていく。このところの神経イメージング研究の進展により、ディスレクシアのある人の脳の、これまで考えられていたところとは異なる実態が明らかになりつつある。これは、今後の研究はもちろんだが、特にディスレクシアへの関わり方にとって、実に大きな意味合いを持つものだ。こうした研究の進展が何を意味するか読み取れるか否かが、社会に貢献できる態勢を整えた未来の社会人を数多く生み出すことができるか、それとも、社会に貢献できる資質を持ちながらも貢献できずに終わる人々を大勢抱えこむことになるかを分けることになる。標準的な子どもの発達に関する知識を読字障害についてわかっていることと関連づけた見方は、何百万もの子どもたちの失われた可能性を取り戻すのに役立つはずだ。しかも、そうした子どもたちの多くは、私たちの生活に明るい光を与えてくれそうな長所を備えているのである。

そう言えるのも、これまでほとんど研究されてこなかった、一部のディスレクシアの脳の発達がもたらす恩恵の解明という胸の躍るような段階にようやく足を踏み出したからだ。実に大勢の発明家や芸術家、建築家、コンピュータ設計者、放射線科医、資本家たちが子どもの頃にディスレクシアであった過去を持っているのを、もう偶然の一致として片付けることはできなくなった。発明家トーマス・エジソンとアレクサンダー・グラハム・ベル、起業家チャールズ・シュワブ（訳注：米国のUSスチール社の初代社長。オンライン証券取引会社チャールズ・シュワブ・コーポレーションの創業者でもある）とデヴィッド・ニールマン（訳注：米国の低料金を売りにしている航空会社、ジェット・ブルー航空の会長）、芸術家レオナルド・ダ・ヴィンチとオーギュスト・ロダン、そして、ノーベル生理学・医学賞受賞者バルフ・ベナセラフ。いずれも、ディスレクシアや関連読字障害の過去がありながら、並外れた成功を収めた面々である。ディスレクシアの脳の何が、一部の人々の職業、それも多くが設計や空間能力、パターン認識を必要とする職業における類い希な創造力につながったのだろう？　造形や探査に重きが置かれているところを見ると、ディスレクシアの人の普通とは異なる構造は、文字を持たなかった時代の要求に適したものだったのだろうか？　ディスレクシアの人々はむしろ、視覚的な技術中心の未来にこそふさわしい存在なのか？　ディスレクシアの人々が持つ周知の弱点と、次々に明らかになりつつある長所とを最終的に解き明かしてくれるのは、一部のディスレクシアの人々が備えている実に特異な脳構造の輪郭をつかみつつある最新のイメージング研究と遺伝子研究なのだろうか？

ディスレクシアの人の脳に関する疑問を探るには、進化の過去を振り返るとともに、象徴機能の発達の未来にも目を向けなければならない。本からインターネットの多次元化された〝継続的な注意力の断片化（訳注：ひとつのことに専念せず、複数のことを同時に処理するために、注意が常に断片的に分散している状態）〟の文化へとほとんど乗り換えてしまった実に多くの若者たちは、何を失い、何を獲得しつつあるのだろう？　無限とも思える情報は、文字を読む脳の進化にとって、また、一動物種としての人類にとって、どんな意味を持つのだろう？　増殖する情報が一瞬とも言える速さで提供されることは、時間のかかる深遠な知識の形成を脅かすことにはならないだろうか？　科学技術に関する著書を著しているエドワード・テナーは先頃、Googleは一種の情報イリテラシー（訳注：識字能力を意味するリテラシーから生まれた言葉である情報リテラシー、すなわち、情報を使いこなす能力を欠いている状態）を普及させているのではないか、そうした学習方法は思いもよらないマイナスの影響をもたらすのではないかという疑問を投げかけた。「輝かしい科学技術が、それを生み出した当の知力を脅かすようなはめになったら面目なかろう」。

そうした疑問をよく考えてみれば、識字能力が別のスキルに取って代わられてもおかしくない状況にある今だからこそ、私たちが失いたくないと望んでいる識字能力によって向上する知的スキルの真価がはっきりと見えてくる。本書にまとめた所見は二つのパートに分かれている。ひとつは、今の世代のためにも次世代のためにも読字の特殊な側面を守り続けるためには社会全体として必死で取り組まなければならないことを理解いただくためにお話しする、私が知りうる限りの真実である。音声言語と識字能力の狭間で悩み抜いたプラトンとは違って、この二つのコミュニケーション方法のどちらかを選ぶ必要はないと私は言いたい。むしろ、知的レパートリーに新しい次元を追加しても、文字を読む脳の深遠な生成力を失わないように気をつけることが大切なのである。

一方で、立証された、あるいは既知の知識の領域までしか読者を誘えないという点では、私もプルーストと同じだ。ただ、最終章では、既知の情報の枠を超えて、直感と推量に頼るほかない領域まで筆を進める。文字を読む脳を探る本書を読み終わるまでには、一人一人の人間が文字の読み方を学ぶたびに起こる奥深い認知の奇跡について得た知識が、読者が守り、さらに伸ばそうとするものになっているはずである。

第2章 古代の文字は、どのように脳を変えたのか？

さて、ここでいよいよ、一読者としての自分史から、読書という行為の歴史に話を進めることにする。より正確に言うなら、ある読書の歴史か。読書史のように、人それぞれに異なる洞察とその人を取り巻く環境によって育まれる歴史は、いかなるものであろうと、数ある歴史のひとつでしかあり得ないからである。

——アルベルト・マングェル

遠く隔たった世界の各地で、相互に関係なく、さまざまな折に、時には近代に入ってからさえ起きた書字の発明は、人類最高の知的業績のひとつに数えるべきだ。文字を書くことを知らなかったら、今私たちが目の当たりにしているような文化を人類が手に入れたとは、想像だにできない。

——オービット・ツェン&ウィリアム・ワン

〝読むこと〟の始まり

焼き固められた粘土製の封筒のなかの小さなクレイトークン（証票）、インカの結縄文字（図2-1）、亀の甲羅の表面に彫り込まれた優美なデザイン。書字はさかのぼること一万年のあいだに、地球上の至る所で、驚くほど多様な形状と形態を持って生まれた。新しいところでは、南アフリカのブロンボス洞窟内の地層から、七万七〇〇〇年前のものと思われる網目模様の線刻を施した石が発見されており、人類がもっと以前から〝読むこと〟に取り組んでいた事実を示す痕跡と証明される可能性も出てきている。

読字は、どこでどのようにして発生したにせよ、〝偶然の出来事〟ではない。読字について説明するのは、強大な影響をもたらす文化の変容と並行して生じた認知と言語の飛躍的向上を集大成することである。時折思い出したように変遷を重ねてきた読字の多彩な歴史は、私たちの脳が学ばねばならなかったこと、つまり、一連の新しいプロセスを明らかにすると同時に洞察する手がかりとなる。私たちが読み方を学んだ道筋を示す歴史というだけではなく、さまざまな書記体系が脳の本来の構造物にそれぞれ異なる順応を要求した理由と、その順応の過程において、私たちの思考方法を変える一因としてどのように作用したかを教えてくれる歴史でもあるからだ。コミュニケーションの形態が刻々と変化しつつある現代の目で見れば、読字の歴史物語こそ、新しい書記体系ひとつひとつが人類の知能の発達にどれほど素晴らしい足跡を残したかを読み取ることのできる、この上ない記録と言える。

既知の書記体系全般に言えることだが、書字は、二つもしくはそれ以上の突然のひらめきが相ま

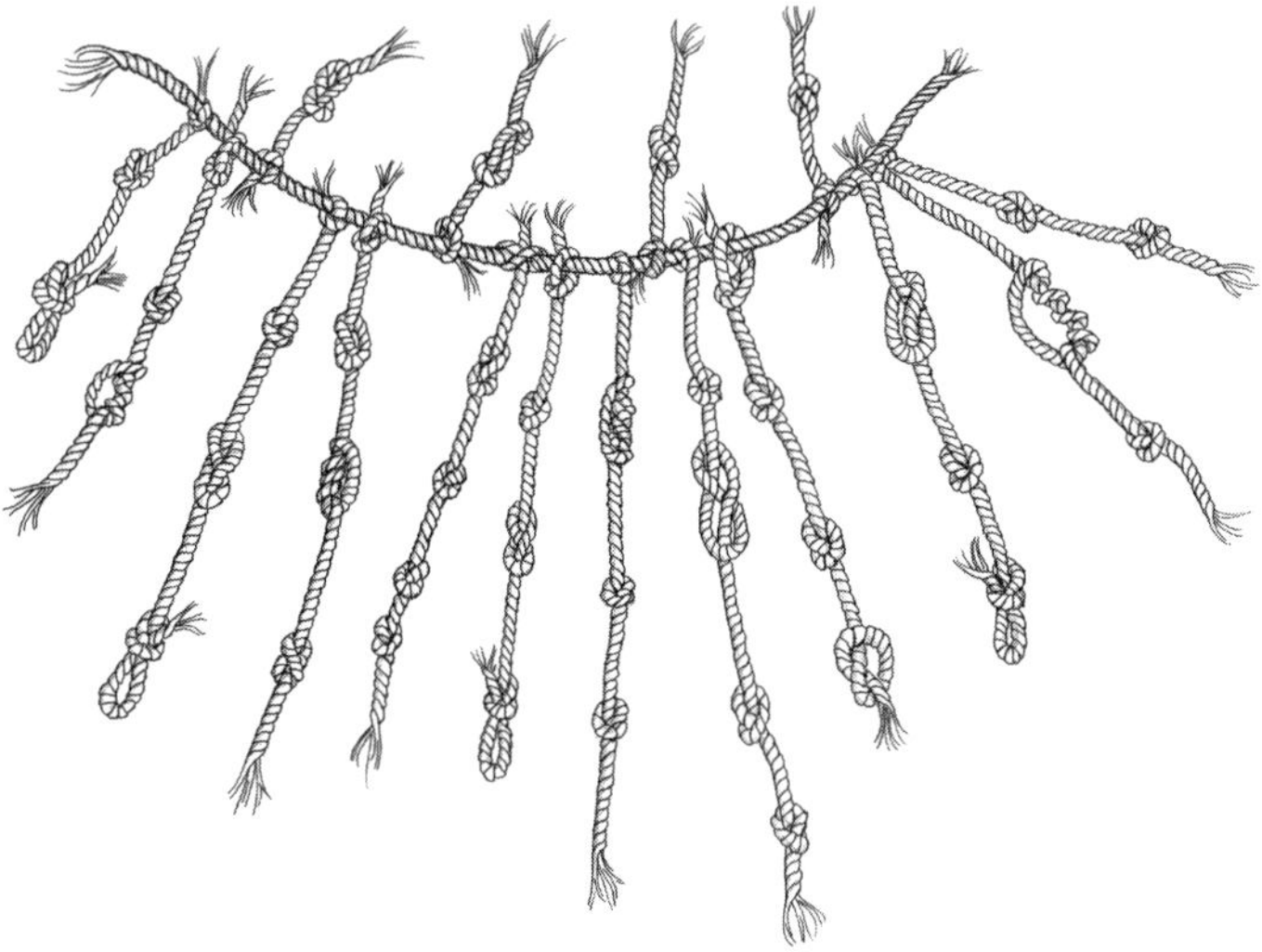

図 2-1 インカの結縄文字の例

って誕生した。第一のひらめきは、それまでの描画から抽象性を一段階進めた、新しい形のシンボルによる表象だ。クレイトークンや石、亀の甲羅に単純な線を刻むだけで、羊などの自然界に存在する具体的な物や、数、神託などの抽象的なものまで表現できるという、驚くべき発見である。続く第二のひらめきでは、シンボルを体系化すれば、時と場所を越えたコミュニケーションが可能で、個人の言葉や思考、あるいは文化を丸ごと保存できるようになるはずだという洞察が生まれた。第三のひらめきは、言語学的に最も抽象的と言えるもので、すべての書字発生の地に舞い降りたわけではない。それが音とシンボルの対応というひらめきである。つまり、すべての単語は実際には個々の音の要素によって構成されており、個々の単語を構成しているこれらの音をひとつひとつ物理的に表せるのがシンボルだという事実を、見事に認識したのである。私たちの祖先のうちの誰かがいかにして、こうした初期の書字へと一足飛びの進歩を遂げたのかを探ってみれば、現代の私たち自身を読み解くための魔法の眼鏡が手に入る。新しいプロセスの原点を理解することは、神経科学者テレンス・ディーコンの表現を借りて言うなら、〝その働きを解明する〟のに役立つからだ。その働きを解明できれば、次は、私たちが備えているものと、失ってはならないものの姿が見えてくる。

人類が初めて口にした言葉?

人類が初めて口にした言語を突き止めようと試みた君主たちの記録は、少なくとも三つある。ヘロドトスによれば、エジプト王プサメティコス一世(紀元前六六四~六一〇年)は、生まれたばかりの二人の赤ん坊を羊飼いの小屋に閉じ込めて、赤ん坊たちと接してもよい人間は毎日乳と食物を届ける羊飼いだけとし、いかなる人間の言葉にもいっさい触れさせるなと命じた。この赤ん坊たちが最初に発する言葉こそが人類最初の言語に違いないと、プサメティコスは考えたのだ。間違ってはいるものの、独創的な推測である。ついに片方の赤ん坊が発した言葉はbekosだった。〝パン〟を意味するプリュギア語である。このたった一言の言葉により、アナトリア北西部で話されていたプリュギア語が人類の共通基語、つまりおおもとの言語であると、長年にわたって信じられることになった。

数世紀を経て、スコットランドのジェイムズ四世が似たような実験を行ったが、プサメティコスとは異なる、実に興味深い結果を得た。スコットランドの赤ん坊たちは〝まことに達者なヘブライ語(ヘブライ語)を話しおった〟そうだ。ヨーロッパ大陸では、ホーエンシュタウフェン家の神聖ローマ帝国皇帝フリードリヒ二世が、やはり二人の赤ん坊を対象として、別の、それも、不幸にしてさらに過酷な実験を行ったが、この子どもたちは言葉を話し始める前に死んでしまった。

最初に発生した音声言語はこれだと、権威をもって断言することは誰にもできないだろうし、最初の書記言語を特定するとなると、さらに多くの謎解きに挑まねばならない。しかし、書字はたった一度の発明によって誕生したのか、それとも、いくつもの発明が積み重なって生まれたのかという質問になら、ずっと容易に答えられる。本章では、紀元前八〇〇〇年紀〜一〇〇〇年紀までの期間の書記体系数種を選んで、その起源までさかのぼり、ちっぽけなクレイトークンから〝竜骨〟に至るまでのあらゆるものを読む術を人類がいかにして学んだか探ってみたい。なかなか興味深いこの歴史の裏には、目には見えないが、脳の順応と変化の物語が潜んでいる。新しい書記体系が生まれるたびに、それぞれの書記体系によって異なる、しかも次第に高度化する要求に応えて、脳の回路は自らを編成しなおし、それによって思考を次々と見事に飛躍させながら、知的能力のレパートリーを増やし、変化させてきたのである。

文字の起源——シンボルと認知の飛躍的向上

こうした銘板を眺めているだけでも、私たちは人間の歴史の幕開けまで記憶を

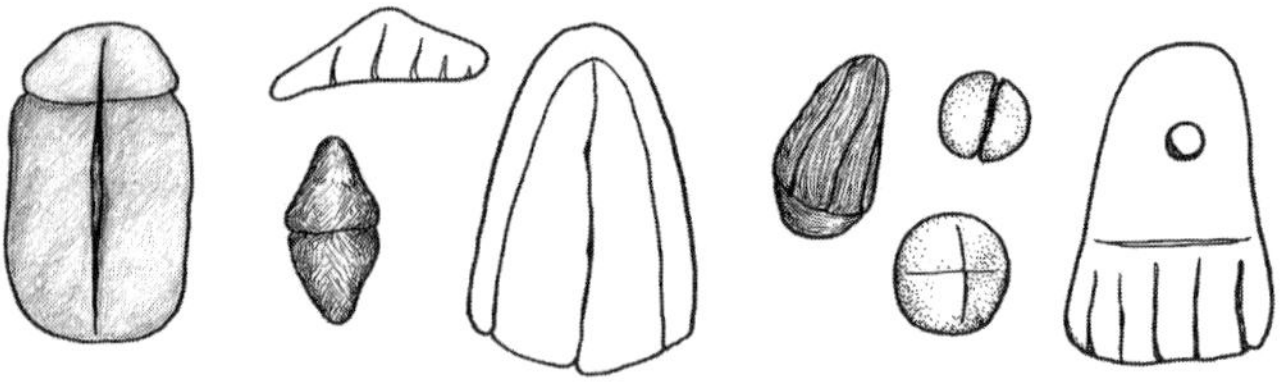

図 2-2 クレイトークン

さかのぼり、死して久しいその制作者の思いを今にとどめ、そこに刻まれた像を目にし、解読し、読み取ろうとしているあいだは私たちにも許される創作行為への参加を果たしたことになるのだ。

——アルベルト・マングェル

偶然発見された、25セント玉ほどもあろうかという小さな粘土片。それが、書字の歴史をひもとこうとする近代的な取り組みの発端になった。クレイトークンと呼ばれるこうした粘土片には、内容物を表す記号が刻まれた粘土製の封筒に入れてあるものもあった（図2-2）。現在では、これらの粘土片が紀元前八〇〇〇年～四〇〇〇年までの期間にさかのぼるもので、古代世界の各地で通用する一種の会計システムとして使われていたことがわかっている。クレイトークンに記録されていたのは、主として、羊や山羊、ワインのボトルなど、売買された品物の数だったからだ。粘土の封筒に入れたところなど、勘定高さを美辞麗句で覆い隠しているようで、人類の認知の発達もおもしろい皮肉を知っていたものだ。

数字と文字の発達は、同時に、古代経済と我らが祖先の知的スキルの発展をも促した。羊や山羊、ボトルが目の前になくても〝在庫〟を数えることが、初めてできるようになったのである。新しい認知能力にともない、脳内に取り入れられる記憶データの前段階である永続的記録が出現したわけだ。たとえばフランスやスペインに残されているような洞窟壁画と同様、クレイトークンも、人間に新しい能力が生まれたことを示す存在であった。この新しい能力とは、物体を目に見える記号によって象徴化できるという、一種のシンボルによる表象を使用する能力である。シンボルを〝読む〟には、脳内にそれまでなかった接続が二組必要になった。ひとつは認知領域と言語領域間の接続、もうひとつが左右の脳の接続である。古くから確立されていた視覚、言語および概念化専用の接続のあいだに新しい接続が発達したうえに、目と特殊化した視覚野とを結ぶ新しいレチノトピック経路が、ちっぽけなクレイトークンの記号を担当することになったのだ。

クレイトークンを読んでいる時の私たちの祖先の脳をスキャンすることなど、できるわけはないが、脳機能に関する現在の知識を総動員すれば、彼らの脳内で何が起きていたのか、ちゃんと推測できる。神経科学者マイケル・ポズナーとマーカス・ライケル、そしてライケル率いるワシントン大学の研究グループは、ひとつながりのシンボル様の文字を、意味があるものとないものとを取り混ぜて被験者に見せ、その脳の活動を観察するという、草分け的な一連の脳イメージング研究を実施した。これらの研究で被験者に課題として与えたのは、意味のないシンボル、正しい文字を構成する意味のあるシンボル、意味のない単語、そして意味のある単語である。そもそもまったく異なる目的で計画された研究なのだが、今までより抽象的で高度な脳の働きを要求する書記体系に脳が初めて直面した時に、数千年前か、現代かを問わず脳内で起こる出来事を、見事に垣間見せてくれる研究である。

ライケルの研究グループによると、意味を持たない線を見た時には、脳後部の後頭葉にある限られた視覚野しか賦活されない。この所見は、第1章で述べたレチノトピック構造のいくつかの側面を実証するものだ。つまり、網膜の細胞が、線や円といった個別の視覚的特徴に対応する後頭葉の特定の細胞群を賦活させるわけだ。

ところが、私たちがその同じ円や線を見て、これは意味のあるシンボルだと解釈すると、新しい経路が必要になる。ライケルの研究で確認されたことだが、シンボルに正しい単語としての状態と意味が揃っていると、脳のニューロンの活動は二倍にも三倍にもなる。つまり、クレイトークンを読む脳が使用した基本的な経路を理解できれば、より複雑な文字を読む脳の内部で起こることを解明するための素晴らしい足掛かりをつかめるのだ。私たちの祖先がクレイトークンを読めたのは、彼らの脳が基本的な視覚野である第一次視覚野を、より高度な視覚・概念処理に専念していた隣接する脳領域と接続できたからだ。ここで言う隣接領域とは、後頭葉にある別の領域と、すぐ近くの側頭葉と頭頂葉にある領域である。側頭葉は、単語の意味を理解するうえで役立つ、聴覚・言語ベースの実にさまざまなプロセスに関与している。同様に、頭頂葉は、幅広い言語関連のプロセスと、空間認知機能および計算機能を司っている。クレイトークンのような視覚的シンボルに意味が込められていれば、脳は第一次視覚野を側頭葉と頭頂葉の言語システムと概念システムに接続するだけでなく、視覚と聴覚を担当するために特殊化した〝連合野〟と呼ばれる領域にも接続する。

このように、相手がちっぽけなクレイトークンであってさえ、象徴化を行うとなれば、人間の脳の最も重要な特徴のうちの二つが活用、拡充される。すなわち、特殊化の能力と、連合野間に新しい接続を形成する能力である。人間の脳と他のあらゆる霊長類の脳との最大の相違のひとつは、人間の脳がこれらの連合野に割いている割合だ。シンボルを読み解くために不可欠なこれらの連合野は、より高度な感覚情報の処理と、情報を将来利用するための心的表象の形成（つまり、以前に得た情報を後に利用する時は〝表象〟を思い浮かべるわけだ）を司っている。シンボルを使用する際にも、私たちが営む知的生活の大半にとっても、こうした表象能力がきわめて重要だ。捕食動物の足跡やトークンなどの視覚映像から、言葉や虎の咆哮などの聴覚音に至るまで、あらゆる種類の記憶された表象を想起して検索するのに役立つのはもちろんだが、私たちの周りのあらゆる情報のパターンを事実上自動的に認識できるようになる進展の基盤となるのも、この表象能力なのである。こうした能力がすべて揃えば、私たちはさまざまな感覚情報を識別するスペシャリストになれる。マンモスの通った跡だろうが、山羊の代わりのクレイトークンだろうが、変わりはない。脳が行う作業はまったく同じなのだから。

シンボルを読むという行為が私たちの祖先に要求したのは、視覚野の特殊化だけではない。視覚表象を言語情報および概念情報と結びつけることがぜひとも必要だった。そうした異なる種類の感覚情報を結びつけるのに理想的な場所にあるのが、行動神経学の大御所ノーマン・ゲシュヴィントが〝連合野の連合野〟と呼んだ、脳後部の三つの脳葉の接合部に位置する角回領域である。一九世紀のフランスの神経科学者ジョゼフ‐ジュール・デジュリンは、この角回領域の損傷が読み書き障害につながることに気付いた。そして、現在では、二人の神経科学者、マサチューセッツ工科大学のジョン・ガブリエリとカリフォルニア大学ロサンゼルス校のラッセル・ポルドラックがそれぞれの研究グループを率いてイメージング研究を行い、読字が発達を続けるあいだは角回領域との経路が著しく活性化された状態にあることを確認している。

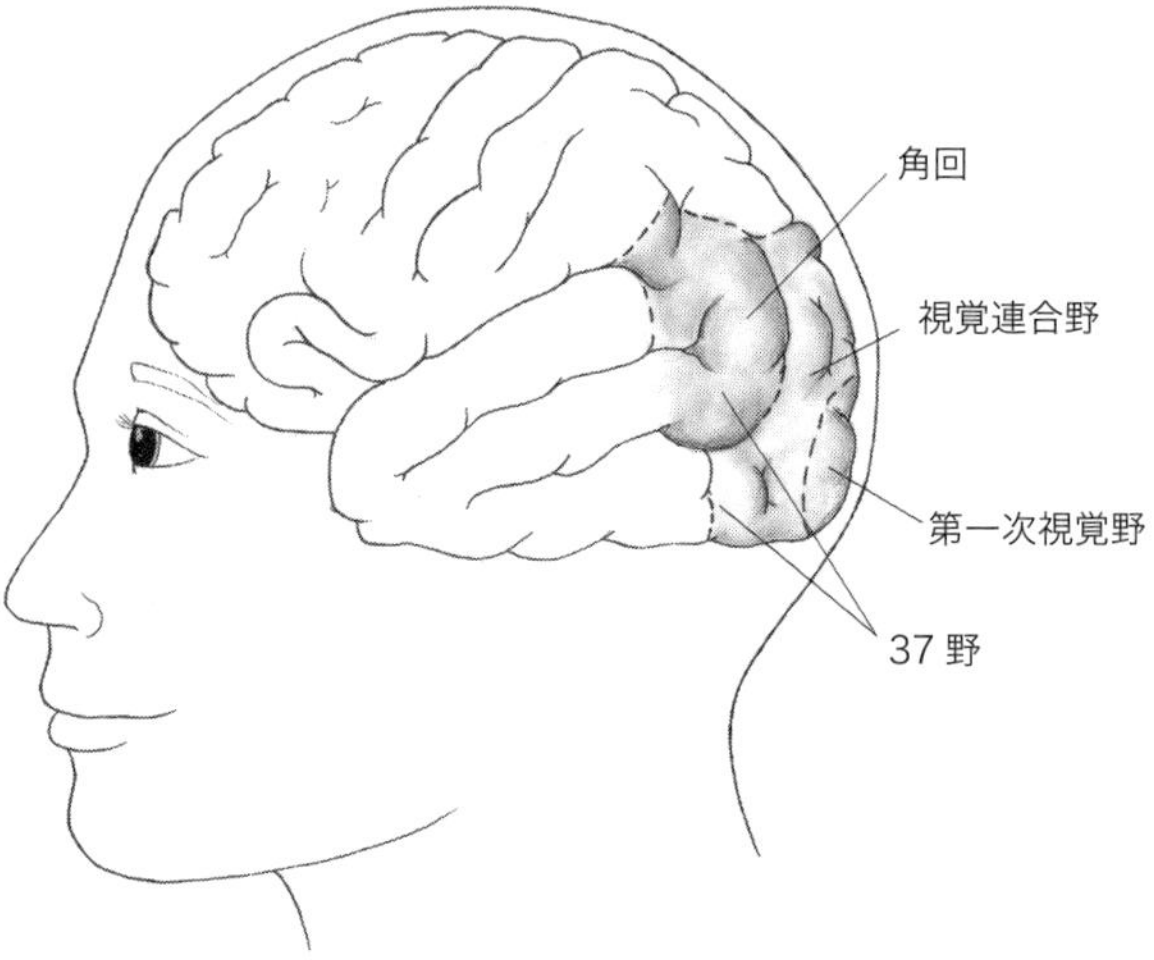

図 2-3 最初の“クレイトークンを読む脳”

ライケル、ポルドラック、ガブリエリの研究を考え合わせると、私たちの祖先が初めてクレイトークンを読んだ時の生理的基盤となったのは、角回領域を近くの神経領域と接続し、さらに、デハーネの説が正しいとすれば、計算能力に関与している側頭葉のいくつかの領域や、物体認識にかかわる後頭‐側頭領域（つまり、37野）とも接続する、小さな回路だったと推測できる（図2‐3）。原始的ではあるものの、新しい形の接続がクレイトークンの使用によって生まれ、それが人類史上初めて、読字における認知能力の飛躍的向上をもたらしたのだ。私たちの祖先は、レパートリーを増やしながらシンボルを使いこなしていく術を教えるという形で、脳の順応し、変化する能力に関する知識を実質的に次世代に伝えたと言える。私たちの脳は文字を読む準備を整えつつあった。

楔形文字——ロゴシラバリーの登場と脳内回路の拡張

Yの文字のなんと絵のように美しいことか、なんと無限の意味を秘めていることか、あなたは気付いていているだろうか？　その木もY、二本の道がぶつかる所もY、注ぎあう二本の川、ロバの頭と雄牛の頭、脚付のグラス、茎の上に咲き誇るユリの花、両腕を差し伸べる物乞い、どれもYだ。人間が考え出したさまざまな文字の要素を成している万物に、同じことが言える。

——ヴィクトル・ユーゴー

紀元前四〇〇〇年紀も終わろうとする頃（紀元前三三〇〇〜三二〇〇年）、第二の飛躍があった。個別に用いられていたシュメールの刻印が楔形文字体系へと発達し、エジプトで使われていた記号がまとめられてヒエログリフ体系となったのである。シュメール人もしくはエジプト人が書字の発明者であるか否かの論争は激しさを増しているものの、シュメール人が最初の、しかもこよなくあがめられた書記体系のひとつを発明したことに議論の余地はなく、その影響は偉大なるアッカド文字体系という形でメソポタミア全土にくまなくおよんだ。〝楔形文字〟を指す用語〝cuneiform〟は〝楔〟

を意味するラテン語のcuneusに由来しているが、これは文字が楔のような形をしているためである。私たちの祖先は葦の茎の先を尖らせた尖筆を柔らかい粘土に押しつけて、素人目には鳥の足跡のように見える文字を記したのだ（図2-4）。

見た目に風変わりなこれらのシンボルが発見されたのは比較的最近のことだ。これは図らずも、言語学者のなかには、言語の起源を突き止めるためならどんな労もいとわぬ怖いもの知らずがいると証明することになった。現在のイランにあたる地域で古代文字を調べるために命を張った、一九世紀の学者で軍人でもあるヘンリー・ローリンソンの話は、今でも言語学者たちのお気に入りの話題だ。このローリンソン、一本のロープで地上一〇〇メートルの上空にぶら下がり、断崖絶壁に刻まれた初期のシュメール文字の碑文を一部、写し取ったのだそうだ。

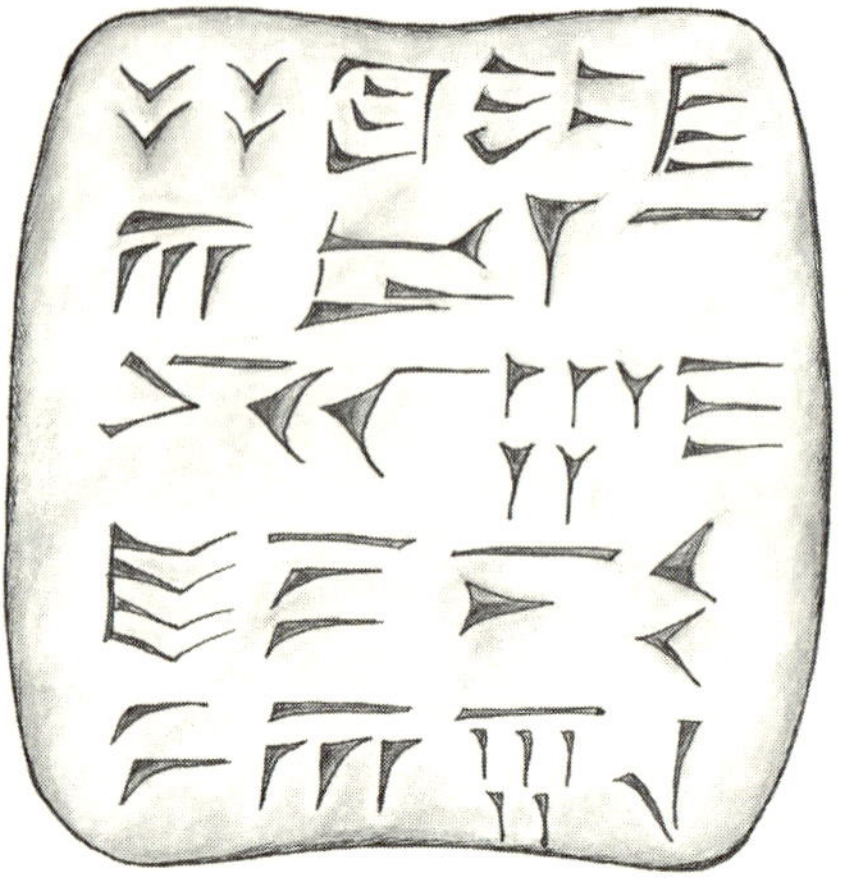
図 2-4 楔形文字の例

ありがたいことに、現存しているシュメールの粘土板五〇〇〇〇点はずっと容易に手が届く所にある。シュメールの宮殿、神殿、倉庫で発見されたこの書字は、本来、行政・会計文書用に発明されたものだった。一方、チグリス・ユーフラテスのデルタ地帯に住んでいた古代の人々は、自分たちの書字の起源について、それよりはるかにロマンティックな考えを持っていた。ある叙事詩的な物語が伝えているところによると、クラーブの王に遣わされた使者は辺境の王国にたどり着いたものの、疲れ果てていて、肝心な口上を伝えることができなかった。こんなぶざまな失態に悩まされるのはごめんだと考えたクラーブ王は、「粘土の塊を平たく延ばして粘土板を作り、そこに文字を書き付けた……これは本当のお話」だという。こうして最初の書き言葉が誕生したわけだが、それにしても、そのクラーブ王の言葉をいったい誰が読めたのかという都合の悪い疑問は、シュメール人の頭には浮かばなかったようだ。

書字の発明者が誰であるかはさておき、シュメール語の書記体系が書字の進化にひとつの画期的な出来事として足跡を印したことは、まず間違いない。シュメール語は真の書記体系であった。それは書き手と読み手と教える者に認知スキルが芽生えたことを意味している。もっとも、クレイトークンよりはるかに包括的であるとは言え、シュメールの楔形文字のごく初期の記号が脳に要求した抽象化の能力は、クレイトークンに毛が生えた程度に過ぎなかった。多分にピクトグラム（表象する物体に視覚的に似ている図形）的であったためである。ピクトグラム、つまり絵文字は視覚システムが容易に認識できるものであるから、音声言語の物体名との付き合わせさえ行えばよかったはずだ。スタニスラス・デハーネの説によれば、世界各地の書記体系と数字体系に用いられているシンボルと文字の多くは、それぞれが対応している自然界および人間界の物体と共通性の高い視覚的形状や特徴を備えている。本章の冒頭で引用したフランスの作家ヴィクトル・ユーゴーも、二〇世紀に変わろうとする頃、同じような考えを持った。ユーゴーは、すべての文字はエジプトのヒエログリフ（聖刻文字）に端を発しており、ヒエログリフ自体は人間界に存在する川や蛇、ユリの花などのイメージから生まれたものだと考えたのだ。作家と神経科学者たちが抱いたこれらのよく似た見解は、どちらも憶測の域を出ていないとは言え、脳はそもそもどうやって文字と言葉を認識することをいともたやすく学んだか、という疑問に焦点を当てている。デハーネの言う進化の条件によれば、外界に存在する既知の形状を利用した初期のピクトグラム的なシンボルは、物体認識と命名に用いられていた脳の回路を〝リサイクリング〟したことになる。

しかし、こうした単純な状況は長続きしなかった。シュメールの楔形文字が、発生からほどなくして、謎の、いささか驚くべき高度化を遂げたからだ。シンボルは急速にピクトグラムの面影を失い、表語文字（訳注：個々の文字がひとつひとつの単語や形態素を表す書記体系）の要素と抽象性を増していった。表語文字の書記体系は、単語に含まれている音よりもむしろ、音声言語に含まれている概念を直に伝えるものである。さらに時が流れるうちに、シュメール文字の多くは、口頭のシュメール語に含まれている音節（訳注：母音の前後に子音が付いて、ひとかたまりで発音される音声の単位）をも表すようになっていった。ひとつの書記体系が持つこの二重機能を言語学者はロゴシラバリー(logosyllabary)と呼んでいるが、これは脳にはるかに多くを求めるものである。

実際、この二重機能を実現するために、シュメール文字を読む脳は回路を縦横に張りめぐらせる必要があったに違いない。第一に、最終的には数百字を数えるまでに膨れあがった楔形文字を解読するには、視覚野と視覚連合野に、それまでより相当多くの経路が必要になったはずだからだ。視覚野にそうした経路を敷設するのは、要するに、ハードドライブにメモリを増設するのと同じことである。第二に、ロゴシラバリーの概念面の要求に応えるには、より多くの認知システムが関わらざるを得なくなったはずだ。そのためには、後頭葉の視覚野と側頭葉の言語野と前頭葉への接続を増やさなければならなかった。前頭葉が関係してくるのは、これが分析や計画、注意の集中といった〝実行スキル〟を担っているからだ。いずれも、単語に含まれている小さな音節と音や、人間、植物、神殿などの多数の意味カテゴリーを処理するのに必要なスキルである。

単語に含まれている個々の音のパターンに注目するというのは、私たちの祖先にとってはまったくの新発見だったに違いない。この発端はなんとも独創的な考え方にある。シュメール人は、語彙に新しい単語を加え始めた時、書記体系に判じ絵原理と呼ばれる方法を取り入れた。ひとつのシンボル（たとえば、〝鳥〟）が、本来の鳥という意味ではなく、シュメール語で単語の第一音節にあたる音を表すものとして用いられる場合に、この原理が働くわけである。こうして、〝鳥〟を表すシンボルは二役をこなせるようになった。意味と発音という役割である。あいまいさを取り除いて、この二役をきっちり演じ分けられるようにするためには、言うまでもなく、さらに新しい役割が必要になった。音であることと、共通の意味カテゴリーであることを示す標識もそのひとつである。こうした音声標識と意味標識がまた、よりいっそう複雑な回路を脳に要求することになった。

シュメール人の脳が最終的にどのような様相を呈していたか想像するには、うまい手が二つある。まずは、ライケルの研究グループが、言葉に意味を持たせた場合に脳内で起こることを調べて得た所見に立ち戻ってみればよい。彼らは、たとえば、〝mbli〟という擬似単語と〝limb〟（訳注：手足・翼などの意）という正しい単語を脳がどう読むかということも調べている。どちらも使われている文字は同じだが、意味のある並び方になっているのは片方だけだ。いずれの単語でも、最初は同じ視覚野が活性化されたものの、擬似単語のほうは視覚連合野で認識された時点で、脳領域の賦活をほぼやめてしまった。ところが、正しい単語を読んだ場合の脳は、蜂の巣をつついたように活発に働き始めた。プロセスのネットワークにスイッチが入ったのだ。視覚野と視覚連合野が視覚パターン（つまり表象）に対応。次に、前頭野、側頭野および頭頂野が、単語に含まれている音素という音の最小単位に関する情報を提供。そして最後に、側頭葉と頭頂葉にある連合野が、単語の意味と機能、それに、他の正しい単語とのつながりを処理するという具合である。同じ文字の二通りの配列の相違点は、片方だけが単語を構成していることであったのだが、それだけで大脳皮質のほぼ半分の活動に差が生じたのだ。シュメール人にしろ、エジプト人にしろ、それぞれ楔形文字とヒエログリフで記された単語に初めて出会った読み手たちが、この正しい単語を読むのと同じ脳領域の各部を駆使して、二つの最古の書記体系の構築に取りかかったことは間違いない。

このシナリオを裏付ける、とっておきの切り札がもうひとつある。古代シュメール人の文字を読む脳を別の角度から覗いてみるには、今なお繁栄をきわめている、同じような構造の（つまり、ロゴシラバリーを備えた）書記体系から類推すればよい。現代にも、ピクトグラム的なシンボルから表語的なシンボルへの移行という、楔形文字と同じような歴史をたどったうえに、シンボルのあいまいさを取り除くために音声標識と意味標識を使用している言語がひとつある。しかも、脳画像データもたっぷり提供してくれる言語、中国語である。古代言語学者で、中国語研究者でもあるジョン・デ・フランシスは、中国語とシュメール語を、異なる要素ももちろんあるが、類似要素の多いロゴシラバリーの書記体系として分類している。

つまり、中国語を読む脳（図２‐５）は、最初に文字を読んだシュメール人の脳の現代版といっても差し支えないほどよく似た存在なのだ。クレイトークンを読む脳の小さな回路システムに、著しく拡張した回路が取って代わっている。脳がこのような新しい順応を遂げるには、視覚野と視覚連合野の表面積を、それも左右両半球ともに、今までより大幅に増やす必要がある。他の書記体系（たとえば、アルファベット）を読む脳とは違って、シュメール人と中国人の脳は、表語文字のシンボルを読むための必要条件である数々の空間分析機能のみならず、より全体的な処理にも寄与すると確認されている、右半球の領域を大いに活用している。視覚に多大な要求を突きつける、おびただしい数の表語文字を読むには、左右の視覚野の大部分に加えて、37野と呼ばれる後頭‐側頭領域を使用しなければならない。この37野は物体認識を司る領域で、

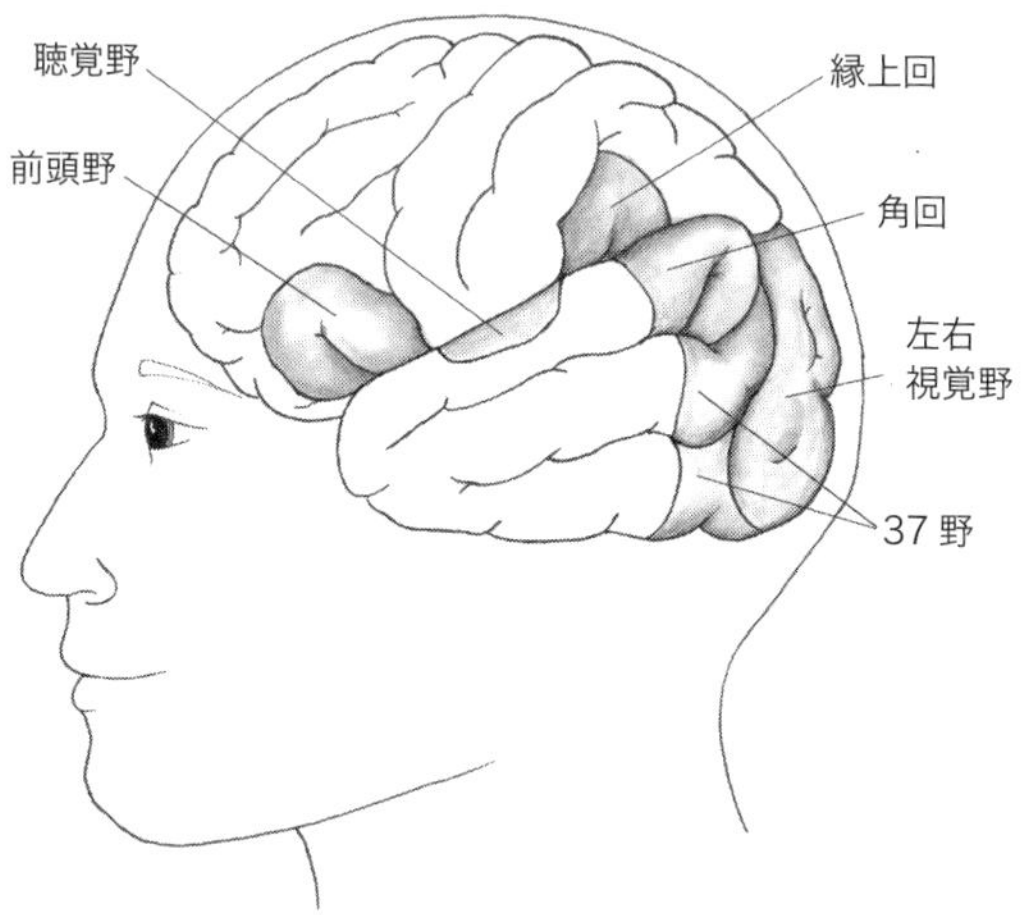

図 2-5 ロゴシラバリーの文字を読む脳

デハーネの説によれば、リテラシー（識字能力）における〝ニューロンのリサイクリング〟の中枢である。

どんな文字を読むにしても、計画スキルと単語に含まれる音と意味を分析するスキルを担う前頭葉と側頭葉の一部を使用するわけだが、表語文字体系が賦活させる前頭葉と側頭葉の領域は実に独特であるようだ。特に挙げられるのが、運動記憶に関与している領域である。ピッツバーグ大学の二人の認知神経科学者リー・ハイ・タンとチャールズ・ペルフェッティが率いる研究グループが示した重要な見解によると、中国語を読む時に、他の言語の場合よりもこれらの運動記憶領域が著しく賦活されるのは、それが、幼い読み手たちの漢字学習方法であるからだそうだ。つまり、何度も繰り返し書くことによって、漢字を覚えていくと言うのである。これは、シュメール人が文字を学んだ方法でもある。練習帳ならぬ粘土の小さな練習板に、何度となく文字を刻んだのだ。〝これは本当のお話〟。

現代の最先端をすでに実践していたシュメールの読字教育

シュメール人は、小さな粘土板に刻んだ語彙リストを使って、新入生全員に読み方を教えた。ホモ・サピエンスの知能の歴史を彩る重大な出来事にしては、地味に思えるかもしれない。でも、そうだったのだ。教えるという行為は、指導する者に、題材に関する確かな知識を要求するだけでなく、どうすれば特定の内容を学習させられるか分析することを強いるものでもある。しかも、指導がよりわかりやすければ、題材の多様な側面——この場合は、書かれた言語の複雑な性質——を、よりわかりやすく教えることができる。人間界初の読み方の教師たちは、最古の書記体系の教え方に徐々に習熟していく過程で、いや応なく人間界初の言語学者へも成長していったのだ。

先頃、テルアビブ大学のアッシリア学者ヨーリ・コーヘンが解読した古代の記録に、シュメールの生徒たちが読み書きを覚えるまでにどれほど長い時を要したか、見て取ることができる。e-dubba、つまり〝粘土板の家〟と呼ばれる彼らの学校での就学期間は、実際、何年にもおよんだ。この〝粘土板の家〟という名称は、シュメール語の指導方法の根幹を表現している。一枚の粘土板の表に教師が楔形文字のシンボルを刻み、生徒たちはそれを手本にして、裏に同じシンボルを刻むという方法をとっていたのだ。幼い読字の初心者たちは、表語情報と音声情報が、それも時には同じ単語に盛り込まれている文章の読み方を習った。読み方を学ぶ以上は、とにかく文章をスラスラ理解できるようになる必要があったので、文脈に関する豊かな予備知識と、研ぎ澄まされた自動認識のスキルが求められる。また、特定の書かれた印の重要性が表語、音声的音節または意味のいずれにあるかを判断するための柔軟な認知スキルも、少なからず要求された。これに、数年にわたる練習を要したのである。最近発見された練習板に、来る年も来る年も教師の顔を見て過ごさなければならない哀れな生徒たちの姿が書かれているのも無理はない。それも、最後はたいてい次の一行で締めくくられている。〝そして先生に鞭で打たれた〟。

しかし、本当に驚くべきは、体罰が日常茶飯事だったことではない。この人類最初の読み方の教師たちが、時代を超えて役立つと思われる、高度な分析に基づいた言語の原理を指導に活用していたことである。コーヘンは、読字初心者たちの教材として用いられていた語彙リストがいくつかの特殊な言語の原理に基づいていることに、いち早く気付いていた。一部のリストには、それぞれの単語の意味カテゴリーを示す特殊な標識が付いていた。意味カテゴリー、つまり、意味による単語の分類を教えていたのである。やがて、シュメール語の書記体系に音節を表すシンボルが加えられるようになると、共通する発音に基づいて分類された、もう一組の語彙リストが誕生した。これは、シュメール人が音に基づいた体系、つまり音韻体系の分析を行っていたことを意味する。これこそ、現代の音声学に基づいた読字プログラムの大半が主眼としているところである。言い換えるなら、二〇世紀の教育者たちが最良の読字指導方法は音声学的方法か、それとも意味に基づいた方法かと議論を始めるはるか以前から、シュメール人は両方の要素を初期の指導に取り入れていたわけだ。

シュメール語の初期の書字がもたらした最大の効用のひとつは、その指導方法が概念の発達を促したことにある。意味的、音声的に関連した単語を生徒たち、つまりすべての子どもたちに強制的に学ばせたことが、単語を効率よく想起し、語彙を増やし、概念知識を深めるのに役立ったのだ。現代の言葉で表現するなら、シュメール人は、わかっている限りで最初のメタ認知ストラテジー（訳注：自分自身の思考や行動を客観的に認識することにより、自分の認知行動を把握するストラテジー）を読字教育に採用した人々というわけだ。つまり、シュメール語の教師たちは、明示的（訳注：何を教えるべきかを明確に意識している意）な手段をもって、生徒たちに学び方と覚え方を教えたのである。

シュメールの読字初心者たちはやがて、言語の一般的な形態論的特徴（たとえば、二つの基本単位であるシンボルがどのように組み合わさると、ひとつの新しい関連語を形成するか）を見て取れるような単語も学んだ。形態論とは、形態素と呼ばれる、言語の構成要素である意味を持つ最小単位から、単語を形成する規則の体系を言う。英語で例を挙げると、〝bears〟という単語は二つの形態素によって構成されている。ひとつは語基（訳注：語形成の基幹的部分となる形態素）である〝bear〟、もうひとつは〝bears〟が〝bear（態）〟という名詞の複数形であるか、あるいは〝to bear（生む）〟という動詞の現在時制であるかを示す〝s〟である。言語を操るうえで、このように形態素を組み合わせて用いるというきわめて重要な複合能力がなかったなら、語彙も概念形成能力も著しく限られてしまい、知能の発達も、他の霊長類と人類の認知能力の差も、今とはまったく異なるものになっていたことだろう。

人類と同じ霊長類の仲間であるナイジェリアのハナジロザルは、言語におけるこの種の複合能力の重要性を絵に描いたような音声体系を備えている。ハナジロザルは、サバンナモンキー同様、天敵の来襲を仲間に知らせる警戒音を二種類持っている。〝ピャウ〟と鳴いたら、ヒョウが近くにいるぞ、〝ハック、ハック〟と鳴いたら、ワシが飛んできたぞという意味だ。先頃、スコットランドの動物学者二人が行った観察調査によると、ハナジロザルはこの二種類の鳴き声を組み合わせて、群れの幼いサルたちに〝そろそろ移動する〟時間だと知らせるらしい。ハナジロザルのあいだで起きたこうした発明は、シュメール人もその書記体系で頻繁に行っていた、形態素を使って新しい単語を形成するという人間の能力によく似ている。

シュメール人の書字と教育を振り返ってみて謙虚な気持ちにさせられるのは、彼らが形態論の原理を理解していたからではなく、読字教育は音声言語の主要特徴に明示的、つまり、意識的に注意を払うところから始めるべきであることを彼らが認識していたからである。これこそ、今、私たちの研究室で、〝最先端〟と謳われているカリキュラムによって実践していることだ。言語のあらゆる重要な側面を読字指導に盛り込んだカリキュラムである。これほど筋が通ったことはほかにない。あなたが地球上で初めて文字を読む人であって、指導法の手本になるものが何もないとしたら、書記言語を造り出すにあたり、自分の音声言語のあらゆる特徴を把握しようとするはずだ。シュメール語の最初の教師たちは、そうすることによって、一連の息の長い言語の原理を作り上げた。これが教育と学習を促進するとともに、読み書きができるシュメール人の認知スキルと言語スキルの発達にも拍車をかけた。こうして、シュメール人が人類の読み書きの教育に貢献してくれたことが発端となって、文字を読む脳が人類すべての思考法に変化をもたらす物語の第一ページが開かれたのである。

そう、人類すべてである。シュメール人が遺した遺産からも、あまり知られていないが、それを端的に物語る証拠が見つかっている。そのひとつが、王族の女性たちは読み方を学んでいたという発見だ。女性は、標準語のEmegir（エメギル）、つまり〝威厳のある言葉〟とは区別される、女性らしい言葉遣いを持っていた。Emesal（エメサル）と呼ばれる〝上品な言葉〟である。女性言葉、いわゆる女言葉は、枝分かれする前の元の単語の多くと発音が異なっていた。女神たちが〝上品な言葉〟を操っている一節と、神々が〝威厳のある〟言葉を発している一節ごとに言葉遣いを切り替えながら読み進まねばならなかった生徒たちに、いったいどれほど複雑な認知スキルが求められたかは、想像するしかない。世界で初めて書き留められた恋の歌と子守歌のなかに女性が作詞したものがあったというのは、この古代文化を美しく彩る証言である。

眠りよ、おいで、眠りよ、おいで
坊やのもとに
早くおねむにしておくれ
ぱっちりお目々を重くして
つぶらなお目々に手をあてて
おしゃべり覚えたお口だけれど
ねんねのあいだはお休みさせて

シュメール語からアッカド語へ

シュメール語の書記体系については、これが死語となった後、長い年月を経てから、古代ペルシャ人とヒッタイト人を含む少なくとも一五の民族によって、その楔形文字と教育方法が受け継がれたと伝える証拠もある。文化が死に絶えることがあるように、言語も命を失うことがある。紀元前二〇〇〇年紀の幕が開けるまでに、シュメール語は口語としては死の淵を歩み始めており、新しい世代の読字者は、主流となりつつあるアッカド語の語彙も増やそうと、〝バイリンガル・リスト〟を学び始めた。紀元前一六〇〇年までには、シュメール語を話す者は一人もいなくなっていた。それだけに、アッカド語の書記体系と教育方法に、シュメール語のシンボルと教育方法が数多く引き継がれたという事実はいっそう印象深い。シュメール語の学習方法は、メソポタミアの歴史が続くあいだ、教育の現場で役立ち続けた。現に、紀元前七〇〇年頃まで時が進んでも、二人の筆記者が、一人は粘土板を前に、もう一人はパピルスを前にして並んで座り、それぞれ古代の書字と新しい書字を一心に勉強しているという印象的な光景が見られたのだ。

シュメール語の書字が姿を消したのは、紀元前六〇〇年頃になってからである。当時ですら、紀元前三〇〇〇年紀～一〇〇〇年紀にすでにリンガフランカ（linguua franca：国際共通語）になっていたアッカド語の文字と教育方法に、その影響を残していた。アッカド語はメソポタミアの大半の人々が用いる言語となり、有史以来最も重要な古文書数点もこの言語で編纂された。その筆頭に挙げられるのが、アッカド語版『ギルガメシュ叙事詩』にある、いつの世にも通じる人間の条件に関する記述だ。

私は誰のために労苦を重ねてきたのだ？　誰のために果てしない旅を続けてきたのだ？
誰のために心から血を流したのだ？　私自身は何一つ恵みを得ないまま終わってしまった。

紀元前六六八年～六二七年までアッシリアの王位にあったアッシュルバニパルの文庫が、ニネヴェ遺跡から出土した。このうちの一二枚の粘土石版に刻まれていたのが『ギルガメシュ叙事詩』で、それにはシン・エク・ウンニーニ（Shin-eq-unnimi）の署名があった。歴史に名を残した最初の著者の一人ということになる。この叙事詩は、紛れもなく、時代をはるかにさかのぼる口承伝説にモチーフを得たもので、主人公ギルガメシュが手強い仇なす者たちと闘い、過酷な障害を乗り越え、最愛の友を失ったあげくに、自分自身をも含めて何人たりともすべての人間の究極の敵――死からは逃れられないことを悟る。

『ギルガメシュ』とそれに続いて次々に生み出されたアッカド語の文書は、書字の歴史に生じたいくつかの重大な変遷を体現している。膨大な量の文書が創作されるようになって、多彩な文学ジャンルが開花したことは、紀元前二〇〇〇年紀の知識基盤に大きく貢献した。作品のタイトルを見れば、それがわかる。『父から息子への助言』といった心の琴線に触れる教訓的な文書から、『ある男と神の対話』のような精神的な作品、さらには『エンリルとニンリル』をはじめとする神話にまで至っているのである。成文化したいという衝動は、おそらく史上初と思われる百科事典まで生んだ。ただし、タイトルは、『万物についてわかっているすべての物事』と控えめである。同様に、紀元前一八〇〇年に誕生した『ハンムラビ法典』は、偉大なる支配者ハンムラビの統治下で適用される慣習法を見事に成文化して世に送り出したし、『医療診断・予防論』は既知の医学文書を漏れなく編纂、分類している。アッカド語の文書に見られる概念の発達、構成、抽象化および創造性のレベルも、当然のことながら、それまでの個々の書記体系を用いるために認知面で必要とされていたレベルから、狙いを絞った認知発達を実現させるレベルへと移行している。

アッカド語は、そのいくつかの特徴のおかげで幾分使いやすい言語になったものの、問題をひとつ抱えていた。アッカド語をはじめとする古代語は、日本語やチェロキー語などの現代語にも言えることなのだが、音節構造がどちらかと言えば単純で整然としている。こうした音声言語には、ひとつひとつのシンボルが個々の音ではなく音節を表すタイプの、音節文字と呼ばれる書記体系がうってつけだ（たとえば、チェロキー族の書記体系を発明しようと思い立ったアメリカ先住民族の首長シクウォイアが音節文字を使用したのは、これがチェロキー語の八六の音節を表記するのにもってこいだったからである）。しかし、アッカド語の場合、〝純粋〟な音節文字へと完全に移行するのは、古いシュメールの表語文字を捨て、それらの文字が持つ過去との絆を断ち切ることを意味していた——アッカド人にとっては受け入れがたいことであったに違いない。やがて、言語の折衷が起きた。これは、他の言語でもしばしば用いられている手段である。アッカド人は、〝王〟のような一般的で重要な単語を表すために古いシュメールの表語文字を一部残しつつ、他の単語は音節文字で書き表す書記体系を選んだのだ。結果として、かなり複雑な書記体系になりはしたが、古代シュメールの言語と文化はこうして命を永らえた。アッカド文化が大いに誇りとするところである。世界中のきわめて複雑な言語の根底を探ってみれば、前の文化、あるいは、その文化が形作った言語を遺したいという、ひとつの文化の願いを読み取ることができる。

英語もまた同じように、歴史の流れのなかで他の文化に対する敬意と実用主義とがない交ぜになって生まれた折衷言語である。小学一年生と二年生には例外なく苦労させることになったが、英語はギリシャ語、ラテン語、フランス語、古英語など、数々のルーツを融合させてきた。言語学者は英語を形態音素の書記体系として分類している。スペリング（綴り）で形態素（意味の単位）と音素（音の単位）の両方を表すからだ。これが、英語の歴史的由来を知らない多くの初心者を混乱に陥れる最大の原因である。英語の形態音素の原理をわかりやすく説明するため、言語学者ノーム・チョムスキーとキャロル・チョムスキーは、〝muscle（筋肉）〟などの単語を例にとって、英単語がひとつの歴史を丸ごとそのなかに封じ込めるようになった経緯を解説している。これは、アッカド語の単語のなかにシュメール語がルーツとして息づいているのと良く似ている。たとえば、〝muscle〟に含まれている発音されない〝c〟は必要ないように思えるのだが、実は、この〝c〟は、語源となったラテン語のルーツ〝musculus〟と明らかに結びついているのだ。〝musculus〟からは〝muscular〟や〝musculature〟などの同族語も生まれたが、この二つの単語に含まれている〝c〟は発音されるうえに、英語のアルファベットの形態素としての側面も担っている。つまり〝muscle〟の発音されない〝c〟は、英語の形態素の側面を視覚的に伝える存在なのである。突き詰めて言うなら、英語は、音声言語の個々の音の表現と単語のルーツの表示という二つの機能の〝妥協点〟ということになる。

古代アッカド語の幼い読み手たちも、これと同じような妥協のせいで、知能面にも生理学的にも多くを要求する書記体系に取り組まねばならなかった。アッカド語の書記体系をマスターするのに、先のシュメール語同様、六年〜七年を要したというのも、無理からぬ話である。習得にこれだけの時を要するうえに、強い政治的要因が働いていたため、読み書きができるのは、神殿や宮廷に属する小さな排他的集団、つまり、何年も勉強を続けられる贅沢な身分の人々に限られていた。文字の学習に対するこのような政治的影響力、それも悪い方向への影響力を今なおまざまざと見て取れるという点にかけては、同時期に進行したもうひとつの〝最初〟の書記体系――最近の研究で、シュメール語の書記体系より一世紀以上も前から存在していたと示唆されているエジプトのヒエログリフ――の物語の右に出るものはない。

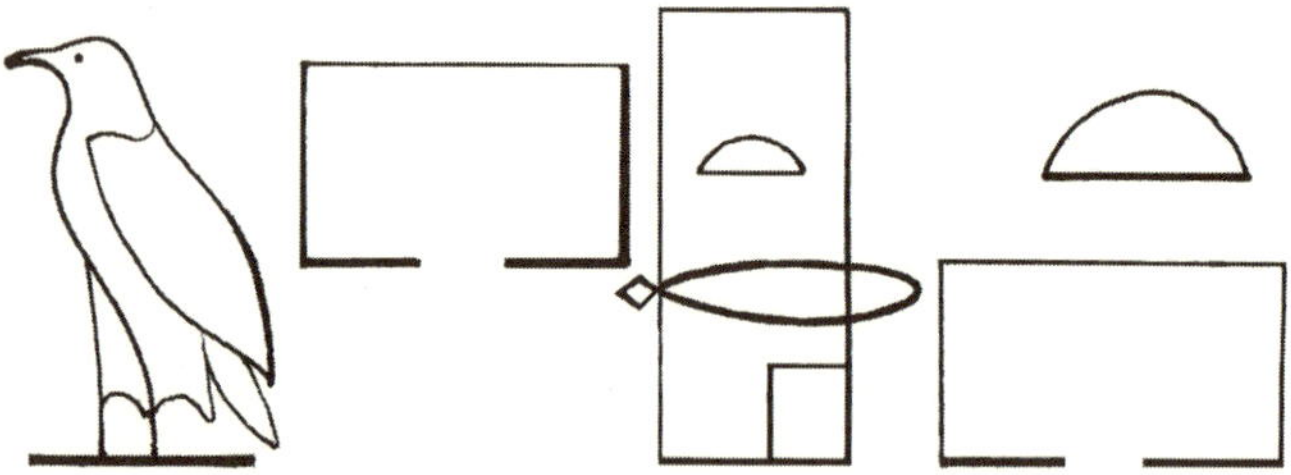

図2-6　鳥、家、神殿を表すエジプトのヒエログリフ

ヒエログリフが育んだ活発な脳

長年にわたり、ほとんどの学者たちは、言語を記録する最初の書記体系を発明したのはシュメール人であり、エジプト文字はシュメール語の書記体系から派生したものと思いこんできた。ところが、新たに発見された言語学的証拠は、エジプトの書記体系が紀元前三一〇〇年頃にまったく独自に発明されたことを示唆している。それどころか、ドイツのエジプト学者たちがアビドスで発見した、いまなお賛否両論を呼んでいる証拠からすると、紀元前三四〇〇年までさかのぼることすらできるらしい。シュメール文字より古いということである。この見解が正しいと証明されれば、文字を読む脳の進化において最初に大きな順応を導いたのはヒエログリフということになる。

この証拠はいまだ確定されていないため、エジプトのヒエログリフの書記体系（図２-６）については、シュメール語とは別個に脳の順応をもたらした存在として、話を進めていきたい。大部分が表語文字の性格を持ち、審美な目にも美しく映る最古のヒエログリフは、鳥の脚のようなシュメール文字とは視覚的に大いにかけ離れている。この初期の書字を読み解こうとした者は例外なく、ヒエログリフの持つ純粋な芸術性にたちまち魅了されてしまう。この二種類の文字に共通していたのは、判じ絵原理を採用した点と、神々からの賜物と考えられていた点である。

やがて、ヒエログリフの文字は、中核となる語義を表す表語的なサインに、子音を表記する特別なサインを加えた、混合型の書記体系（表音文字という）へと進化した。たとえば、〝家〟を表すヒエログリフのサインは、家を真上から見たところそのままだ。これは神々が天上から家を見下ろしておられると考えられていたからだ。このサインは、単独では〝家〟を意味する写像的な表語文字として用いることもできれば、複合子音〝pr〟と読むこともできる。また、他の表語文字の後に書き加えれば、前のサインに〝pr〟を補って発音することを意味する。これはシュメール語にも見られる音声標識、つまり補語である。さらに似た意味を持つ〝神殿〟や〝王宮〟などの関連語と並べて表記すれば、読み手はこの言葉の分類を間違いなく理解することができる（図2-6を参照）。

要求される認知スキルの面から言えば、このエジプトの書記体系もシュメール語と同じく、初心者にとっては恐るべき難題だったに違いない。ヒエログリフを習い始めたばかりの読み手たちは、示されたサインがどのような使われ方をしているのか、正確に把握しなければならなかった。シュメール語同様、ひとつのサインにこれほどたくさんの用途があるため、多様な認知ストラテジーが必要であるうえに、どのような場合にどのサインを使用するか決めるための認知的判断と柔軟性も求められるのだから、実に活発な脳が育つことになる。表語文字を認識するには視覚と概念の接続が必要、子音サインを認識するには視覚システム、聴覚システム、音韻システム間の接続が必要、そのうえ、音声標識と意味標識を認識するには音韻・意味分析の能力と併せて抽象化と分類の能力が必要といった具合である。

しかも、初期エジプトの文書は、句読点もなければ、左から右へ書くか、右から左へ書くかも決まっていなかった。エジプト文字に限らず、初期の書記体系数種は、牛をくびきにつないで畑を往復しながら耕すように、一行を左から右へ、次の行を右から左へと書いていくブストロフェドン（boustrophedon："牛耕法"のギリシャ語）書法を採用していた。現在の私たちのように文字を一方向に追っていくのではなく、一行を行末の切り込みまで読み進んだ目は、そのまま一行降りて、反対方向に読み続けることになる。エジプト人は、刻印する建造物の構造によっては、上から下へ、その逆へと、縦書きにすることもあった。要するに、ヒエログリフを記す者には、高度に発達した視覚記憶、聴覚・音素分析、そして、少なからぬ認知と空間認知の柔軟性が要求されたわけだ。

エジプトの書記体系は、シュメール語のそれをはじめとする初期の大半の主要な書記体系同様、数々の新しいサインやいくつかの新しい特徴を増やしていった。ただし、エジプト語には、他の書記体系と異なる点がある。二つの大きな変革を成し遂げたことだ。まず、書字と写字を担当する書記官のために、ヒエログリフは二種類の筆記体を持つ書記体系へと進化した。この最初の変革は文章を書き記す、書き写すという行為の効率アップにつながった。書記官はみな、喜んだに違いない。しかし、この古代の書記官たちをさらに喜ばせたと思われるのが第二の変革だ。

一言で言えば、音素に相当するものの発見である。書記官たちがうれしさのあまり、通りに繰り出して踊るようなことこそなかっただろうが、この発明は彼らにとって掛け値なしに重要なものだった。新たに誕生した都市や王族の名前を表記するのが容易になったうえに、外国の単語や名称も綴れるようになったからである。便利な判じ絵原理をもってしても、こうした作業を行うには限界があったのだ。時代をはるかに下った日本語の二種類の書記体系にも、よく似た現象を見ることができる。中国語を下敷きにして先に生まれた表語文字体系の漢字と、新たに誕生した音節文字の仮名がそれである。もともと仮名（万葉仮名）は漢字で表すことのできない日本の地名・人名などを記録するために考案された。

初期エジプト語の書記体系においてこの言語学的発見がなされたのは、エジプト人の音声言語に含まれている子音を表記できる、少数の文字のサブセット（副体系）を取り入れ始めたからであることがわかっている。言語学者ピーター・ダニエルズの言葉を借りれば、これ、つまり〝子音のための不完全なアルファベット（partial alphabet for consonants）〟の誕生は、書字の歴史上の驚異だった。エジプト人が発見したこの新しい文字群は、後に、書字の歴史における認知の第三の飛躍につながる最初のかすかな光明となった。その飛躍がもたらすことになるのが、単語の音を基にした内部構造をベースにした書字体系である。しかし、モーセ自身が約束の地に安住できなかったように、エジプト人も自らが生み出したアルファベットの原型を完全に使いこなすことはできずに終わった。不完全なアルファベットがチャンスをくれたにもかかわらず、文化、政治、宗教上の理由で、ヒエログリフ体系はさらに効率アップを図れる方向には進化しなかったからである。古代エジプト中期には七〇〇ほどであったヒエログリフの標準サインの数が、次の一〇〇〇年紀のあいだには数千にまで膨れあがった。ところが、その一部には宗教上の象徴的な意味が暗号化されて幾重にも塗り重ねられたために、習得できる者はどんどん減っていった。こうした変化は、ヒエログリフを読むための概念面のハードルが下がるどころか高くなって、ヒエログリフを操れる者が徐々に限定されていったことを意味している。

数千の文字を持ちながら、日々読字を習得している中国語の読み手が何百万人もいることを考えれば、エジプト語の書記体系の衰亡が、視覚記憶に対する量的負担だけで説明できるものでないことは明白だ。紀元前一〇〇〇年紀までは、暗号化された意味を読み解かねばならないエジプトの書記官たちの脳は、歴史上の他の書記体系の場合とは比べようもないほど活発に大脳皮質を働かせ、はるかに多くの認知資源を蓄えていたに違いない。逆説的に言えば、ヒエログリフが複雑であったからこそ生まれたエジプト語の子音のための不完全な書記体系は、書記体系の初期の歴史におけるアルファベットの進化に唯一最大の貢献をした存在と言えるかもしれない。

竜骨・亀甲・結縄——他の古代書記体系に見られる興味深いサイン

このように、エジプト語とシュメール語の書記体系はまったく異なる歴史をたどったわけだが、だからと言って、書字は一文化、一書記体系という形で発明されたのか、それとも、ひとつの書記体系が伝わって別の書記体系として生まれ変わったのかという疑問に決着が付くわけではない。世界各地で発見されている証拠からすると、書字は紀元前四〇〇〇年紀の終盤に少なくとも三回、その後もさらに三回にわたって、世界のあちこちで発明されたようだ。エジプト語とシュメール語の書記体系と足並みを揃えるように、インダスの人々の書記体系も、紀元前三三〇〇年頃には土器職人の印に過ぎなかったものが、紀元前二五〇〇年前後に完全な文字へと進化した。このインダス文字はいまだ解読されておらず、果敢に謎解きに挑む者たちをことごとく退けている。

この三つの書記体系に続く最初の書記体系は、紀元前二〇〇〇年紀、クレタ島に登場した。エジプト語の影響を受けたと思われるクレタ文字には、ピクトグラムから進化した線文字Aと呼ばれるクレタ・ヒエログリフと、かの有名な線文字Bがあった（ギリシャの書記体系については、第3章を参照されたい）。一方、メソアメリカ全土では、マヤ人とオルメカ人が、そもそもザポテク人が考案した、クレタ文字とはまったく異なる充実したロゴシラバリーの書記体系を使用していた。実に魅力的なこのマヤの書記体系も、ギリシャの線文字B同様、何十年にもわたって解読の挑戦を片端からはねつけていた。ところが、何とも驚いたことに、スターリン時代のロシアにあって関連資料をほとんど手にする機会をもたなかった孤高の研究者が、不可能と思われた暗号解読の扉を開くことに成功したのだ。マイケル・コウが著書『マヤ文字解読』で詳述しているところによると、ユーリ・バレンティノヴィッチ・クノロゾフが成し遂げた画期的発見の顛末は、二〇世紀の傑作本格推理小説のひとつに数えてもよさそうだ。クノロゾフは、才気あふれる古代マヤの人々が、シュメール人やエジプト人の音声標識や意味標識に似てはいるものの、それ以上に、表語文字と音節文字という二タイプの書記体系を組み合わせて使用していた日本語に近い言語原理を採用していたことに気付いたのだ。

しかし、メソアメリカのもうひとつの大きな謎は、いまだ地平線に顔を出したばかりだ。先頃、ハーバード大学の人類学者ゲイリー・アートンと共同研究者ジェフリー・クィルターが、美しくも謎めいたキープ（quipus または khipus）を解読するための新たな方法を提案した。キープ、つまり結縄は、きわめて複雑な結び目と飾りのシステムを使ってさまざまなパターンに仕上げた、古代の染色した繊維とより糸の紐である（前出の図2-1を参照）。アートンは、現存する六〇〇余のキープは未解読のインカの書記言語体系だという説を発表して、言語学者とインカ研究者を仰天させた。個々の結び目のタイプ、それぞれの結び目の向き、紐の色が、ユダヤ教のタリート、つまり祈祷用の肩衣のように、言語情報を表しているというのである。一六世紀のスペインの歴史学者らが遺した記録には、インカ人がすべての歴史はキープに記録されていると宣教師に語った、という記載があったにもかかわらず、キープはそろばんのように使われていたと、ずっと考えられていたからだ（しかも、宣教師たちは、インカの人々と古来の神々との絆を断ち切るために、キープを手当たり次第燃やし尽くしてしまったのだ！）。今、アートン率いる研究グループは、残っているキープを手がかりに、もうひとつの複雑な古代書記言語とおぼしきものの解読に取り組んでいる。

謎はもうひとつ、古代中国の書記体系にも潜んでいる。中国の書記体系は商王朝（紀元前一五〇〇～一二〇〇年）の時代に端を発するというのが一般的な見方だが、中国にはそれよりはるか以前から書記体系が存在したと考える研究者もいる。予想外の幸運な出来事がここにもあった。一九世紀の漢方薬店で、それも、あちこちの店から、初期の中国の書字が発見されたのである。当時は、不思議な治療効果があると信じられていた〝竜骨〟が飛ぶように売れていたのだが、そうした古い骨や亀甲を買い求めたある人物が、それに記号体系が刻まれていることに気付いたのだ。現在ではこれは、神に託宣を求めるための質問を亀甲や牛の肩胛骨に初期の漢字で記したものと考えられている。それと言うのも、亀甲に、火であぶって熱した火かき棒を差し込んだことによって生じた亀裂が認められたからだ。この亀裂の形によって、神意を占ったのである。完全な甲骨文には質問と日付、託宣に加えて、実際に起こったことも記されていると言う。たとえば、三〇〇〇年前の商王朝時代の甲骨文のひとつは、商王武丁が后の妊娠は〝吉事〟となるか知りたがっていたことを物語っている。神は、后婦好が特定の日に出産しさえすれば吉事となると答えられた。それは叶わなかった。甲骨文の最後に、託宣の予言を裏付ける一文が付け加えられている。「出産は吉事とはならなかった。誕生したのは女児であった」。

何世紀にもわたって亀甲のなかに潜んでいた優美な形状の文字は、文字そのものに歴史がそっくり盛り込まれている数多くの漢字の格好のメタファーと言える。先に述べたシュメール語の書記体系と同様、中国語の書記体系も、文字に来歴の多くを見て取ることのできる混合型のロゴシラバリーである。そのため、読字の初心者は膨大な量の視覚・空間記憶を発達させなければならない。その一助となるのが、これらの文字を何度も繰り返し書くという行為である。ちょうど、シュメール語やエジプト語の音声標識のように、ごく一般的な文字の多くには、音節の発音に関する情報を表す小さな標識が付いている。この音に基づいた特徴が、視覚的特徴からは覚えるのも区別するのも難しい一部の文字の識別に役立っているのだ。

しかし、中国語には、他の古代書記体系と異なる点がいくつか存在する。第一に挙げられるのは、今なお現役であることだ。過去から現代への贈り物である中国語の書記体系が、その読み手たちにとって神聖視されていることは間違いない。著明な中国系アメリカ人作家ギッシュ・ジェンが中国に長期滞在した時のこと、彼女は一人の大変年老いた男性が毎日、長い杖を携えて公園にやってくるのに気付いた。午後の時間がゆっくりと流れていくなか、老人は乾いた土に大きな漢字を一文字一文字、完璧に書き上げていった。書き上げた文字は風に吹き消されてしまったが、公園に居合わせた人々が感嘆して眺めるだけの時間は十分にあった。漢字の正字法がコミュニケーションのための体系のみならず、芸術媒体を、そして、この中国人の老人にとってはおそらく精神性の表象をも意味することを、強烈に印象づける光景である。

私自身、大学院のゼミを開講していた時、他の古代の正字法と漢字のもうひとつの違いを発見した。タフツ大学の教え子である中国人の学生たちに、そんなに若いのにいったいどうやってそれほどたくさんの漢字を覚えたのかと尋ねたところ、彼らは笑って、〝秘密の書記体系〟があるのだと教えてくれた。拼音《ピンイン》（訳注：中国語の音節を音素文字で分割し、それらを組み合わせることによって表記できるようにした書記体系）がそれである。読字の初心者たちは、読み書きの概念を把握するためにピンインを学ぶ。小学校五年までに二〇〇〇字を学ばねばならない彼らには、概念面での下準備が必要なのだ。ピンインの秘密とは何か？　ピンインは、言うなれば、ちょっとしたアルファベットだ。この中国アルファベットをマスターしたという達成感を幼い読字者たちに抱かせることによって、読むとはどういうことかを理解させるとともに、その先の課題に取り組む心構えをさせるわけである。

中国語について驚くべきは、それだけではない。この世界最大規模の混合書記体系に隠された、何とも愛しさを覚える皮肉のひとつに、女性だけが使っていた非常に古い書記体系がある。中国語の他の書記体系はすべて表語文字であるのに対し、女性たちの書記体系は中国語の音を音声記号で表した完全な音節文字であった。この女書、つまり〝女文字〟の風変わりで素敵な物語を感動的に描いたのが、リサ・シーの小説『雪花と秘密の扇（Snow Flower and the Secret Fan）』である。女性たちは、女書を優美に彩色された扇面に描いたり、美しい布に縫い取ったりして、儀礼的な手紙にしのばせた。この非凡な書記体系は何世紀ものあいだ、纏足に象徴される人生の制約に耐え、おそらくはそれを乗り越えようとする少数の女性たちの支えとなっていたのだ。その女書の最後の語り部にして読み手であった何艶新が、先頃、九六歳で亡くなった。女書は、書くことを知らなければ孤独であるかもしれない人生において書字が担う心強い役割を、心に深く刻みつけてくれる存在である。

女書はまた、世界の書記体系の驚くほどの多様性を示す一例でもあり、音声ベースの書記体系、音節文字およびアルファベットへの移行がスムーズに行われることを物語る例でもある。中国語に劣らず、アルファベットの書記体系にも数々の謎と疑問と驚きが潜んでいる。私たちのうちの何人がアルファベットを読めるようになるか確かめようとするのは、私たちに欠けているもの、以前から半ば気付いているのに、もう少しというところで手が届かずにいるものを突き止めようとするようなものだ。ソクラテスにしてみれば、私たちが誰一人、それを突き止めずに終わったほうが好都合だったことだろう。その理由が、二五〇〇年を経た今、私たちをとまどわせることになるのを知っていたのである。

第3章 ■ アルファベットの誕生とソクラテスの主張

……白波うねる葡萄酒色の海のただなかに、クレタという名の地がありま
す。肥沃で、数え切れないほどの人々が群がる麗しの国。都市の数は九〇
を数え、話す言葉もさまざまで、幾多の言語が飛び交っています。

——ホメーロス『オデュッセイア』

文字を読める者は、人の倍を理解する。

——メナンデル（紀元前四世紀）

初期アルファベットとその特徴

書記言語史上、最も好奇心をそそる新たな発見のひとつが、エジプト、ワディ・エル・ホルでな

された。ワディ・エル・ホル――不気味にも、〝恐怖の渓谷〟という意味である。容赦なく照りつける太陽が大地をじりじりと焦がす、この荒涼とした地で、エジプト学者ジョン・ダーネルとデボラ・ダーネルが、既知の最古のアルファベットよりも数世紀さかのぼる不思議な碑文を発見したのだ。その文字は、どこから見ても、エジプト語の原型である文字数の少ない書記体系と、後に登場する、多くの学者がアルファベットとして分類している美しいウガリット文字との〝ミッシングリンク〟を埋めるものに違いないと思われた。ダーネル夫妻は、（当然のことながら）エジプト語の小規模な子音体系の表記能力を利用しているうえに、（まったく予想外のことだが）後のセム系言語、ウガリット文字の要素をも一部持ち合わせているこの文字を、紀元前一九〇〇年〜一八〇〇年頃のヒクソス時代にエジプトに住んでいたセム語系の書記官と学者たちが発明したものと考えている。

ワディ・エル・ホルで発見された文字を研究したハーバード大学の著名な学者フランク・ムーア・クロスは、この書記体系を〝紛れもなく最古のアルファベット文字〟と結論した。後の既知の文字と似通っていたり、まったく同じであったりするシンボルが多数存在していることに気付いた彼は、ワディ・エル・ホル文字を〝起源を同じくするアルファベットの進化のうちに位置づけられるもの〟と示唆している。謎深いワディ・エル・ホル文字が重大な存在であるのは、読字のために脳が遂げた新たな順応に関する、さまざまな要素が絡み合った二つ疑問のうちの、第一の疑問に目を向けさせてくれるものであるからだ。そもそも、アルファベットを構成する要素とは何であって、何がそれまでの音節文字やロゴシラバリーの名残とアルファベットとを分かったのだろう？　この疑問の答えを見つけられれば、第二の、より大きな疑問に取り組むことができる。すなわち、アルファベットを読む脳には、特有の重要な知的資源というものが存在するのか、という疑問である。

ワディ・エル・ホルの古代文字が二タイプの書記体系、つまり、音節文字とアルファベットとをつなぐミッシングリンクであることは、十二分に考えられる。しかし、この文字で表記された文書はいくらも残っていないため、徹底した分析を行うのは難しい。最古のアルファベットの候補としては、ワディ・エル・ホル文字にわずかに遅れて誕生したウガリット語の書記体系のほうが有名で、これも音節文字とアルファベットの両方に分類されている。ウガリット文字の発祥の地は、地中海に面した、豊かで多様性に富んだウガリット王国（現在のシリア北岸）だ。海路をたどる船舶と陸路のキャラバンによる交易で栄えた地域であったおかげで、そうした環境すべてが文字による記録の発達を促した。ウガリットではさまざまな人々が少なくとも一〇種類の言語を操っており、文字も、ウガリット固有の文字のほかに五種類あった。しかし、それ以上に大きな意味を持つのは、ウガリットの人々が重要な書記資料を遺したことだ。これが注目に値するのは、アルファベット体系が成し遂げた主な功績の一端を指し示すものであるからだ。その筆頭に挙げられるのが、書記体系に含まれるシンボル数の減少による書字の簡素化である。

ウガリット文字の発達を促すおおもとの原動力となったのはアッカド語の楔形文字であるにもかかわらず、三〇の記号から成る新しいウガリット書記体系を解読できるアッカドの書記官は一人としていなかった。この三〇の文字のうち二七文字が宗教文書に使用されている。楔形文字に似たこの独特の書記体系においては、独立した子音記号が、隣接する母音を区別する子音記号と組み合わせて用いられた。言語学者ウィリアム・ダニエルズが行った書記体系分類では、ウガリット文字は特殊な型のアルファベット、アブジャド（訳注：子音文字だけから成る書記体系）に分類されているが、これについてはいまだ議論の余地がある。

何に分類されるにせよ、ウガリット書記体系は間違いなく素晴らしい偉業だ。行政文書から聖歌、神話、詩、さらには宗教文書に至るまでの幅広いジャンルに活用されている。ウガリット書記体系に関して大いに興味をそそられる論点のひとつとなっているのが、ヘブライ語の聖書の表記にウガリットの音声言語と書記言語がどれほど影響をおよぼしたか、という問題だ。ハーバード大学の聖書学者ジェームズ・クーゲルをはじめとする一部の学者は、テーマ、イメージ、しばしば登場する叙情的な言い回しなど、旧約聖書との類似点が多々見られると主張している。

ウガリット文字に関するもうひとつの驚くべき発見は〝アベセダリー〟が用いられていることだ。〝アベセダリー〟とは、言語学で、文字に一定の順序リストがある書記体系を指す用語である。書字の歴史における興味深い関係が、ここに存在する。紀元前二〇〇〇年紀の原カナン文字が、ウガリット文字のアベセダリーと同じ文字順序を特徴としているのだ。その原カナン文字がやがてフェニキア文字の子音体系となり、それがさらにギリシャ語のアルファベットに生まれ変わったというのが通説になっている。つまり、ウガリット文字のアベセダリーは、最古のアルファベットの候補とされているこの二つの書記体系の結びつきを示す証拠であると同時に、文字を一定の順序で習得させる、画一化された初期の教育制度のようなものが存在したことをも示唆しているわけだ。シュメール人の語彙リスト同様、こうした文字の順序付けは、書記体系の文字をより簡単に覚えるための認知ストラテジーを読字初心者に提供するものと言える。しかし、この魅力的な書記体系も、紀元前一二〇〇年頃にウガリットが侵略者によって破壊された時に、終焉を迎えた。ウガリットが消失してしまったため、聖書の心を揺さぶる言語の創出に一役買ったと思われる、しかも、機能する最古のアルファベット体系のひとつであったかもしれない、この美しい古代書記言語に関する数々の疑問は、答えが出ないままになっている。

アルファベットの創始については、トーマス・マンが聖書にヒントを得た短編を著している。この物語『掟』では、モーセが神から、二枚の石板を用意し、それぞれに五つずつの掟を万人が理解できる言葉で刻むようにと言いつかる。ところがそこで、モーセは思い悩む。いったい、どうやって、神の言葉を書き留めればよいのだろう? 自分はエジプトの風変わりな文字を知っている。地中海沿岸に住む人々が使っている、目や甲虫、角、十字架のような記号のある書記体系も見知っている。砂漠の部族の音節文字にも通じている。しかし、言葉と物事を表すこれらの記号はどれも、神から授かった十誡を万人に伝えられるものではない。あれこれ考えあぐねるうちに、ひらめきが訪れる。何語を話す人でも自分の言葉で読めるような、普遍的な書記体系を考案しなければならないと気付くのだ。そこで彼は、すべての音にそれぞれのシンボルがあり、あらゆる人々が自国語で読むために使用できる書記体系の一種を発明する。それがアルファベットである。この新しい発明を使って、モーセは神が語られた言葉を書き取り、そのすべてを、ワディ・エル・ホルからさほど遠くないシナイ山で、石板に刻むのである。

言語学者でも考古学者でもなかったマンではあるが、アルファベットが挙げた画期的な功績の一部と、書字の歴史における第三の認知のひらめき、つまり、限られた数の記号でひとつの言語の音を余すところなく伝達できる書記体系の発達の中核を成す原理とを、本質的に描き出している。習得しなければならない書記体系の記号数が減ったおかげで、ワディ・エル・ホルとウガリットの書記体系はともに、認知の効率化と、読み書きに要する記憶と労力の削減という形で、他の書記体系よりも優位にたった。

認知の効率性は、脳が備えている第三の素晴らしい特徴によって左右される。特殊化した脳領域が有する、自動的と言える速さでの認知を実現できる能力である。認知の自動性が人類の知能の発達にとって意味するところは、驚異的と言ってもよいかもしれない。シンボルを自動的と言えるほどの速度で認識できるならば、読み書きをしているあいだに展開し続ける心的過程に、より多くの時間を割り当てられるからである。シュメール語、アッカド語、エジプト語の生徒たちが何年もかけて発達させた、効率のよい文字を読む脳は、まさに文字通り、思考に割く時間を長くとれたわけだ。

こうした最古のアルファベット系の書記体系から浮かび上がってくる疑問は複雑である。記号数の減少は大脳皮質のたぐいまれな効率化につながるのか？　アルファベットを読む脳の内部では特殊な認知能力が発揮されているのだろうか？　読字初心者の発達の早期にそうした潜在的な知的資源が生じうるとすれば、それはどのような意味を持つのだろう？　これらの疑問に対する答え探しの道は、根本的な疑問に改めて向き合うところから始まる。

アルファベットの成り立ち

〝本当のアルファベット〟であるための主要条件については、さまざまな学問分野の学者たちがそれぞれの専門分野の定義を踏まえて議論を続けている。古典学者エリック・ハヴロックは、ワディ・エル・ホル文字発見のかなり以前から、三つの基準を掲げていた。文字または数字や符号も含めた文字の数が限定されていること（理想的な範囲は二〇文字〜三〇文字）、言語の最小の音の単位を伝えうる文字を網羅したセットであること、そして、言語の個々の音素と個々の視覚的記号または文字が完全に対応していることである。

このハヴロックの説に基づいて、古典学者たちは、ギリシャ・アルファベット以前のアルファベット系の書記体系はどれもこれらの条件を満たしていないと主張する。セム語派の書記体系は母音を表記しなかったと言うのがその理由である。実際、ヘブライ語に母音を表す記号が登場したのは、数千年を経て、日常生活に用いられる言語（アラム語やギリシャ語など）で母音を明記することが重視されるようになってからのことであった。ハヴロックをはじめとする古典学者にとっては、アルファベットはすべての書字の頂点に位置するものであり、ギリシャ語の書記体系（紀元前七五〇年）こそが本物のアルファベットの条件をすべて満たした最初の書記体系、人類の思考力の大きな飛躍を可能にした最初の書記体系であったわけだ。

多くの言語学者と古代言語学者たちは、これとはまったく見解を異にしている。アッシリア学者ヨーリ・コーヘンが重視しているのは、ハヴロックが無視した点だ。彼が考えているアルファベットとは、音声言語をネイティブ・スピーカーが明確に理解できるように表現するための必要最小限の表記を使用する書記体系である。コーヘンにとっては、音声言語に含まれている音節や単語そのものなどの大きな音の区分ではなく、人間の耳で聞き分けられる最小の音の区分を表すことのできる書記体系は、すべてアルファベットとみなすことができる存在なのだ。この見解によれば、ウガリット文字ばかりか、それより古いワディ・エル・ホル文字すら、初期のアルファベットの一形態として分類されることになる。

ウサギなら手品で帽子から取り出すこともできるが、この疑問に対する解答はそうはいかない。人類の歴史におけるこの重要な〝最初〟の存在については、全面的な見解の一致が得られていないからだ。しかし、このところ続々と発表されている古代文書に関する新情報は、二一世紀の読字学者の見解を一変させることになるかもしれない。ギリシャ・アルファベットに至るまでのさまざまな書記体系の初期の歴史を追って、認知スキルと言語スキルの系統的な変化をたどってみれば、セファロニア島、イタキ島、クレタ島の沿岸でホメーロス、ヘシオドス、オデュッセウスが繰り広げた口承の世界から、ソクラテス、プラトン、アリストテレスが担ったアテナイの世界へのゆったりとした移行について、新たな洞察を得られるはずだ。変化は、場所や時代だけでなく、記憶と人間の脳そのものにも起きた。文字を読む脳の次の順応が、今にも起ころうとしていたのだ。

口承文化とギリシャ・アルファベットの誕生

クレタ島では、どの石の下にも神話がひとつずつ隠されているが、実際に目に映るものも十分魅力的だ。たとえば、その石自体、古代ミノア文明の断片であるかもしれない――初期の形ながら上下水道も空調設備も当然のごとく完備されていたという、フレスコ画で飾られた華麗な王宮のかけらということもありうるからだ。四〇〇〇年前、ミノア人はモニュメントを建造し、無類の美しさを誇る芸術や宝飾品を生み出したが、それだけではなく、解読を目指す私たちの最善の努力を今に至るまでくじき続けている書記体系をも創出した。

一九〇〇年、英国の考古学者アーサー・エヴァンズが、古代ミノア文明の中心地を発掘した。ホメーロスが偉大なる都市とオデュッセウスに語らせたクノッソスである。ここは、勇敢な牛跳びが行われ、ミノタウロスが住む恐ろしい迷宮があったと伝えられる、伝説の王ミノスの居城が置かれていた地だ。この発掘のあいだに、エヴァンズは途方もないものを発見し、生涯、それに取り憑かれることになる。解読不能の文字が刻まれた、七〇〇〇枚にのぼる粘土板がそれだ。エジプトのヒエログリフとも、アッカドの楔形文字とも似ても似つかないこの書記体系は、線文字Aと呼ばれる古いクレタ文字の特徴を備えていたが、後のギリシャ・アルファベットとは無関係であるように思われた。これを線文字Bと名付けたエヴァンズは、それからの四〇年を、報われないままにその解読に費やすことになる。

一九三六年、マイケル・ヴェントリスという一〇代の研究心旺盛な少年がエヴァンズとの出逢いを果たし、同じようにこの不思議な文字に取り憑かれた。そして一九五二年、ヴェントリスはついにこの奇妙な文字を読み解く。ところが、半世紀にわたって学者たちを手玉にとり続けた線文字Bは、謎でも何でもなかった。一言で言えば、線文字Bは当時のギリシャの話し言葉をおおざっぱに書き記したものに過ぎなかったのだ。古典一辺倒だったヴェントリスにしてみれば、この拍子抜けする発見は、古代版インスタント・メッセンジャーの暗号を解読したような感じがしたかもしれない。ヴェントリスには、口語体のギリシャ語を解読するつもりなど、つゆほどもなかったのだ。しかし、高い評価を得ているタフツ大学の古典学者スティーブ・ハーシュの言葉を借りれば、ヴェントリスによる線文字Bの解読は、〝初期ギリシャに関する知識を一新した〟。

線文字Bについては、紀元前一五世紀にクレタ島、ギリシャ本土およびキプロス島で用いられるようになり、紀元前一二世紀～一一世紀のあいだに消失したということ以外は、今なおほとんどわかっていない。ギリシャの暗黒時代と呼ばれるこの時期、文字の宝庫であった宮殿の大半が破壊されてしまったため、記録がほとんど残っていないのだ。しかし、この暗黒とされる時代に、口承文化は隆盛をきわめ、紀元前八世紀にはホメーロスの作品として永遠に姿をとどめることになった。ホメーロスが神話を語る盲目の吟遊詩人だったのか（そう考えるべき新たな理由がある）、それとも複数の詩人であったのか、はたまた、口承文化の記憶が積み重なって生み出された伝説の存在なのかは、いまだ判明していない。疑問の余地がないのは、ホメーロスの『イーリアス』と『オデュッセイア』に盛り込まれた百科事典なみの豊かな知識と神話が、全ギリシャ市民の語形成能力の発達に大いに貢献したことである。古代ギリシャの歴史家トゥキュディデスによれば、教養のあるギリシャ市民は、ギリシャの神々や女神たちと英雄やヒロインたちの感動的な物語を叙事詩で綴ったこの伝記の膨大な文章を暗記しようと努めたそうだ。

現代の偉大なる学者ウォルター・オングが主張したとおり、確かに叙事詩は多くの面で暗記向きだ。ホメーロスの非常にリズミカルな詩の原動力となっている韻律と豊かな旋律性、頻繁に繰り返される鮮烈なイメージ（たとえば、〝薔薇色の指持てる暁〟など）、そして、『イーリアス』と『オデュッセイア』という主題そのもの――時代を超えた魅力を持つ愛と戦と美徳とはかなさの物語

――は、どれも暗記に適している。たとえば、学者ミルマン・ペリーは、さまざまな行為と事象を決まった言い方で表現するための多数のよく知られた定型句は、吟遊詩人たちが代々引き継いでつむぎ合わせたものであることを確認した。こうした定型句が、ギリシャの雄弁家たちが用いた有名な〝記憶術〟と結びついたおかげで、古代ギリシャ人は、現代の私たちならたいてい怖じ気づくほど大量の資料を覚え、暗唱できるようになったのだ。これらの伝説の記憶術のひとつに、物理的空間、たとえば頭のなかに思い描いた図書館や神殿の内部装飾を、覚えたいものと関連づけるという方法があった。

伝説に残るほど有名な古代ギリシャ人の記憶力を示す驚くべき具体例を提供してくれるのが、詩人シモニデスだ。大勢の人々が集う宴会にシモニデスも出席した時のこと、大地震に見舞われて、宴会場であった建物が崩れ落ち、出席者は瓦礫の下敷きになってしまった。ところが、ただ一人難を逃れたシモニデスは、出席者全員の名前を覚えていて、誰がどこに埋まっているか、正確に言い当てたのである。シモニデスをはじめとするギリシャ人は、どのようにしてそれほどの記憶力を手に入れたのだろう？　ここ四〇〇〇年ほどは、全人類の基本的な脳構造に変わりはないため、現在の私たちとギリシャの祖先の海馬や扁桃核、前頭葉などの記憶を司る領域に構造的な相違があったとは考えにくい。古代ギリシャの祖先たちと私たちの記憶力に差が付いたのは、古代ギリシャ人が口承文化と記憶に大きな価値を見いだしていたからにほかならない。ソクラテスが問答を重ねる方法で弟子たちの理解度を探ったように、教養あるギリシャ人は自分の修辞と雄弁術の技巧に磨きをかけるとともに、知識と権威をもって話し言葉を巧みに操ることを何よりも重んじていたのである。

ギリシャの祖先たちの驚異的な記憶力はひとつの結果だ。しかし、記憶のような生得と思われる認知プロセスの発達に、文化がいかに重大な影響をおよぼすかを、気付かせてくれるものと言える。

この高度な発達を遂げた口承文化とうまい具合にばったり出くわしたのが、ギリシャ語のアルファベット文字である。なかには、ギリシャ語のアルファベット文字が誕生したのは多分に、ギリシャ人がホメーロスの口承伝統を保存したいと考えたためだと示唆する学者もいる。つまり、アルファベットは音声言語を補助する役割を担っていたというわけだ。いずれにせよ、古代ギリシャ人は、二七〇〇年を経た現代の学者たちが彼らの功績に対していまだに畏敬の念を抱いていることを知ったら、びっくり仰天することだろう。何と言っても、彼らが大切にしていた記憶力と修辞的技巧をいつの間にか衰退させる一方で、現在もなお私たちを順応させ続けている新しい別の形の記憶資源と認知資源を解き放つことになったのだから。

フェニキア語の娘か妹か?

古代ギリシャ人にどうやってアルファベットを手に入れたのかと尋ねたら、おそらく、借りただけと答えることだろう。彼らは自分たちが使っているアルファベットを〝フェニキア文字〟と呼んでいたが、これは、アルファベットの直系の祖先をフェニキア語の子音主体の書記体系と考えていたからにほかならない。一方、フェニキア人は、自分たちの文字の基礎を原カナン文字としていた(事実、フェニキア人は自らをカナン人と称していた)。ギリシャ文字のアルファとベータはフェニキア文字のアレフとベスに由来している。これも、フェニキア文字にルーツがあることを示す証拠だ。しかし、最近の研究では、そうしたきちんとした系統はいっさい確認されていない。ギリシャ・アルファベット発達の過程をめぐっては、解釈の相違による静かな戦いが少なくともひとつ、続けられている。

第一の解釈は、ドイツの学者ヨーゼフ・トロッパーがアルファベットの起源に関する〝標準的な説〟と呼んでいるものだ。つまり、ギリシャ・アルファベットはフェニキア文字から生じたのだが、そのフェニキア文字の前身はウガリット文字または原カナン文字であり、原カナン文字はエジプト語の小規模な子音主体の文字に端を発したものと思われる、という説である。ところが、もう一人のドイツ人学者カール・トーマス・ツァウツィッヒは、この証拠について、まったく異なる解釈を強硬に主張している。「ギリシャ文字はフェニキア文字の娘ではなく妹だ！　この二つの書記体系は同じセム語系の言語を母親として生まれたに違いないのだが、今ではその母親について語れる証人が一人もいないだけなのだ」。ツァウツィッヒの主張するところによると、ギリシャ文字はフェニキア文字よりもはるかに、本家本元のエジプト語の筆記体に似ている。この証拠にとどまらず、ほかにも証拠があることから、彼は、ギリシャ・アルファベットはけっしてフェニキア文字から派生したものではなく、それ以前の共通の書記体系から生まれた同格の子孫であると結論している。彼の表現を借りれば、妹というわけだ。

神話は、鵜呑みにすると痛い目にあう、油断ならない資料である。そうは言っても、アルファベットはカドモス（ギリシャ語ではKadmos）によってギリシャにもたらされたと伝えている神話が、少なからず存在する。カドモスはテーバイの伝説の創建者で、その名はセム語で〝東〟を意味する。

これは、ギリシャ人のなかに、アルファベットの起源はセム文字だと認識していた者がいたことを示しているのかもしれない。どのような意図があったにせよ、神々が人間であるカドモスに文字を与えたいきさつを語っているギリシャ神話は、血なまぐさいことではグリム童話にひけをとらない。少なくともひとつのバージョンは、カドモスが血まみれの龍の歯（文字を隠喩的に表現している）を大地に撒いて、成長、普及させようとするところで終わっているのだ。

この寓話の歯そのままに、ギリシャ・アルファベットのドラマは表面下に隠れている。トロッパーの言う〝標準的な説〟をなぞったような教科書に載っている説明は、おおよそこんな感じだ。紀元前八〇〇年～七五〇年のあいだに、ギリシャ人はアルファベットを考案し、交易の拠点として設けていたクレタ島、ティラ島、エル・ミニヤおよびロードス島のコロニーにそれを広めた。そのために、ギリシャ人がまず行ったのは、フェニキア語とギリシャ語の音素をひとつひとつ系統的に分析することである。次に、フェニキア語の子音主体の書記体系を基礎として、母音を表す独自のシンボルを編み出し、文字と既知のすべての音を根気強く対応させていった。こうして、ギリシャ・アルファベットは、インド・ヨーロッパ語族の大半の前身となったわけで、その範囲はエトルリア語からトルコ語にまでおよんだ。そうした詳細な説明の根底に、認知科学者と言語学者を悩ます一連の謎が潜んでいるのだ。その初めに挙げられるのが、次に取り上げる第二の重要な疑問である。

アルファベットを読む脳は、優れているのか？

人間や人間に近い生き物が寄り集まると（ドクター・スースの物語『スニーチ：The

Sneetches』を参照)、そのうち、ある集団が優位を主張するようになる。書字も同じだ。二〇世紀の学界の大物たちは一人ならず、アルファベットこそあらゆる書字の頂点に立つものである、したがって、アルファベットを読む者は〝思考の仕方が並みとは違う〟のだと主張した。今、人間の認知発達の歴史を再検討しようとするなかで、アルファベットが成し遂げたとされる比類ない功績に関する三つの主張は、分析対象とするにうってつけだ。この三つの主張をまとめると、次のようになる。①アルファベットは他の書記体系に比べて効率性に優れている。②アルファベットは今まで明確に表現されたことのない斬新な思考を促進する。③読字初心者の言語音に対する意識が高まるため、アルファベット体系を容易に習得できる(容易に習得できれば、子どもたちは音素を聞き取って分析できるようになる。したがって、アルファベットは読字学習を促進することになるため、識字普及に役立つ)。

第一の主張――アルファベットは効率性であらゆる書記体系を凌いでいる

効率性とは、ある書記体系が流暢に理解しつつ迅速に読めるものであることを意味する。アルファベットは文字数を節約したことで、ハイレベルな効率性を手に入れた(楔形文字は九〇〇字、ヒエログリフは数千字を数えているのに、多くのアルファベットはわずか二六文字である)。このシンボル数の削減が迅速な認識に要する時間と注意力の低減につながり、ひいては、必要な知覚資源と記憶資源も減少したと言う。

しかし、アルファベットに至るまでの書字の歴史に照らしてこの主張を検討するには、脳の検査をするのが得策だ。数千の文字を読みこなさねばならない中国人が獲得した速度と流暢さは、現代の中国語読字者の脳画像に表示される（図3-1：次ページを参照）。これらの脳画像から、多数の文字をすべて読むために左右両半球が動員されると、脳が視覚処理のために膨大な特殊化の能力を発揮することが見て取れる。中国語読字者の流暢さは、効率性がアルファベットの読字者だけの専売特許ではないことを示すひとつの証だ。音節文字を読む者の脳もまた、もうひとつの証と言える。これを考え合わせてみると、ひとつ以上の順応が起これば、流暢さは手の届くところに来ることがわかる。しかし、どのタイプの書記体系でも大半の読字者が同じように流暢に読めるようになるかというところまではわからない。

図3-1に示した三タイプの文字を読む脳の複合図を見れば、効率性のタイプが言語によって異なっていることがわかる。アルファベットを読む脳は、一部の脳領域において必要とする大脳皮質の場所が少なくなっている点で、アルファベット登場前のロゴシラバリーの読み手の脳とは著しく相違している。具体的に言うと、アルファベットの読み手は左半球の後頭領域の特殊化した領域に大きく頼っている一方で、これらの視覚領域を両半球にわたって賦活させることはほとんどない。それとは対照的に、中国人（とシュメール人）は、両半球の多数の領域を特殊化した自動プロセスのために動員することによって、流暢さを獲得しているのである。

この左右の脳半球の使い分けを著明に示す例として挙げられるのが、一九三〇年代末に三人の中国人神経学者が発表した、バイリンガルの症例に関する初期の興味深いケーススタディだ。突然、失読症（読字能力が失われる障害）を発症したバイリンガル、つまり二か国語使用者に関するこの

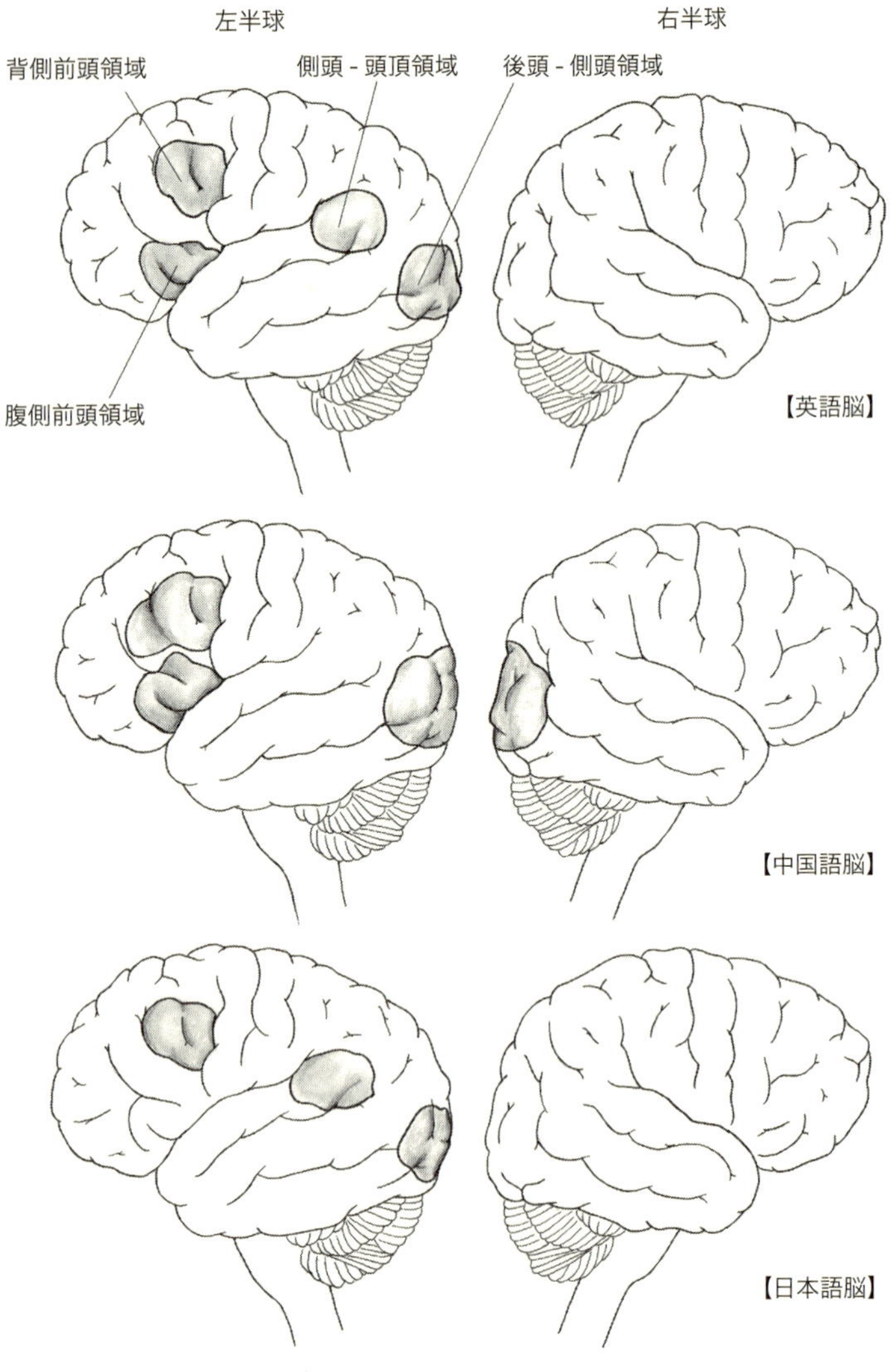

図 3-1 文字を読む脳の 3 タイプ

報告には、中国語と英語に堪能なビジネスマンが後頭葉に重度の脳梗塞をきたしたと記述されている。当時の人々が揃って驚いたことに、この患者は、中国語こそ読めなくなったものの、英語を読む能力はとどめていたのだ。

脳の編成が書記体系によって異なる可能性を最新の脳イメージング技術によって確認できるようになった現在では、この例を奇異に思うことはない。そうしたなかで、特に興味深い例を提供してくれるのが日本語の読み手である。一人一人の読み手の脳が、まったく異なる二種類の書記体系(漢字と仮名)を習得しなければならないからだ。図3-1に示したとおり、日本語の読み手は、漢字だけを読む時は、中国語の読み手と同様の経路を使う。一方、規則性が高く平明な仮名文字を読む時は、むしろアルファベットの読み手に近い経路を使うが、まったく同じというわけではない。注目していただきたいのは、日本語の読み手の場合、前頭前野がそれほど賦活していない点だ。主として集中的な音韻処理に用いられるこれらの領野を、日本語の読み手がそれほど活性化させずに済んでいることは、アニャ・イシェベック、泰羅雅登らが行ったイメージング研究によって確認されている。その理由は、音節文字である仮名の平明さと効率性にある。

日本語の読み手の脳にはほかにも、その書記体系の独特な特徴と音節文字の指導方法の両方に関係している興味深い違いがあることがわかっている。たとえば、中田力、藤井幸彦およびイングリッド・クウィーの研究では、漢字と仮名の単語解読に用いられるそれぞれ別の解剖学的経路が存在するうえに、左側頭葉後部周辺には、漢字と仮名から成る文章を読む時に活性化する大きな皮質系があることが示されている。二種類の音節文字、つまり片仮名および平仮名と、漢字との間を行き来しながら読み進む能力を備えた日本語の読み手の脳は、現存する最も複雑な読字回路のひとつを備えていると言えるだろう。そのため、なんとも恵まれたことに、この二種類の仮名文字が、規則性と平明性の高い音節単位であることが、日本語の読み手に、ある意味、有利に働いている。関あゆみ、岡田知久、小枝達也および定籐規弘の研究を見れば、視覚的な五十音図による仮名文字の指導方法のおかげで、膨大な量にのぼる音韻処理の必要がなくなり、日本の子どもたちは視覚をベースにした代替ストラテジーを取れるらしいことがわかる。定籐の研究チームが得た証拠は、〝分節を気にせずに〟仮名の音節をマスターすることが、アルファベットの読み手においては最大の混乱の種となっている音韻処理にかかわる領域の迂回にどれほど役立っているかを浮き彫りにするものと言える。

要約すると、中国語や英語のように異なる言語によって読み手が利用する経路が異なるだけでなく、日本語の読み手の例にみられるように、同じ脳内でも、異なる書記体系が用いられている文章を読む時は、別の経路を使うことがあるのだ。しかも、脳は自らの設計を順応させる驚異の能力を備えているので、読み手はどの言語でも効率性をきわめることができる。また、効率性自体、バイナリな〝二者択一〟の演算ではない。日本の研究者らは、同じ単語でも、音節文字である仮名で書かれているほうが漢字で書かれている場合より速く読めることを確認している。したがって、効率性を概念化するなら、アルファベットだけがなし得た功績ではなく、どの書記体系もが少しずつ異なる形で獲得した、すべての書記体系に共通する連続体と見るのが一番当たっていると言えそうだ。

そういうわけで、この書字の初期の歴史が流れるあいだに脳がたどった読字学習の道のりを逐一知ることができれば、非常によく似た部分と、個々の書記言語ならではの特徴とを発見できるはずである。ピッツバーグ大学の認知科学者グループは、さまざまな言語を対象とした二五のイメージング研究のメタ分析という草分け的な研究を行い、共通の三大領域が書記体系によって使い分けられていることに気付いた。第一の領域、つまり後頭 - 側頭野（リテラシーのための〝ニューロンのリサイクリング〟の中枢があるとされる領域）では、どの文字を読む場合も、私たちは熟練した視覚のスペシャリストになる。第二の領域、ブローカ野を取り巻く前頭連合野では、二種類のスペシャリスト、つまり、単語の音素と意味を認知するスペシャリストになる。第三の領域、上側頭葉とこれに隣接する下部頭頂葉にまたがる多機能領域では、音と意味の複数の要素の処理を補助する追加領域を動員する。これはアルファベット体系と音節文字体系にとって、とりわけ重要な領域だ。

これらの脳領域を並べてみると、ピッツバーグ大学の認知科学者チャールズ・ペルフェッティの研究グループが〝汎用読字システム（universal reading system）〟と呼んだものの像が浮かび上がってくる。これは前頭葉と側頭 - 頭頂葉と後頭葉の諸領域を接続するシステム、言い換えるなら、脳の全四つの脳葉から必要な領域を選択するシステムなのである。

こうした全体像に目を向けることが、書字の進化に関する重要な二つの結論を浮き彫りにするのに役立つ。ひとつ、いかなる言語であろうと、文字を読むことは脳全体の再編成につながる。二つ、流暢に理解するための経路は複数存在し、それぞれが、書記体系によって異なる形をとるものの、すべての書記体系に共通する連続体と言うべき効率性を備えている。書記体系の効率性と固有の回路には、書記体系のシンボル数、音声言語の音の構造、書記言語の規則性の程度、抽象化の程度、文字習得への運動スキルの関与度など、さまざまな要素が影響してくる。しかも、これらの要素は、読字初心者にとっての読字習得の難易度をも左右する。現に、音節文字である仮名は表語文字である漢字よりも速く読めるし、ギリシャ語やドイツ語などの規則性の高いアルファベットを学ぶ子どもたちは、英語のように規則性の乏しいアルファベットを覚えようとする子どもたちより早く、流暢さと効率性を身につけるのだ。

ベンジャミン・ウォーフやヴァルター・ベンヤミンをはじめとする哲学者たちは、言語の相違はそれぞれの読み手の考え方に特定の形で影響をおよぼすのではないか、という疑問を提起した。ここで取り上げているアルファベットに関する三つの主張は、ウォーフらの説に比べるとはるかに限定的であるものの、確認しておかなければならない相違点がある。ジョージタウン大学の神経科学者ギネヴェーレ・イーデンが述べているように、さまざまな書記体系は読字発達の過程でそれぞれ独特な脳の神経回路網を構築する。この神経回路の相違に限った狭い意味で言うなら、アルファベットが造り上げるのは〝より優れた〟脳ではなく、効率性が独特な発達を遂げたという点で、他の書記体系を読む脳とは異なる脳なのである。

もっと具体的に言うなら、ギリシャ・アルファベットの若い読み手たちは、シュメール語やエジプト語の若い読み手たちよりも早く、効率よく、〝独特な脳の神経回路網〟を発達させた。しかし、これは、発達の効率性が優れているのはアルファベット体系だけという意味ではない。たとえば、日本語や中国語のように、音節文字のほうが音声言語をうまく表記できるならば、習得に要する時間と必要とする皮質の場所の面で、音節文字はアルファベットに劣らず効率性に優れていると言える。アルファベットか音節文字かを問わず、シンボル数の減少によって得られた皮質の効率性と、それらのシンボルを習得する過程で得られた発達の効率性は、書字の歴史に大きな変遷をひとつ記したわけだ。それでは、皮質の効率性と発達の効率性がもたらしたものは速さだけかと考えてみると、アルファベットに関する第二の重要な主張に移ることになる。斬新な思考である。

第二の主張――斬新な思考を生み出すことにかけては、アルファベットに勝るものはない

古典学者エリック・ハヴロックと心理学者デイヴィッド・オルソンは、ギリシャ・アルファベットの効率性は実際の思考内容に未曽有の変革をもたらしたという、示唆に富んだ仮説を強く推している。アルファベットの効率性は、口承伝統の踏襲に必要な労力から人々を解放することにより、〝斬新な思考の案出を刺激した〟と言うのである。

ある口承文化に属する知識階級が、その文化の集合的な知識を保存する手立てとして個人の記憶とメタ認知ストラテジーしか持ち合わせていなかったとしたら、どうなっていたことか。こうした記憶やメタ認知ストラテジーは、印象的ではあるものの、犠牲も大きかった。時には微妙な言い回しで、時にはあからさまに、リズムと記憶と定型句とストラテジーに頼って表現しなければならないのだから、語れること、思い出せること、創出できることに制約があったのである。

アルファベットのみならず、他の書記体系も、そうした制約の大半を取り払うことによって、より多くの人々が思考し、書き留められるものの限界を広げた。しかし、これはギリシャ・アルファベットならではの功績なのだろうか、それとも、新しいレベルの思考をより多くの人々に広める書

字という行為そのものの本質なのだろうか？　ギリシャ人より千年ほどさかのぼるウガリットの書記体系を振り返ってみれば、アルファベット系の書記体系がひとつの文化においてなし得ることの好例を見いだすことができる。さらに、ハヴロックが研究対象としなかったアッカド文学までさかのぼると、アルファベットではないロゴシラバリーによって記録されたあふれんばかりの思考を目の当たりにできる（その一部は間違いなく口承伝統を下敷きにしている）。

この書字の歴史全体を客観的に検討してみると、人類の歴史において知的思考の発達を促したのは、最初のアルファベットでもなければ、改良を繰り返してきたアルファベットですらなく、書字そのものであることが見えてくる。二〇世紀のロシアの心理学者レフ・ヴィゴツキーが言ったように、語られた言葉と語られなかった思考を文字に置き換えるという行為が思考を解き放ち、その過程で思考自体を変化させるのだ。人類は、自分の思考をよりいっそう正確に伝えるために書記言語を用いることを学ぶなかで、抽象的な思考と斬新な発想を生み出す能力を伸ばしてきたのである。

他人の思考を読み、自分自身の思考を書くことを学ぶ子どもはみな、この書記言語と今まで想像すらしなかった新しい思考との循環的な関係を通して思考の芽を伸ばしていく。この生成的な関係が、バビロニア語の『厭世観に関する対話（Dialogues on Pessimism）』によるエジプトの来世に関する教育からプラトンの『対話篇』に至るまでの、書字の初期の歴史のそこかしこに見て取れるのだ。しかし、この書字の歴史を見る限り、ギリシャ・アルファベットが書字と思考の創造的相互関係を示す最もよい例のひとつであることは確かである。

したがって、認知の観点から言うなら、やはりアルファベットが斬新な思考の創出に単独で貢献したわけではなく、アルファベット体系と音節文字体系がもたらした効率性の向上が、より多くの人々に、それも読字初心者の場合はその発達の早い段階で、斬新な思考を可能にしたということになる。つまり、これは人間の知能の歴史における大変革だ。文字を読む若者たちの脳の民主化の幕開けである。ここまで広げて解釈するなら、これまでの歴史上で書字、芸術、哲学、演劇および科学が最も深みを増し、豊かに実った時期のひとつがギリシャ・アルファベットの伝播と時を同じくしたのも不思議ではない。

第三の主張——アルファベットは音声に対する意識を高め、読字の習得を促進する

ギリシャ・アルファベットは、人間の言語音声に関する高度な言語学的洞察を盛り込んだ点で、それまでの書記体系とは確かに大きく異なっていた。音声言語の音声の流れはすべて分析でき、個々の音に規則的に分割できるものであることを、古代ギリシャ人は発見したのである。これは、どの時代のどんな人間でも容易に見抜けたことではない。口承文化の最大の擁護者であるギリシャ人だからこそ、音声の基礎を成す構造と構成要素を見きわめるのに適任だったのだ。

ギリシャ人が行った音声の分析が素晴らしい快挙であったことを理解するには、アメリカの国防総省を見るだけで済む！　音声知覚の近代史は、きわめて困難な条件下での通信が不可欠だった第二次世界大戦中に、音声の構成要素の研究に全力を傾注したことに端を発する。この研究は、ベル研究所の科学者たちが、彼らの言うところの〝音声信号〟を分析し、最終的には人間の音声を合成できる機械を製作しようとしたのをきっかけに、極秘の軍事機密としてスタートした。交戦地帯の

砲撃にさらされている塹壕のなかで一人の将校が伝達事項を聞き取れるか否かが勝敗を分かつという状況では、そうした音声信号の情報が防衛にぜひとも必要だった。ベルの研究者たちは新たに開発したサウンドスペクトログラフという装置により、音声の主要な構成要素を視覚化して観察した。ここで言う構成要素とは、言語音声に含まれている音声周波数の分布、音声信号各部に要する時間、つまり持続時間、そして、特定の音声信号の振幅である。あらゆる言語のどの言語音にも、この三つの構成要素から成る声紋がある。

近代の研究者たちが人間の音声のさまざまな音響特性を〝目で見る〟ことができるようになるにつれて、音声の圧倒的な複雑さがいよいよはっきりしてきた。ほんの一例だが、音声科学者グレース・イェニ・コムシャンが行った研究では、英語を話す人々は、単語の始めや終わりに音響キュー（訳注：音声認知に必要な音響的きっかけ）を入れずに、毎分約一二五語〜一八〇語の速度で連続した単語を発すると確認されている（知らない外国語がどのように聞こえるか、しばし考えてみていただきたい。まるでちんぷんかんぷんな途切れない音の流れである）。何語を話すにせよ、音声単位をどう分割すればよいかは、その意味と文法上の役割、形態素の存在に加えて、リズム、強勢および抑揚によるキューによって知ることができる。しかし、こうした情報は、ひとつの単語の第一音（オンセット）がどこで終わり、第二音がどこで始まるかを知るには、ほとんど役に立たない。これは、すべての音が調音結合している――つまり、〝重なり合っている〟ためだ。ひとつの音素が次の音素と重なって発音されるため、次の音に影響をおよぼしてしまうのである。イェニ・コムシャンの言葉を借りれば、「音声知覚研究者にとって最大の課題のひとつは、個々の音を複合音声信号からどう分離（分割）し、適切に認識するかである」。

ギリシャのアルファベットの発明者たちは、まさしくこれをやってのけたのだ。まず、教科書の説明どおり、彼らはフェニキア語の各音素を系統的に分析し、これらの音とフェニキア文字を対応させた後、ギリシャ語の言語音声にも同じ分析を行った。次に、フェニキア語の書記素（訳注：音素を表す文字や記号）をリサイクルして基礎とし、最終的にはギリシャ語のほぼすべての音素にギリシャ文字をひとつずつあてはめた。こうして必然的に、母音を表す新しい文字を作り出すことになったのである。たとえば、ギリシャ語で母音〝a〟を表すアルファは、フェニキア語の〝雄牛〟を意味するアレフから生まれた。実に興味深い、言語学的に新しいアイデアも生まれた。ギリシャ語の書き手たちは、地元で話されている方言の言語学的特徴にしっくり合うように、一部のシンボルに変更を加えたのだ。ギリシャの都市によって幾分異なる文字が登場した理由はここにあると考えられる。ひとつの書記体系の文字を地域方言に合わせて変えるというのは、言語の実用主義と音韻に関する専門知識が打たせた独創的な一手であり、現代のアカデミー・フランセーズの会員でさえ、なかなか思いつくことではないだろう。あらゆる言語音声の信じがたいほどの複雑さを完全に理解していなければ、ギリシャ人たちのこの偉業を正しく評価することさえままならない。シュメール人が知られている限りで初の言語学者であり、サンスクリット語の学者たちが最初の文法学者であるとすれば、ギリシャ人たちは最初の音声学者と言って然るべきだ。

文字の読み方を習っているすべての子どもの生活においては、ギリシャ・アルファベットの発明者たちに舞い降りた素晴らしいひらめき――つまり、意識して行った音声の系統的分析――が、無意識のうちに起きている。幼いギリシャ語の生徒たちには、形態素と音素の対応に関するほぼ完璧な規則ができあがった、ほとんど完全なアルファベットが与えられた。そのおかげで、ギリシャ語の生徒たちはシュメール語やアッカド語、エジプト語の初心者よりもはるかに早く、流暢なリテラシーを獲得できたのである。本書の意図するところからは外れているが、古代ギリシャ語の読み手たちがこのように早い段階でリテラシーを発達させ得たことが思考の拡大につながり、それが古典ギリシャ語時代の先導者にプラスに働いたのだろうかという疑問が生じてくる。

まだ答えが出ていないこの疑問に照らしてみて、何とも皮肉なのは、ギリシャ人たちがギリシャ・アルファベットの教育を数世紀にわたってためらい続けたことだ。この画期的な書記体系が案出された直後にギリシャで見られた最大の反応は、四〇〇年におよぶ衝撃感であった。エジプト人やアッカド人とはまったく対照的に、知識階級のギリシャ人たちは高度な発達を遂げた口承文化のほうが文字文化より優れていると考えたからである。

歴史が描き出しているソクラテスの人物像は、実に雄弁な口承文化擁護者にして、実に精力的な文字文化否定者だ。ギリシャ・アルファベットの発明に対するギリシャ人のあいまいな態度を頭から否定してしまう前に、世界で最も優れた思想家で斬新な思考の創出者の一人が、ギリシャ・アルファベットの使用を公然と非難した理由を考えてみる必要がある。そこで、ギリシャで口承文化と書記言語の使用とのあいだに繰り広げられた見えざる戦いに話を移そう。プラトンが丁寧に記録した、ソクラテスの意外なリテラシー反対論を読むと、現代の私たちもソクラテスの言葉を傾聴すべきと思われる、きわめて重大な理由が見えてくる。

ソクラテスはなぜ書き言葉の普及を非難したのか？

ソクラテス自身はただの一語も書き残さなかった。プラトンの『パイドロス』に記されている、ソクラテスが挙げたとする理由を信じるならば、書物は積極的かつ批判的に理解する作業を省いて、〝知恵があるという誤った思い上がり〟を抱いた弟子を作り出してしまうとソクラテスは考えていたからだ。

――マーサ・ヌスバウム

アリストテレスによってギリシャ世界は口授から読書の習慣へと移行したといっても過言ではない。

――サー・フレデリック・ケンヨン

暮らしも身なりも質素で、自らを、高貴だがのろまな馬、つまりギリシャの背にたかって刺しまくる〝うっとうしいアブ〟にたとえた。ぎょろりとした出目で、額は盛り上がり、ギリシャ人にしては珍しいほど容貌の美に恵まれていなかったが、弟子たちに囲まれて中庭に立ち、抽象美や知識、〝吟味しつつ生きること〟の計り知れない大切さについて熱心な対話を交わした。アテナイの若者たちに生涯を真実の追究に捧げよと熱心に説く姿には、並々ならぬ迫力があった。これが、私たちがソクラテスとして知っている人物——哲学者にして教師であり、アテナイの市民である。

初期の文字を読む脳の歴史を書いていた私は、二〇〇〇年以上も前にソクラテスがリテラシーについて提起した疑問が、二一世紀初頭の数々の問題を指し示していることに気付いて愕然とした。口承文化から文字文化への移行と、それが特に若者たちにもたらす危険についてソクラテスが危惧したことが、デジタルの世界に没頭している現代の子どもたちに対して私が懸念していることとぴったり重なるとわかったからである。私たちは古代ギリシャ人と同じように、非常に重大な移行に踏み切った。ただし、文字文化から、よりデジタルで視覚的な文化への移行である。

ソクラテスとプラトンが教えを説いていた紀元前五世紀と四世紀を、私は窓と考えている。この窓を通して見れば、ひとつの支配的なコミュニケーション手段から別のコミュニケーション手段へと先が見えないままに移行しつつある他の文化を（しかし、現代文化に劣らず注目に値する文化を）、現代文化の観点から観察することができる。二一世紀の音声言語と書記言語の有り様を検討するうえで〝アブ〟とその弟子たちほど助けになってくれる思想家はほとんどいまい。ソクラテスは書記言語の野放し状態の普及を激しく非難した。プラトンは、態度を決めかねていたものの、その書記言語を使って、最も重要と思う口頭で語られた会話を文字による歴史に記録した。そして、当時若者であったアリストテレスは、すでに〝読書の習慣〟にはまりこんでいた。この三人の人物は世界一有名な学究の指導者一門のひとつである。ソクラテスはプラトンの良き師であり、プラトンはアリストテレスの良き師であったからだ。あまり知られていないが、ソクラテス自身の生い立ちに関するプラトンの記述が事実であれば、ソクラテスは、マンネンティア出身の女性哲学者で、弟子たちを対話法によって指導していたディオティマの弟子であった。

プラトンの筆によって永遠の命を得たソクラテスと弟子たちとの対話は、全アテナイ市民が人間としての自分自身の成長のためになすべきことのモデルとなった。これらの対話のなかで、弟子たちはみな、吟味した言葉と分析に基づく思考のみが真の徳につながる道であり、真の徳のみが社会を正義へ、一人一人の人間を神へと導きうるものであることを学んだ。言い換えるなら、徳は、個人と社会のいずれのレベルでも、これまでに得た知識の徹底した吟味とその最も優れた原理の内面化によって左右されるものであったのだ。

この徹底した学習方法は、ホメーロスの叙事詩のように、個人個人が与えられた知恵を丸ごと受け入れるという、それまでのギリシャで大勢を占めていた伝統とはまったく異なっていた。ソクラテスは弟子たちに、音声言語によって伝えられた言葉と概念に疑問を抱けば、その根底に潜んでいる思い込みや仮定が見えてくると教えた。ソクラテスは、ホメーロスの一節から政治問題、たったひとつの単語に至るまで、あらゆるものに対して、その元になっている思考の核心が明らかになるまで問いかけを続けることを要求した。目標は常に、その思考が社会の最も深遠な価値観をどこまで反映しているか、あるいは反映できていないかを理解することにあり、対話のなかでの弟子との問答は指導の媒体であった。

ソクラテスは、その教育により若者を堕落させたかどで裁判にかけられた。アテナイの五〇〇人の市民が、彼の罪は死刑に値すると断じた。なかには、彼が神を信じていないと非難する者もいた。ソクラテスにとっては、そうした主張は、国家にとって危険とみなされる交友の故に彼を罰し、広く認められている知恵に関して疑問を抱くのを抑止しようとする政治的画策の隠れ蓑に思われた。彼は毒をあおって死ぬ道を選んだが、それは、突き詰めて言えば、〝全知を傾けて〟自らの言動と思考を吟味するということを、生涯をかけて示した態度に比べれば取るに足らない。彼の説教は、幾世紀もの時を超えて、私たちの耳にも大きくこだましている。ここで、裁判の時にソクラテスが行った有名な弁明演説の一節を紹介しよう。

徳や、私が語っているのを諸君が耳にしたその他のことがらについて、自身と他の人々について吟味しつつ日々議論を重ねることが人間にとっては最大の善なのだと言っても、また吟味のない生活は人間にとって生きるに値しない生活なのだと言っても、諸君はなおさら私の言葉を信じはすまい。しかし、諸君、受け入れがたくとも、私の言うとおり、それが当然のことなのだ。

書記言語についての吟味では、ソクラテスはたいていの人が意外に思うような見解をとった。書き言葉は社会に深刻な危険をもたらすものと、彼は強烈に感じていたのである。ソクラテスが抱いていた三つの懸念は拍子抜けするほど単純に思えるが、実はそうではない。しかも、私たち自身が遂げようとしている新しい情報入手手段への知的移行を吟味しようとするにあたっては、全力を尽くして、ソクラテスが書記言語に反対した理由の核心に迫る価値がある。第一に、ソクラテスは、話し言葉と書き言葉が個人の知的生活において演じる役割はまったく異なると断定した。第二に、書記言語が記憶と知識の内面化とに課する新たな、しかも音声言語よりはるかに甘い要求は、悲惨な結末をもたらすものだと考えた。そして、第三に、音声言語が社会における倫理性と徳の発達に担う独特の役割を熱烈に支持したのだ。いずれの主張においても、ソクラテスは書き言葉を話し言葉に劣るものと判断している。その理由は現在もなお、大いに教訓とすべきものである。

第一の反対理由——書き言葉は柔軟性に欠ける

言葉の道、言葉を知り、愛おしむ道は、物事の本質、知ることの本質へとつながる道だ。

——ジョン・ダン

映画『ペーパーチェイス』に登場するハーバード大学の法学部教授チャールズ・キングスフィールドは日課にしている尋問で、若い学生たちを恐慌に陥れている。学生たちが口にしたことは、すべて判例を挙げて正当性を示すように要求するからだ。最初の教室のシーンで、キングスフィールドはこう宣言する。「授業にはソクラテス式問答法を使う……回答、質問、回答。私の質問を通して、諸君は独学する術を学ぶ……時には、わかったと思うことがあるかもしれないが、断言しよう。それは妄想だ。私のクラスでは、常に別の質問が待っている。諸君が受けるのは脳外科手術だ。私はちょっとした質問で、諸君の脳を調べているのだよ」。

キングスフィールドは架空の人物ながら、現代版のソクラテス式問答法と十分に機能する文字を読む脳の権化である。現在、多くの教壇に立っている教師や教授も、この実証の役割を引き継いでいて、あらゆる会話の仮定と知的基盤の分析に学生たちを取り組ませている。こうした教室の情景は、かつてアテナイのあちこちの中庭で行われていた批判的な探究の再現だ。キングスフィールド教授は学生たちに、判例に関する知識を要求している。法を理解していることが、社会正義の維持に役立つと考えているからだ。ソクラテスは弟子たちに、言葉、物事および思考の本質を知ることを求めた。そうすれば徳を得ることができるからであり、その徳こそが〝神の友と呼ばれる〟ようになるための条件だったからだ。

ソクラテス式問答法の根底には、言葉に対する独特の考え方がある。指導すれば、真実と善と徳の探究に結びつけることができる、あふれんばかりの命あるもの、それが言葉なのだ。ソクラテスは、書き留められた言葉の〝死んだ会話〟とは違って、話し言葉、つまり〝生きている言葉〟は、意味、音、旋律、強勢、抑揚およびリズムに満ちた、吟味と対話によって一枚ずつ皮をはぐように明らかにしていくことのできる動的実体であると考えた。それに反して、書き留められた言葉は反論を許さない。書かれた文章の柔軟性に欠ける沈黙は、ソクラテスが教育の核心と考えていた対話のプロセスを死すべき運命へと追いやったのである。

ソクラテスが唱えた人間としての発達の追求における〝生きている言葉〟の重要性と対話の価値を、レフ・ヴィゴツキーほどすんなりと受け止めた学者はまずいないだろう。ヴィゴツキーは代表的著作『思考と言語』のなかで、言葉と思考、教師と生徒との実に生成的な関係について記述している。ソクラテス同様、ヴィゴツキーも、どんどん深まっていく子どもの言葉と概念の関係の発達には、社会的相互作用がきわめて重要な役割を担うと考えたのだ。

しかし、ヴィゴツキーと現代の言語学者たちは結局、ソクラテスの書記言語に対する視野の狭さの故に、彼と袂を分かっている。ヴィゴツキーは短い生涯のあいだに、自分の思考を書くというプロセスそのものが思考の洗練と新たな思考法の発見につながることに気付いたのだ。この意味で、書字のプロセスは、実際には、ソクラテスがパイドロスに説明した対話を一人の人間の内面において再現できるものと言える。言い換えるなら、より正確な書き言葉で考えを記録しようとする書き手の努力のなかには内的対話が含まれているということだ。自分の思考を明確に表現しようと苦労したことがある者はみな、書くという純粋な努力によって自分の考えが形を変えていくことを、経験から知っている。書字がまだ、あまりに未熟だったため、ソクラテスは書記言語が持つこの対話能力を一度も経験できずに終わってしまった。ほんの一世代後に生まれていたら、ソクラテスももっと寛大な見方をしていたかもしれない。

数百世代を経た今、二一世紀のコミュニケーションにおけるインタラクティブな次元の対話能力を見たら、ソクラテスは何と言うだろう。私たちは言葉の〝反論〟する能力をさまざまな形で手にしている。子どもたちは携帯電話でメールを交わす。大人はeメールをやりとりする。おまけに、機械がしゃべり、読み、翻訳までしてくれるのだ。こうした能力が、思考の真の批判的な吟味を十分反映する形で発達を続けているのか否かは、ソクラテスにとっても私たちにとっても、本質的な問題となりそうだ。

ソクラテスがもっと微妙な問題として懸念していたのは、書かれた文章が真実と誤解される可能性である。書かれた文章は〝あたかも知的であるように〟見えるため、物事の真実により近いように思えるので、言葉が人々を欺いて、理解し始めたに過ぎない物事を理解したかのごとき浅はかな錯覚に陥らせてしまうのではないかと、ソクラテスは恐れたのだ。それは空虚な傲慢さにつながるだけで、何の進歩もなければ、何の役にも立たないというわけだ。この心配事に関しては、ソクラテスとキングスフィールド教授は、子どもたちがコンピュータの画面に何時間も貼り付いて、あらゆる種類の情報を吸収しはしているものの、理解しているとは限らない様子を目の当たりにしている現代の幾多の教師や親たちと、同病相憐れむ仲にある。このような不完全な学習は、真の知識と知恵と徳が唯一の価値ある教育目標だと考えていたソクラテスにとっては、言語道断であろう。

第二の反対理由——記憶を破壊する

> 現代のグァテマラでは、よそ者は物事を覚えるためではなく、覚えないために書き留めることに、マヤの人々は気付いている。
>
> ——ニコラス・オストラー

文字を学んだら、学んだ者の心に忘れっぽさが植え付けられよう。書かれたものに頼って記憶力を使うことをやめ、内なる記憶に刻んだものからではなく、外の自分以外のものに刻みつけられた印によって思い出そうとするようになるからだ。あなたが発見したのは記憶の秘訣ではなく、想起の秘訣なのだ。

――パイドロス

ソクラテスが教育と哲学上の用途、真実を描き出す能力、思考と徳を洗練させる能力に見た、話し言葉と書き言葉の歴然とした相違は、リテラシーが記憶と個人の知識の内面化にもたらすだろうと懸念した変化に比べれば、ましと言えた。ソクラテスは、リテラシーが個人の記憶への負担を軽減することによって文化的記憶を大幅に増加させうるものであることは十分承知していたが、そうした記憶の取引がもたらす結果を望まなかったのである。

教育を受けた若いギリシャ人たちは、口承された膨大な量の教材を暗記し、吟味することによって、社会の現存している文化的記憶をとどめるとともに、個人的知識と社会的知識を高めていった。ソクラテスが、彼の裁判を行った裁判官たちとは違って、このシステムをそっくりそのまま尊重したのは、文化の保存に対する配慮からというより、むしろ、個人的知識の基盤を形成するにふさわしい厳密さを期待できるのは暗記するという非常な努力を要するプロセスのみであり、そうして形成した知識基盤は教師との対話のなかで磨いていくことができるという信念を抱いていたからだ。

こうした言語と記憶と知識をつなぎ合わせた幅広い視点から、書記言語は記憶の〝秘訣〟ではなく、記憶の破壊をもたらしうるものと、ソクラテスは結論した。文化的記憶を保存するうえで書字のほうが有利であることに議論の余地はないとわかっていても、それ以上に、個人の記憶力と、それが知識の吟味と具現化に担う役割とを保つことが重要だったのだ。

たいていの人々は暗記を、幼稚園から大学院までの教育の一環であって、当たり前のことと思いこんでいる。しかし、ギリシャ人は言うまでもないが、自分の祖父母と比較しても、私たちは文章をきちんと暗記するよう要求される機会をほとんど持たない。私は年に一度、受け持っている大学生たちに、〝そらで言える〟詩がいくつあるか、尋ねることにしている。〝そらで言える〟というのも、不思議に心に響くが、時代遅れになってしまった言い回しだ。一〇年前の学生たちは五つから十は知っていたものだが、最近の学生が暗記している詩はひとつから三つというところである。この些細な例だけでも、ソクラテスの時代に乗り遅れたように思える選択のことを、改めてあれこれと考えてしまう。これは、いよいよ暗記することが少なくなるこれからの世代にとって、何を意味するのだろう？　そらで言える詩の数がさらに減るか、それとも、九九さえ満足に言えなくなるのだろうか？　停電したり、コンピュータが故障したり、ロケットのシステムが誤動作したりしたら、こうした子どもたちはどうなってしまうのか？　現代の子どもたちと古代ギリシャの子どもたちの言語と長期記憶を結ぶ脳の経路にはどのような違いがあるのだろう？

私の子どもたちの八六歳になるユダヤ系の祖母、ロッテ・ノームなら絶対、これからの世代に面食らうはずだ。孫たちが際限なく喜ぶものだから、機会さえあれば、その場にぴったりのリルケの三行詩やゲーテの一節、ちょっと品のないリメリック（訳注：滑稽な五行詩）を暗唱して聞かせるのだ。いつだったか、ねたみ心が爆発して、どうやってそんなにたくさんの詩やジョークを覚えられたのと、ロッテに尋ねたことがある。彼女の答えは単純なものだった。「いつか強制収容所に入れられても、誰にも取り上げられないものが何か欲しいとずっと思っていたのよ」。ロッテの話が出たところで一息ついて、記憶力は私たちの人生にいかなる場所を占めているか、この資質が世代を重ねるごとに衰えていくことは最終的には何を意味するかを考えてみよう。

この個人の記憶力の喪失に対するソクラテスの反応を鮮明に示す例がある。パイドロスがリュシアスの演説を暗唱しようとして、おそらく世界初のカンニング・ペーパーを覗いている現場をソクラテスがつかまえた時の話だ。パイドロスは万一忘れた時のためにと、演説を書き留めて、チュニックの内側に隠し持っていた。弟子の挙動に不審を抱いたソクラテスは、書き言葉の性質と、それが教育には情けないほど役立たないものであることを、痛烈に罵倒し始めた。文字を書くことを、実物そっくりに見えるだけの美しい絵画になぞらえて、こう言ったのである。「しかし、絵に問いかけても、絵は堂々と沈黙を続けるばかりだ。書かれた文字も同じこと。知性を持つがごとく、君に語りかけているように見えるかもしれないが、教えを受けたいと思って、文字が語っていることについて問いかけても、同じことを何度でも永遠に繰り返すだけだ」。

パイドロスには同情するしかないが、ソクラテスの怒りの矛先が向けられたのは彼だけではない。『プロタゴラス』では、「パピルスの巻物のように」物事を考え、「君の問いかけに答えるどころか、自分に問いかけることもできない」人々を情け容赦なくこき下ろしている。

第三の反対理由——知識を使いこなす能力を失わせる

突き詰めて言うなら、ソクラテスは読字を恐れていたわけではない。彼が恐れたのは、過剰な知識とそれが必然的にもたらす結果――表面的な理解しかできないことである。正しい教育を受けていない者が文字を読むのは、知識を使いこなす能力をいつの間にか、取り返しの付かない形で失ってしまうことにほかならないからだ。ソクラテスの言葉を借りよう。「物事をひとたび書き留めてしまうと、書かれた文章は、いかなるものであろうと、至るところに漂い出して、それを理解できる者だけでなく、関わりのない者の手にまで渡ってしまう。文章には、それを読むにふさわしい者とふさわしくない者をどうやって見分ければよいか、知る由もないからだ。しかも、誤用されたり、悪用されたりしたら、文章自体には防御する術も自力で切り抜ける術もないのだから、必ず、その生みの親が救いの手を差し伸べることになる」。

ソクラテスのいつもながらのユーモアとスパイスの効いた皮肉の裏には、教師や社会の指導を受けずに得たリテラシーが知識への危険なアクセスを許してしまうことへの深い懸念が隠されている。読字はソクラテスに、新バージョンのパンドラの箱を与えた。書記言語がパンドラの箱から飛び去ってしまったら、何を書こうと、誰がそれを読もうと、読み手がどう解釈しようと、おかまいなしになってしまうのだ。

知識へのアクセスに関する疑問は、知恵の木の実からGoogleに至るまで、人間の歴史に絶えずついて回っている。コンピュータを使えば誰でも、事実上、いつでも、どこでも、何でも〝教師不在〟の画面であっという間に学べるようになった今、ソクラテスの懸念は著しく増幅された。この即時性と無限に思われる情報とバーチャル・リアリティという三種の神器は、ソクラテスとプラトンとアリストテレスが重んじた類の知識と徳にとって、これまでで最大の脅威となるのだろうか?

現代の好奇心は、止めどなくキーボードを叩き続けてコンピュータの画面に表示させる、ややもすれば浅薄な情報によって十分満たされるのか、それとも、より深く知りたいという知識欲につながるのだろうか？　継続的な注意力の断片化と多重課題《マルチタスク》（訳注：同時に複数の作業をすること）を特徴とする現代の学習に、言葉、思考、真実および徳の掘り下げた吟味は広く根付くだろうか？　高画質の動画でたくさんのことが学べるようになっても、言葉や物事や概念の本質は重要であり続けるのか？　自分を取り巻く世界のますますリアルになる画像に見慣れた子どもたちの想像力は乏しくなるのか？　写真や映画、ビデオ、リアリティTV（訳注：アメリカのケーブルテレビ、衛星放送向けのチャンネル）で視覚的に描き出されるものをいつも目の当たりにしていたら、それの真実ないし現実を理解していると思いこむ可能性は増大するのだろうか？　ソクラテスが映画版の『ソクラテスの対話』や、Wikipedia に投稿された自分の記事、YouTube のスクリーン・クリップを知ったら、どんな顔をすることだろう？

私の二人の息子がインターネットで宿題を片付け、「全部わかったよ」と言うのを聞くにつけ、私たちの文化における情報収集合戦を予言したソクラテスの言葉が耳について離れない。息子たちを見ていると、はるか昔に不毛に終わったソクラテスの戦いとの共通項が見えてきて、不安になる。二五〇〇年前、次世代の者たちは何をどう、どこまで深く学ぶのかとソクラテスが懸念したほどに、私たちは言語を使いこなす能力を失いつつあるように思えてならないのだ。もっとも、プラトンが書き残したソクラテスの反論をはじめとして、多大な進歩があったことも、同じように確かではある。

最後の分析で、ソクラテスはリテラシーの普及を阻もうとする戦いに敗れた。その理由はふたつ、彼が書記言語の能力が完全に開花した姿を見られなかったことと、これらの新しい形のコミュニケーションと知識が登場する前の状態には戻れなかったことだ。私たちがどんどん高度化するテクノロジーを使わないではいられないように、ソクラテスももはや、読字の普及を食い止める手立てを持たなかった。人類共通のさがである知識追求の故に、なるべくしてそうなったのである。しかし、脳とその読字との動的関係に取り組むからには、ソクラテスの主張を考慮することに大きな意味がある。プラトンは気付いていたが、ソクラテスの真の敵はけっして、文字を書き留めることではなかった。むしろ、ソクラテスは、私たちが言語の多様な能力を吟味せず、〝持てる知力を尽くして〟使いこなそうとしていないことに対して戦いを挑んだのだ。

この戦いでは、ソクラテスは当時でさえ、孤独ではなかった。世界には同志がいた。紀元前五世紀のインドでは、知能と精神の成長につながる本当の媒体として音声言語を重視していたサンスクリット語の学者たちが、やはり書記言語を非難している。彼らは、自分たちのライフワークである言語分析を省いてしまいかねない文書に依存することに疑念を抱き、糾弾したのである。

次の章では、〝最年少の人類〟における言語と読字の発達に話を移す。ソクラテスの懸念が現代を生きる私たちの内にあるギリシャ悲劇のコロス（訳注：コーラスの語源となったギリシャ演劇に登場する合唱隊で、観客、民衆などの役割も担って、劇の進行に重要な役割を果たした）に届き、幼い子どもたちの言葉の生活と知識および徳の追求が、この新しい世代にとって、また、その先の世代にとって、どうすれば生きたものになるか吟味する気にさせてくれるとよいのだが。

Part II
脳は成長につれてどのように読み方を学ぶか？

人間が自然の賜物として手に入れたのではなく、自分の精神の力をもって生み出した数々の世界のなかで、最も偉大なのは書物の世界だ。子どもはみな、生まれて初めての文字を石板に落書きし、生まれて初めて文字を読もうとする。そしてその時、人間が造り出した最も複雑な世界に足を踏み入れるのだ。この世界の法や規則を余すところなく知り、それらを完璧に順守するために。しかし、それを実現できるほど長い人生を全うできる人間は一人としていない。言葉がなければ、文字がなければ、そして書物がなければ、歴史は存在していないし、人間性という概念も生まれ得なかったことだろう。

——ヘルマン・ヘッセ

第4章 ■ 読字の発達の始まり――それとも、始まらない？

小児期を分ける二つのシナリオ

この世に初めて生まれた赤ん坊が初めて笑った時、笑い声が粉々に砕け散って、かけらのひとつひとつが妖精になった。それが妖精の始まりだよ。

――J・M・バリー

すべての子どもは二歳から、短期間だが、言語の天才になるようだ。やがて、五歳か六歳を境に、この才能は色あせ始める。八歳になると、この言葉の創造力はみじんも痕跡をとどめていない。その必要がなくなったからだ。

――コルネイ・チュコフスキー

こんな場面を想像していただきたい。幼い子どもが一人、大好きな大人のひざに抱かれて、よどみなく流れる言葉に一心に聞き入っている。今まで想像したこともない、遠い地に住む妖精やドラゴン、巨人のお話だ。子どもの脳は、思うよりはるかに早い時期から文字を読む準備を始め、幼児期に得た素材、つまり、あらゆる知覚、概念および単語をほとんど余すところなく活用する。そのために、脳の汎用読字システムを構成することになる重要な構造物すべての使い方を学ぶわけだが、その途中で、人類が二〇〇〇年を超える歴史のなかでひらめきを得るたびに獲得してきた書記言語に対する洞察をいくつも取り込んでいく。すべては、愛する人の居心地のよいひざの上、腕のなかで始まるのだ。

数十年来の研究により、子どもが親や好きな人の朗読を聞いて過ごした時間の長さは、数年後の読字レベルを予測するよい判断材料になると確認されている。なぜか？　上に挙げた場面を、もう少し突っ込んで考えてみよう。年端もいかない子どもが大人のひざに載って、色とりどりの絵を眺め、昔話や新しい物語に耳を傾けながら、ページに記されている線は文字であり、文字は単語を作り、単語は物語を作り、物語は何度でも繰り返し読めるものであることを学んでいる。この幼い頃の場面に、子どもの読字の発達に不可欠な前段階の大半が含まれている。

子どもがどのようにして初めて読み方を学ぶかと言えば、魔法や妖精の物語を通して学ぶか、あるいは、チャンスを逃して、失わなくてもよいものを失うかのどちらかに分かれる。この二つのシナリオが物語るのは、二通りのまったく異なる小児期だ。ひとつは、読み方を学ぶならこうあって欲しいと言えるほどの小児期、もうひとつは、お話を聞く機会も文字を習う機会もほとんどなく、文字を読めるようになる以前に、ほかの子どもたちにどんどん後れをとっていく小児期である。

第一のシナリオ——早期リテラシーの大切さ

早産児のケアで強調されるのが、その発育におけるスキンシップの重要性だが、読字の理想的な発達にも同様の原則があてはまる。幼児は世話をしてくれる人のひざに座れるようになるとすぐ、読み聞かせるという行為を愛されているという実感と結びつけることを覚えるからだ。映画『スリー・メン・アンド・ベイビー』の滑稽だがほほえましいシーンでは、トム・セレックが預かった赤ん坊にドッグレースの結果を読んで聞かせる。周りの者たちには赤ん坊を堕落させる気かとどやしつけられるのだが、これは狙いとしては正しい。生後八か月の赤ん坊に競馬の結果や株価、ドストエフスキーを読んでやってもいっこうに差し支えない。ただし、挿絵入りならもっとよいのだが。

マーガレット・ワイズ・ブラウンの『おやすみなさい、おつきさま』が数百万の子どもたちの心をとらえ、この絵本を読んでと夜ごと親にねだらせているのはなぜだろう？　部屋のなかにあるなじみ深い品々——ナイトランプやミトン、離乳食のボウル、ロッキングチェアなど、子どもの世界に付き物の品々の絵が載っているから？　すべてのページのあちこちに隠れている小さなネズミを見つけることを覚えて、発見の喜びを知ったから？　それとも、絵本が最後のページに近づくにつれて、読み手の声がどんどん優しくなってくるような気がするからだろうか？　理由はこのほかにもたくさんあるが、いずれも、一部の研究者がエマージェント・リテラシー（emergent literacy）または早期リテラシーと呼んでいる、長期にわたるプロセスの理想的な発端となる。書記言語を耳で聞くことと愛されていると感じることの結びつきは、この長いプロセスのかけがえのない基盤だ。いかなる認知科学者だろうと教育研究者だろうと、これに勝るものを考案することはできまい。

名前の気付きと認知システムの大きな変化

こうしたプロセスの次のステップは、絵に対する理解力の向上である。子どもが視覚イメージを認識できるようになると、本の二、三冊はすぐにボロボロになる。この発達の基礎となるのは、生後六か月までに完全に機能するようになる視覚システムと、成熟までにはまだ長い道のりを残している注意システム、そして、日々飛躍的な進歩を続ける概念システムだ。一か月、一か月と、注意力が高まるにつれて、なじみ深い視覚イメージに関する知識や、新しい視覚イメージに対する好奇心も育っていく。

知覚力と注意力が高まってくると、子どもたちは読字の最も重要な前段階、初期言語の発達の段階に入る。それと同時に、ポニーや犬のようなものには名前があるという、きわめて重要な洞察を得る。それは、すべての子どもたちが日常生活のなかで経験することだ。ヘレン・ケラーが初めて水に名前があると認識した時に経験したに違いないこと――彼女の場合は触覚による経験だが――に似た経験である。名前、それは、彼女が手話によってあらゆる人々に伝えることのできるラベル（名称）であった。リグ・ヴェーダを記した古代の著者らはそれを次のように評した――「賢者は名前を与えることを定めた。言語の最初の原理である」。

この世のあらゆるものには名前があると幼児が〝理解〟していないことを実感するために、自分の目に周囲の世界がどう映っているか、いったん忘れてみるというのは、大人にとっては難しいものだ。子どもたちは、薄紙を剥がすようにして、自分の世界の目に付くものをラベリング（訳注：言語化。事物を同定するためにラベルを付ける行為）することを学び始める。最初にラベルを付けるのは、たいてい、自分の世話をしてくれる人々である。しかし、すべてのものにそれぞれ決まった名前があると気付くのは、普通は生後一八か月頃だ。これはあまり知られていないが、生まれてから二年のあいだに起こる、嬉しい発見のひとつである。この洞察が特殊なものである理由は、二つ以上のシステムを接続して何か新しいものを作り出すという、脳の能力にある。子どもが突然のひらめきを得ることができるのは、幼い脳が複数のシステム、つまり視覚システム、認知システムおよび言語システムからの情報を接続、統合する能力を備えているからだ。ジーン・バーコ・グリーソンをはじめとする現代の児童言語学者たちが力説しているところによると、子どもが、好きな人であれ、子猫であれ〝ババール〟（訳注：フランスの絵本作家ジャン・ド・ブリュノフの絵本『ゾウのババール』の主人公である架空のゾウ）であれ、それを何と呼べばよいか学ぶたびに、認知に大きな変化が起きる。それもまた、発達しつつある音声言語システムを、やはり発達過程にある概念システムと接続するきっかけになるのだそうだ。

子どもが名前の存在に気付くとともに、本の内容がそれまでより大きな役割を担い始める。子どもたちはもう、読んで欲しいものを自分で選択できるからである。ここに重要な発達のダイナミクスが存在する。子どもたちは話しかけられる機会が多いほど、音声言語を良く理解するようになる。こう読み聞かせてもらう機会が多いほど、自分を取り巻く世界の言語すべてがわかりやすくなる。

して語彙を増やしていくのである。

幼児期を最も豊かな言語発達期のひとつにしているのが、この音声言語と認知と書記言語の結びつきだ。ハーバード大学の認知科学者スーザン・ケアリーは、子どもたちが新しい単語をどのようにして習得するのか研究しており、この習得の仕方をユーモアたっぷりにザップ・マッピング（zap mapping）と呼んでいる。彼女の研究によれば、二歳〜五歳までの子どもたちはたいてい、新しい単語を一日平均二語〜四語覚えるので、この幼児期の数年で覚える単語数は数千語にのぼるという。これが、ロシア人学者コルネイ・チュコフスキーが言うところの〝言語の才能〟の素材となるわけだ。

言語の才能を育むのは音声言語のさまざまな要素であり、やがて、それらがすべて組み合わさって、書記言語の発達につながる。ここで言うさまざまな要素のひとつ、音韻の発達は、単語は音によって構成されている――たとえば、〝cat〟という単語には三つの異なる音（/k/-/a/-/t/）がある――という鋭い洞察を得るための下地になる。語意味（言葉の意味）の発達、つまり語彙の増加は、言葉の意味を理解する力をどんどん向上させて、言語の成長を全面的に促す。言語の文法的な関係の習得と活用を向上させる統語（訳注：単語を組み合わせて句や文節、文を構成する時の単語の配列や関係）の発達は、書物に用いられている言語の次第に複雑になる文を理解するための下準備である。たとえば、統語が発達すれば、言葉の順序が意味に影響をおよぼすと理解できるようになる。〝猫がネズミに噛みついた〟という文は、〝ネズミが猫に噛みついた〟という文とは意味が違うとわかるようになるのだ。語形の発達は、子どもが意味を持つ最小単位（たとえば、〝cats〟の〝s〟は複数を意味し、〝walked〟の〝ed〟は過去形を意味する）を習得して使いこなすようになることであり、これは単語の種類と、それらの単語が文や物語のなかでは文法的にどう用いられているかを理解するのに役立つ。最後に挙げられるのが語用の発達だ。つまり、自然な文脈のなかでの言語の社会・文化的〝規則〟を汲み取って使いこなす能力だが、これは書物に出てくる数え切れないほどの状況で単語をどう使用すればよいか理解する基盤となる。

こうした音声言語の発達のさまざまな側面はいずれも、子どもが伸ばしつつある、単語と話し言葉や文章におけるその幾通りもの使い方に対する理解力に、不可欠な貢献を果たす。

物語は他人を理解する能力を養う

しかし、こうした言語力はどれも、他と無関係に発達するわけではない。すべては、発達の途上にある脳の根本的な変化と、概念的知識の成長、そして、一人一人の子どもによって異なる情動と他人に対する理解の発達に根差している。これらの要素がみな育まれるか、なおざりにされるかは、子どもの環境次第だ。この考え方を実感としてとらえていただくため、まず、〝言語の天才〟と呼ぶにふさわしい三歳半の女の子を、いつもお話を読んでくれる人物のひざに座らせてみよう。この子どもは、特定の絵が決まった物語と結びついていて、物語は言葉と結びついている感情、つまり、幸福感から恐怖、悲しみに至るまでの幅広い感情を伝えるものであると、すでに理解している。物語や本を通して、彼女はあらゆる感情を学び始めているのだ。物語と本は、彼女がそうした感情を自分自身で試してみるための安全な場所となる。だとすれば、彼女の発達にも大いに役立っているはずである。ここで作用するのは、情動の発達と読字の相互関係だ。幼い子どもたちは読むという行為に触れることによって新しい感情を体験することを学ぶ。それがひいては、より複雑な情動を理解するための心構えを与えてくれるわけだ。

この小児期に、人間が学ぶことのできる最も重要な社会的スキル、情動的スキルおよび認知スキルのひとつに数えられる、他人の考え方を受け入れる能力の基盤が形成される。他人の気持ちを理解するのは、三歳～五歳の子どもにとっては容易なことではない。二〇世紀の最も有名な児童心理学者ジャン・ピアジェは、この年頃の子どもを、知的発達のレベルの故に世界は自分を中心に回っているとしか考えられないという意味で、自己中心的と評した。他者の気持ちを理解できない理由は、徳性ではなく、他者の考えを思いやる能力の発達に時間がかかることにあるというのである。

アーノルド・ローベルのシリーズ絵本『カエルくんとガマくん』に、例がひとつある。このうちの一話では、カエルくんが重い病気にかかったため、ガマくんはひたすら共感に突き動かされて、一も二もなく助けに駆けつける。ガマくんが毎日食事の世話し、看病を続けたおかげで、カエルくんはようやくベッドから起き上がり、また一緒に遊べるようになるというお話だ。この短い物語は、他人の気持ちを理解するとはどういうことか、また、この思いやりの心がどのようにして助け合いの基盤になるかを示す、地味だが素晴らしいモデルと言える。

共感に関して同様の洞察を与えてくれる、別の動物、カバを主人公にした本もある。ジェームズ・マーシャルの有名なシリーズ絵本『ジョージとマーサ』だ。この本に登場する、愛嬌のある二頭のカバは親友同士だ。どの話でも、この二頭が、思いやりのあるよい友だちとはどういう存在か、教えてくれる。なかでも印象に残る一話では、ジョージがつまずいて転び、カバにとってはとても大切な前歯二本のうちの一本を折ってしまう。金歯を入れたジョージはおずおずとマーサに見せるのだが、マーサは友だちにかけるべき言葉をちゃんと承知していた。「ジョージ！」とマーサは大声で叫ぶ。「新しい歯ね！　とってもハンサムでかっこいいわ！」。ジョージはもちろん、ご満悦である。

どちらの物語も、大勢の幼い子どもたちがお話を聞かせてもらったり、本を読んでもらったりすることを通して体験する思考と感情のよい例だ。熱気球に乗って空を飛んだり、ウサギとの駆け比べに勝ったり、一二時の鐘が鳴るまで王子様と踊ったりすることはけっしてないだろうが、本の物語を通して、それがどんな感じのするものか知ることはできる。このプロセスで、時間を気にせずに自分の殻から足を踏み出し、〝他人〟のことを理解し始める。マルセル・プルーストはこれを、書記言語によるコミュニケーションの神髄と書いたのである。

書物がもたらす豊かさ

自分と他人を結びつけると同時に、自分と他人との境界線を明確にする感情というものを認識し始める頃になると、認知との関連がいっそう明白な、もうひとつの洞察を得る。書物には、まるで絵のように、何度読んでも同じ、長短の単語がぎっしり詰め込まれていることを知るのだ。この緩やかに起こる知的発見は、書物にはそれぞれまったく独自の表現があるという、暗黙のうちになされる、より大きな発見の不可欠な要素である。

〝書物の表現〟とは、子どもたちが口にすることはまずないし、私たち大人もほとんど考えたことのない概念だ。しかし、実は、この表現はちょっと変わった重要な概念的特徴と言語的特徴を備えていて、認知の発達に計り知れないほど貢献する。第一に、言うまでもないことだが、書物に用いられている特殊な語彙は、音声言語には登場しないものだ。昔、喜んで耳を傾けた物語を思い出していただきたい。次のような出だしで始まる物語である。

昔々、お日様が一度も顔を見せたことのない暗くて寂しい場所に、頬がこけて、青白い顔をした、小さな妖精が一人住んでいました。肌にお日様の光を浴びたことがないので、そんな肌をしていたのです。谷の向こうには、お日様がすべての花々の上で戯れる土地があって、バラの花びらのような頬と金色の絹のような髪をした少女が住んでいました。

誰も、まあ、少なくとも私が知っている人は誰一人、こんな話し方はしない。〝昔々〟のような言い回しや〝小さな妖精〟などの単語は、普通の会話には出てこないからだ。しかし、それらは書物の表現に欠くことのできない一部であって、どんなタイプの話であるか、何が起こるかを予測するのに役立つキューを子どもたちに与えてくれる。実際、幼稚園に入るまでに平均的な五歳児の多くが獲得する語彙は一万語を数えるが、その主な獲得源のひとつは書物から覚えた単語なのである。

このたくさんの単語の大部分は、すでに知っている基語の語形が変化したバリエーションだ。たとえば、基語〝sail（帆）〟を習得した子どもは、その派生語であるsails（航海する）、sailed（帆を張った）、sailing（セーリング）、sailboat（帆船）などをすべて、いともたやすく理解して語彙に加える。しかし、物語と書物の言語が変わっている点は、それだけではない。同じように重要なのが、書物の表現に見られる統語、つまり文法的構造であって、これも日常語にはほとんど無縁なものである。〝お日様が一度も顔を見せたことのない場所〟、〝お日様の光を浴びたことがないので〟といった構文は、普通は印刷物にしか見られないため、認知の柔軟性と推論を少なからず要求する。五歳未満の子どもはほとんど、〝お日様の光を浴びたことがないので（for no light ever touched this skin）〟という文で使われているような〝for〟の使い方を耳にしたことがない。ここでは〝for〟は接続詞、つまり、〝then（したがって）〟や〝because（なぜなら）〟のように出来事と概念の因果関係を示す一種の文法的手段として使われている。子どもたちは〝for〟のこの使い方を文脈から学び取るのである。こうして文脈から学ぶなかで、言語発達のあらゆる側面、つまり、統語、語意味、語形および語用が豊かになっていく。

読字研究者ヴィクトリア・パーセル・ゲイツが行った研究は、この点に潜んでいるもっと重要な意味を浮き彫りにしている。パーセル・ゲイツが研究対象としたのは、まだ読むことができない五歳児によって構成された二群である。両群の社会経済的背景や親の教育水準といった変数には大差なかったが、一群の子どもたちは研究前の二年間に〝十分な読み聞かせ〟（週五回以上）をしてもらっていたのに対し、もう一群、つまり対照群には、〝十分な読み聞かせ〟の機会がなかった。パーセル・ゲイツが二群の子どもたちに与えた課題は二つだけだ。ひとつは、誕生日などの個人的な出来事について話すこと、もうひとつは、人形にお話の本を読んであげているふりをすることである。その差は明白だった。〝十分な読み聞かせ〟をしてもらっていた群の子どもたちは、自分の話をするのに、対照群の子どもたちに比べて、書物特有の〝文学的〟な表現を多用しただけでなく、洗練された統語形式や長い言い回し、関係詞節まで使ってみせたのだ。これが重要な意味を持つのは、自分の言葉で表現する時に多様な単語の意味と統語形式を使いこなせる子どもたちは、他人の音声言語と書記言語を理解することにも長けているからである。この言語力と認知力は、数年後、子どもたちが自分自身で物語を読むようになった時に、数々の読解スキルのまたとない基盤となる。

社会言語学者アン・チャリティと共同研究者ホリス・スカーバラが最近行ったある研究によると、標準英語以外の方言や言語を話す子どもたちにとっては文法の知識が重要な役割を果たす。標準アメリカ英語の方言ではなくアフリカ系アメリカ人英語の方言を使う子どもたちの群では、一人一人の文法の知識が最終的な読字習得の成否を予測する材料になると確認されたのである。

書物の表現のもうひとつの特徴は、隠喩（メタファー）や直喩（シミリー）をはじめとする比喩的な言葉遣いなどの、言うなれば〝リテラシーの技巧〟の理解につながることである。前出の例、〝バラの花びらのような頬〟と〝金色の絹のような髪〟から、この直喩について考えてみよう。こうした言い回しは、表現としては美しいが、認知するには難しい。子どもたちに、〝頬〟を〝バラの花びら〟と、〝髪〟を〝絹〟と比較しろと要求することになるからだ。このプロセスで、子どもたちは語彙スキルを獲得するだけでなく、認知的に複雑な類推の使い方も身につける。類推スキルは、年齢を問わず、ほとんど表面には現れないが、きわめて重要な知能の発達の一側面である。

初期の類推スキルの魅力的な例が『ひとまねこざる』にある。風船に抑えきれない好奇心を抱いたばかりに空の旅に出てしまう、さるのジョージの物語だ。空の上から眺めると、〝家はおもちゃのようだし、人は人形みたい〟だ。ここに出てくる単純な直喩が、実は、子どもが大きさの比較や奥行きの認知などの高度な認知操作を行う助けとなるのである。作者ハンス・レイと、バウハウス（訳注：一九一九年にドイツ、ヴァイマールに設立された、美術と建築の総合教育を行う学校）で教育を受けた妻マーガレットは、一九四〇年代にこのいたずらなジョージを初めて世に送り出した時、子どもたちの認知と言語の発達に貢献しているとは気付いていなかったかもしれない。しかし、今日に至るまで、二人は何百万もの未就学児の発達に影響をおよぼし続けているのだ。

書物の表現のほかの効用としては、子どもの理解力の向上が挙げられる。たとえば、〝昔々〟という言い回しだ。この言葉は一瞬にして、あなたを現実の世界から連れ出し、別の世界に対する一連の特別な期待を抱かせてくれる。〝昔々〟は、昔話をよく知っているすべての未就学児に、おとぎ話が始まると告げるキューなのである。文化と時代によって数々のバリエーションはあるにしても、物語のタイプはせいぜい数百種類と考えて、ほぼ間違いない。子どもたちは最終的には、それぞれ独自のプロットと設定と時代と文字体系を持つ、これらのさまざまなタイプの物語を数多く理解するようになる。この種の認知情報は、〝スキーマ〟を身につけるための不可欠な要素だ。ここで言う〝スキーマ〟とは、一部の心理学者が使っている用語である。特定の思考法が繰り返され、定着することによって、事象の意味をより良く理解し、記憶するのに役立つようになることを言う。この原理は自己強化のスパイラルを描いて機能する。子どもにとって理解しやすい物語ほど、記憶に残りやすく、記憶しやすい物語ほど、子どもが獲得しつつあるスキーマに大きく貢献する。そして、スキーマの発達が進むほど、他の物語も理解しやすくなり、将来の読字に役立つ知識基盤が拡大するのである。

ありそうなシナリオを予測する能力は、子どもの推論スキル（与えられたあらゆる情報に基づいた推理、推測）の発達の一助となる。トロル（訳注：北欧神話に登場する妖精）と闘ったり、絹のような波打つ髪の乙女を救ったり、魔女にもらった謎解きの手がかりを解明したりという経験を五年も積んできた子どもたちにとっては、そうした経験のない子どもたちに比べて、印刷物に出てくるなじみのない表現（〝波打つ髪〟や〝トロル〟など）を認識するのはもちろん、最終的に最も重要な、それらの表現が含まれている文章の内容を理解するのも容易なはずである。

このように、書物との触れ合いが後の読字発達に数々の形で役立つことを考えてみると、就学前の読書期の準備としては、たくさんの本を読み聞かせるだけで十分と思えるかもしれない。ところが、そうはいかない。一部の研究者によると、読み聞かせは読字のための準備の一環に過ぎないのだ。子どもたちの読字の発達を予測するもうひとつの優れた判断材料として、一見地味だが、文字を音読する能力が挙げられる。

対象物の命名と文字の音読

子どもたちは書物の表現に慣れると、活字の視覚的な細部まで敏感に認識する能力を発達させ始める。多くの文化圏で、ページに活字が一行も印刷されていないような本でも、子どもが指で本をなぞりながら〝読む〟まねをしている姿がよく見かけられる。活字に対する認識の一側面は、活字になった単語が特定の方向に並んでいるのを発見することで始まるからだ。たとえば、英語やヨーロッパ語は左から右、ヘブライ語とアラム語は右から左、アジアの文字体系数種は上から下の方向だ。次いで、さらに難易度の高い一連のスキルを獲得する。数本の線が構成する特定の形を徐々に見慣れてくると、冷蔵庫のドアに貼られたメモや風呂場で見つけたお湯と水の蛇口〔に書かれた文字〕、絵に入れられている署名などの色付きの文字のいくつかを識別できる子どもが出てくる。脳が、たとえば、トルコ石色の文字の視覚的形状を認識できるのは、偶然の離業ではない。古代のトークンを読んでいたすべての脳が、その証明だ。これまで見てきたとおり、その基盤となるのは、見事に微調整された視覚認知システムと、フクロウやクモ、矢印、クレヨンを見分ける目印になる視覚世界の同じパターンと特徴に何度となく触れることである。

子どもたちは文字を自動的に認識できるようになる前――ラベリングできるようになるよりはるか前――に視覚野にあるニューロンの一部を、個々の文字が持つ些細だが独特な一連の特徴を検出する〝スペシャリスト〟に仕立て上げる必要がある。これこそまさに、トークンの最初の読み手に求められたことだ。子どもが視覚的分析のレベルで学習しなければならないことを実感していただきたくて、図4-1に漢字を用意した。この二つの中国語の表語文字は、曲線、弧、斜線など、アルファベットの文字に使われているのと同じ視覚的特徴をたくさん備えている。二、三秒眺めたら、すぐ、この章の最後のページ（162ページ）に

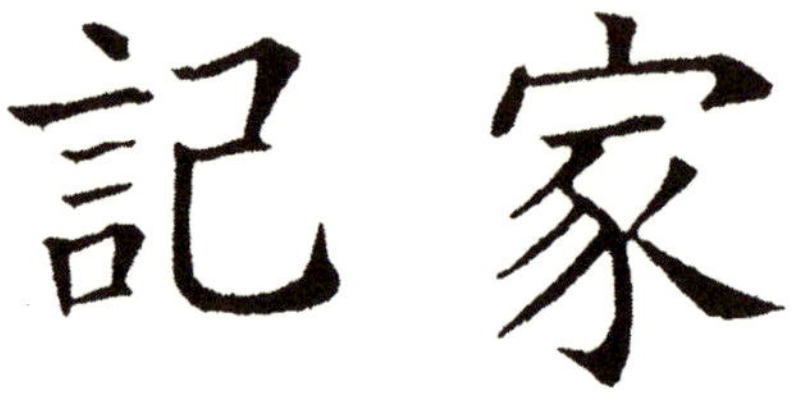

図 4-1 二つの漢字

飛んでみよう。最後のページにある二文字はこのページの二文字とそっくり同じだろうか、それとも、どこか違っているか？（正解は〝注・参考文献〟(9)ページにある）。大人はたいていこれを、人を小バカにした課題と思うだろう。しかし、これは、アルファベットの各文字の些細だが際だった特徴が情報を伝えるものであること、また、文字はこれらの、少なくともそれほど大きくは変化しない特徴の規則的なパターンによって構成されていることを学ばねばならない、幼い子どもたちの視覚システムにとっては、高度な知覚スキルを要求する課題であることを示しているのだ。

これに関連して言うなら、文字の習得を容易にするのは、初期の重要な一連の概念スキル、すなわち、パターンの不変性の認識である。いくつかの視覚的特徴（母親や父親の顔）は変化しないことを、子どもたちは幼いうちにすでに学んでいる。そうした特徴は不変なパターンである。先に第1章で述べたとおり、人間は、知覚パターンの表象を記憶に保存し、新たな学習の機会があるごとにそれを応用する生得の能力を備えている。つまり、子どもたちは、何か新しいことを学習しようとする時には、最初から不変な特徴を探すわけだ。これが視覚的な表象の構築と、最終的には、冷蔵庫に貼ってあるメモのどんな文字でも、大きさや色、書体にかかわらず、識別できるようになる規則の確立に役立つのである。

認知発達の別の観点から言うと、文字を音読しようとする子どもの最初の取り組みは、〝対連合学習（訳注：刺激と反応を対にして学習すること）〟の域を出ない。つまり、概念的には、餌が欲しくて、物をラベルと対にすることを学習するハトと少しも変わらないわけだ。しかし、だからどうだと言うよりも早く、認知的にもっと高度な文字の習得が始まる。スーザン・ケアリーが言う、数字を学習する時の〝ブートストラッピング（訳注：子どもは小さい数に対応した意識的な処理過程から始めて、数字を習得するにつれて本当の算数の能力を身につけていくという説）〟にちょっと似ている。たとえば、多くの子どもにとっては、一〇まで数えることと〝ABCの歌〟が、概念上の〝プレースホルダー〟（訳注：記号を特定の集合の要素の名前で置き換えられるもの。Aはエイと発音するという認識ではなく、ABCの歌の一部であるという認識）・リストの役割を果たす。このリストにある個々の数字や文字の名前が次第に書記素の形（書かれた形）でマッピングされていくと、文字や数字がどういう働きをするものか見えてくる。故人となった神経心理学者ハロルド・グッドグラスから聞いた話だが、彼は幼児期の大半を、アルファベットの中頃にある、ひとつの縦長の文字は〝エレメノ〟（訳注：ABCの歌ではL、M、N、Oの四つの音を続けて速く発音するために、〝エル、エム、エヌ、オー〟が〝エレメノ〟に聞こえた）だと思いこんで過ごしたそうだ。これは、子どもたちの文字の概念がまさに言語の発達、目に見えない概念の発達、そして、文字識別のために特殊化された脳の視覚野の使用にともなって変化することを示す一例だ。

幼い子どもが行う対象物の命名と文字の音読を比較してみると、リテラシー獲得前後の脳の進化に関する、かなり意外な〝獲得前青写真〟と〝獲得後青写真〟が見えてくる。単純なレベルで言うと、対象物を認識して名前で呼ぶのは、子どもたちが基礎となる視覚野を、言語処理を司る脳領域と接続するために、初めて使用するプロセスである。やがて、スタニスラス・デハーネが言うニューロンのリサイクリングのようなプロセスにおいて、文字の認識と音読がこの同じ回路の特別な部分を動員するようになるため、最終的には、書かれたシンボルを大変な速さで読めるようになるわけだ。

子どもが文字の名称を初めて覚える時の脳画像は入手しようがないが、大人が物と文字の命名を行う時の脳画像なら手に入る。その画像を見ると、最初の数ミリ秒は、どちらのプロセスも37野の紡錘状回を大いに共用することが見て取れる。ひとつの仮定ではあるが、子どもの初期の文字音読は、読み書きを覚える前の子どもが行う対象物の命名に非常によく似ているのではないか。しかし、文字を個別のパターンないし表象として認識できるようになると、ニューロン群の特殊化がどんどん進んで、必要とする脳領域が減少してくるのである。この意味で、対象物の命名と、その後に行われるようになる文字の音読は、脳が現在のように読み書きできるようになるために行われる再編成の最初の二章と言うことができる。

才気あふれるドイツの哲学者ヴァルター・ベンヤミン（一八九二〜一九四〇年）は、命名を人間の最も本質的な行為ととらえていた。脳画像のない時代の人だったにもかかわらず、命名と読字の初期の発達について、ベンヤミンはこれ以上ないほど正しい見方をしたと言える。視覚的に提示される抽象的な文字・シンボルの名前を検索する能力は、総合的に読字につながるあらゆるプロセスの根本的な前段階であるとともに、子どもの読字レディネス、つまり読字に対する準備がどれほどできているかを予測する強力な判断材料でもある。私の研究グループが長年続けている研究でも、幼児期の対象物に命名する能力と、成熟してから獲得する文字音読する能力は、成長につれて残りの読字回路がいかに効率よく発達するかを予測する手がかりになるという結論が出ている。

確かに、子どもが文字音読できるようになる年齢は、子どもによっても文化によっても大きく異なる。一部の文化圏やオーストリアをはじめとする数か国では、子どもが文字を習うのは小学校一年になってからだ。アメリカの場合は、文字の名前をすべて知っている二歳児もいれば、五歳になっても一生懸命勉強しないとそのレベルまで達しない子ども（特に男児）もいる。実を言うと、私自身、ＡＢＣの歌を終わりまで小声で歌ってようやく探していた文字を見つけ、その名称を言うことができたという五歳から七歳の少年を、数人、目の当たりにしている。

我が子もそろそろ文字の名称がわかりそうだと思ったら、何歳であっても、親は思い切って子どもに手を貸すべきだ。環境活字と呼ばれるもの――たとえば、一時停止の道路標識やシリアルの箱、子ども自身の名前、兄弟姉妹の名前など、子どもを取り巻く環境に存在するなじみ深い単語や標識――を〝読むこと〟にも、同じ原則があてはまる。幼稚園に入る前の大勢の子どもと大半の幼稚園児は、〝出口〟や〝ミルク〟などのよく知っている単語の形状を認識できるし、自分の名前の頭文字を知っていることも珍しくない。なかには〝アイボリー〟（訳注：アメリカの石けんのブランド名）は〝石けん〟のことだと言い張る子どももいるかもしれないが、いっこうに構わない。たいていの文字を持つ文化圏の子どもたちはみな、頻繁に目にする文字や単語の書き方を覚える前から、そうした文字や単語のレパートリーを身につけ始める。読字のこの段階は、言うなれば、子どもの発達における〝表語文字〟の段階だ。子どもが理解するのは、トークンを読んでいた祖先たちとは違って、概念と書かれたシンボルとの関係なのである。

幼児にはいつから文字を読ませたらよいか？――早過ぎると逆効果も

子どもたちがアルファベットの文字の音読に取りかかるやいなや、〝早期〟に読み方を教えるべきか否かという疑問が生じてくる。多くの親の希望的観測にしても、数ある市販のプレリーディング・プログラムの売り文句としても、早期に読めるようになれば、あとで学校に上がってから有利なはずということになる。二六年前、タフツ大学の私の同僚で、児童心理学者のデイヴィッド・エルカインドが、アメリカ社会に見られる子どもの成長を急がせる傾向について、洞察に富んだ著書『急がされる子どもたち』を著した。このなかで彼は、親が子どもたちに文字を読ませようとする年齢がどんどん下がっていることに言及している。先日、彼は、この著書の新版を出すことにしたそうだ。状況が二〇年前より著しく悪化していると考えているからである。

この議論にはさらに、人間の生物学的なスケジュールという問題が絡んでくる。読字は、脳がさまざまな情報源、特に視覚野を聴覚野、言語野および概念野と接続、統合する能力によって左右される。この統合の成否は、個人の各脳領域とその連合野の成熟度と、これらの脳領域の接続、統合の速さにかかっている。その速さ自体は、ニューロンの軸索のミエリン化（訳注：ミエリンが形成されること）によって決まると言っても過言ではない。自然が生んだ最高の導電体であるミエリンは、神経細胞の軸索を何層にも包んでいる脂肪でできた鞘である（図4-2：次ページ）。軸索を覆うミエリンの層が厚くなるほど、ニューロンが電気信号を伝える速度は速まる。ミエリンの成長は発達のスケジュールにしたがうのだが、このスケジュールは脳の領域によって異なっている（たとえば、聴覚神経は出生前六か月でミエリン化するが、視覚神経のミエリン化が起こるのは生後六か月である）。

脳の感覚領域と運動領域はいずれも五歳になる前にミエリン化し、独立して機能するようになる

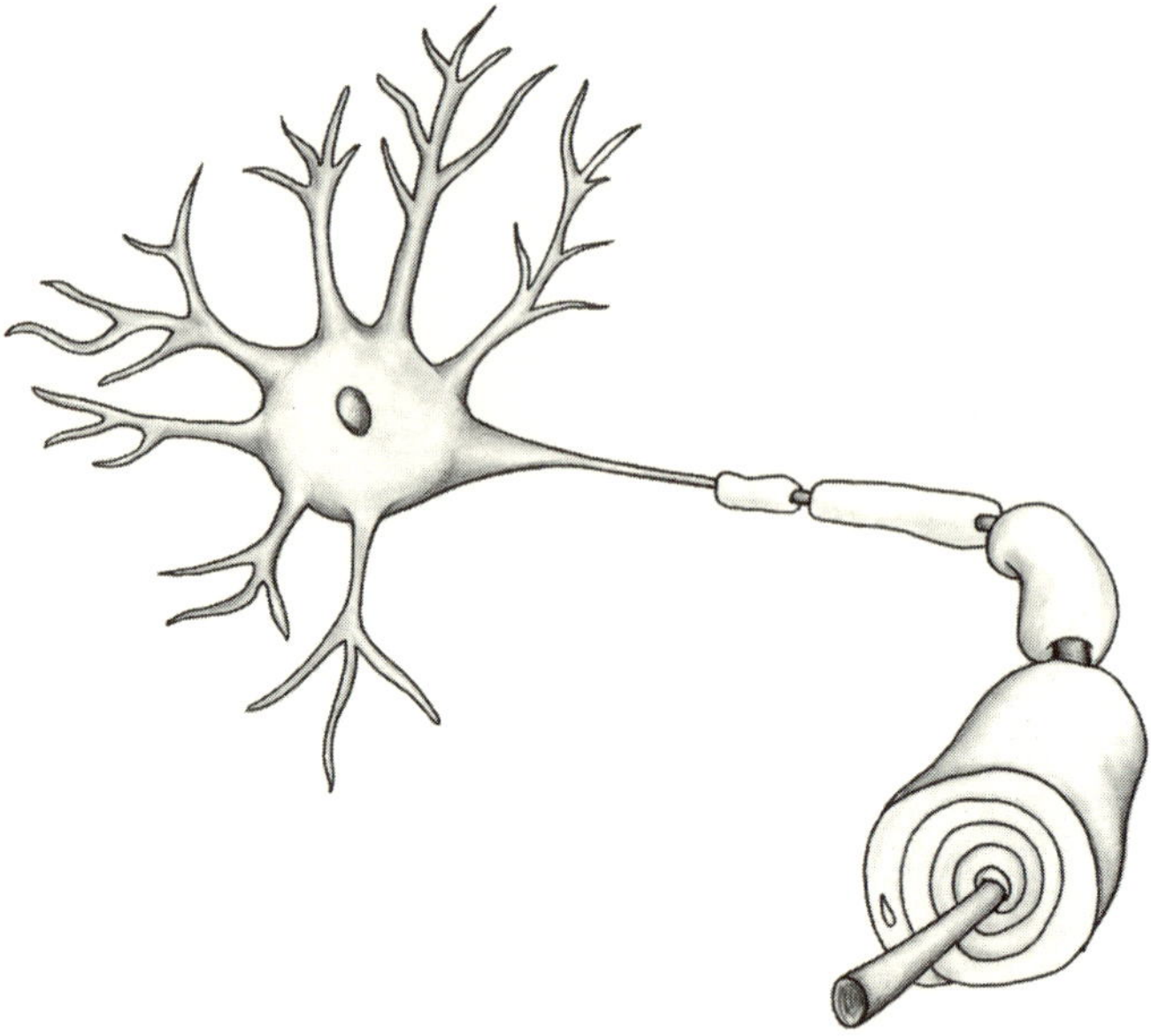

図 4-2 ニューロンとミエリン

のだが、視覚情報、言語情報、聴覚情報を迅速に統合する能力を支える脳の主要領域、たとえば角回は、大半の人間においては、五歳を過ぎるまで完全なミエリン化は起こらない。行動神経学者ノーマン・ゲシュヴィントが示唆しているところによると、ほとんどの子どもの角回領域には、学齢期、つまり五歳〜七歳になるまで、ミエリンの十分な発達は見られない。ゲシュヴィントはさらに、男児のなかには、これらのきわめて重要な皮質領域のミエリン化が特に遅い子どももいるという仮説も立てている。流暢に読めるようになるのが遅い子どもが、女児より男児に多い理由のひとつはこれかもしれないと言うのである。確かに、私の研究グループが行った言語研究でも、八歳頃までは、時間制限を設けた多くの課題を、女児が男児より速くこなしている。

子どもの脳が読字に十分な発達を遂げる時期についてゲシュヴィントが出した結論は、さまざまな言語に共通した所見によっても裏付けられている。私が注目したのは、英国の読字研究者ウーシャ・ゴスワミの研究グループによる多言語間の優れた研究である。三種類の言語について調べたこの研究では、五歳で読み方の勉強を始めさせたヨーロッパの子どもたちの読字能力は七歳から始めた子どもたちに比べて劣ると確認された。この研究から導き出せる結論は、四、五歳に達する前から子どもに読み方を教えようといくら努力しても、多くの子どもたちにとっては生物学的に時期尚早であるどころか、逆効果を招くおそれさえあるということだ。

もっとも、読字レディネスには、人生同様、例外が付き物だ。フィクションだが、五歳前に読み方を覚えた子どもの印象的な例がある。ハーパー・リーの『アラバマ物語』に登場するスカウトだ。目に付いたものは何でも読んでしまうという早熟さで、新しい担任教師を震撼させた少女である。

私がアルファベットを読むと、先生の眉間にうっすらとしわが寄った。それから、『小学一年生の英語』をほとんど丸ごと一冊と、『モバイル・レジスター』紙の株式市況を朗読させて、私が読み書きできることを知ると、不快感をあらわにして私を見つめた。キャロライン先生は、これ以上私には何も教えないように、さもないと読む能力に悪い影響を与えかねないと、父に伝えるように言った。私は読み方を、習おうと思って習ったことなど一度もない――ただ、読めるようになっただけだ――紙の上をなぞっていくアティカス（訳注：スカウトの父。スカウトと兄は父を名前で呼んでいた）の指の先の線がいくつもの単語に分かれたのはいつのことか、覚えていない。それでも、それらの線――毎晩、アティカスのひざに這い上がった時に、彼がたまま読んでいたあらゆるもの――を眺めて一晩中過ごしたことは、記憶に刻まれている。読むことができなくなるのかと不安に駆られるまでは、読むのが好きだと思ったことなど一度もなかった。人は呼吸することを大好きだと思ったりしないように。

作家ペネロープ・フィッツジェラルドはこのテーマについて、違う見方をしている。彼女は自分の読字との出逢いをこう振り返っている。「私が文字を読み始めたのは四歳になったばかりの頃だ。ページの文字が突然私に屈服して、何を意味しているのか白状したのだ。文字は全面的に、しかも一度に私の願いをかなえてくれた」。スカウトやペネロープ・フィッツジェラルドのような子どもたちには、ぜひとも読ませるべきだ！　そのほかの子どもたちの場合は、きちんとした生物学的な理由があって、それぞれの子どもにとってちょうどよい時に文字が読めるようになるのである。

文字を書き始めるきっかけ――型破りな規則

五歳になる前には、わざわざ読字教育をしなくても、子どもの発達に適した、しかも後の読字能力と幼稚園の楽しさを倍増する、素晴らしい出来事がたくさん起こるはずだ。たとえば、詩を書いたり、詩の朗読を聞いたりするのは、子どもが伸ばしつつある、単語に含まれている最小の音、つまり音素を聞き取る（そして、最終的には分割する）能力を高めてくれる。こうした初めての書き試みには、音声言語と書記言語の結びつきに関する子どもの知識が順を追って増大していく様子を見て取ることができる。まずは、見よう見まねで文字を書く（あるいは描く）。もちろん、たいていは、文字と言うより、落書きの〝アート〟だ。次いで、子どもが書く文字、それも特に、自分の名前に含まれている文字に、子どもたちが活字という概念を持ち始めた様子がはっきりと見て取れるようになる。やがて、子どもたちがたくさんの文字の名称を何とも独創的に使って綴る他の文字にも、彼らが綴りをどう考えているのかが見えてくる。

グレンダ・ビセックスは、著書『天才（Gnys）活動中――子どもが読み書きを覚えるまで（Gnys at Work: A Child Learns to Write and Read）』で、子どもたちが単語を綴るのに文字の名前を使う時期を絵に描いたような例を紹介している。いつだったか、ビセックスがほかのこと（たぶん、自分の本を書くことだろう）にすっかり気をとられていた時、五歳の息子がこんなメモをすっと差し出した。「RUDF」。この四つの文字が、「耳が聞こえないの（Are you deaf）？」を意味していることは一目でわかった。ビセックスの息子は、同じ歳の数え切れないほどの子どもたちと同様、二つの洞察を獲得し始めていたのだ。ひとつは、書いたものは一時的にでも大人の注意を引きつけられること、もうひとつは、文字は単語に含まれている音に対応するという複雑な概念である。彼が気付かなかったのは、ひとつの文字が表す音と文字の名前は同じではないということだ。文字〝r（アール）〟は〝are（アール）〟ではなく、〝ruh（ルー）〟と発音する英語の音素 /r/ の音を表す。この書き文字と音声の対応は、あいまいでわかりにくい概念だ。親のみならず、読字の言語学的基礎を知らない教師さえ、この複雑さを忘れてしまうことは珍しくない。実を言えば、これは、子どもたちの読み方の指導に用いられていた初期の読本の大半で、ほとんど見落とされていた概念なのである。

四歳と五歳の未就学児は、こうしたかなり微妙な洞察こそ得ていないものの、確かに新しいレベルでシンボルによる表象を学び始める。活字になった文字は話し言葉を表すものであること、話し言葉は音によって構成されていること、そして、何よりも重要な、文字はそれらの音を伝えるものであることを学ぶのだ。多くの子どもの場合、この認識が書字を始めるきっかけになる。英語の綴りの規則からすると、ひどく型破りなのだが、実際には実にきちんとした規則にしたがっている。キャロル・チョムスキーとチャールズ・リード（訳注：ハーバード大学言語学部教授）が〝綴りの発明（invented spelling）〟と呼ぶこの書字については、グレンダ・ビセックスの息子の例を考えてみれば、なるほどとうなずけることだろう。しかし、その原理は思ったより巧妙だ。たとえば、〝YN〟という綴りを解読してみよう。子どもたちが書いたもののなかに、少なくとも二つの単語、つまり〝wine（ワイン）〟と〝win（ウィン）〟を見出すことができる。どちらの場合も、Yという文字の名前を使って〝wuh（ウー）〟の音（英語では〝w〟で表す）を表現したわけだ。〝wine〟の場合はYという文字名をそっくりそのまま使っているが、〝win〟ではNの文字名を完全な形で使って〝in〟を表現している。完璧に理にかなった綴りの規則が二組考えられるということだ。

初期の書字における綴りの発明にはもうひとつ、独特な特徴がある。英語の発音はとてつもなく多様で、地域の方言などの数々の要素に影響されるため、音が一般に認められている綴りと一致しないことがままあるのだ。たとえば、私が住んでいるボストンでは、多くの言葉（〝little〟など）

に含まれている語中の〝t〟を、子どもたちは〝d〟と綴る（〝LDL〟）。また、ボストン南部の子どもやボストンの名門家の子どもなら、〝cart（手押し車）〟という単語を〝r〟を抜かさずに綴れるようになるまでに、アメリカの他の地域の子どもたちより一年は長くかかることだろう。その反面、多くのボストンっ子たちは、故ジョン・ケネディ大統領のように、〝AMREKR（アメリカ）〟の末尾には、この〝r〟を気前よく追加してくれる。

子どもたちの初めての書字に関するもっと興味深い疑問をひとつ挙げよう。彼らは、自分の書いたものを果たして読めるのか？　実を言うと、たいていの子どもたちは自分の書いたものを読み返すのに四苦八苦するのだが、それでもまあ、読むつもりはあるのだ！　この意欲に加えて、単語に含まれている個々の音を習得し、それが〝綴りの発明〟につながるからこそ、子どもたちの初期の書字は読み方を学ぶためのとても重要な前段階として役立つうえに、実際の読字のプロセスを見事に補完する役目も果たすのだ。

音素の認識と賢いマザー・グース——音楽的トレーニングの可能性

ハロルド・グッドグラスの〝エレメノ〟や魅力たっぷりの個性的な子どもたちの書字の例に見られるように、幼い子どもたちは、同じ音の単位でも、大人のようには認識しない。正確に言えば、文のなかのひとつの単語を構成しているものを認識したうえで、ごくゆっくりと単語の音節（たとえば、〝sun-ny〟）を把握し、ついには単語に含まれるそれぞれの音素（たとえば、〝s〟、〝u〟、〝n〟）を分割できるようになるのである。子どもが単語の個々の音と音素を認識するのは、読み書きの習得のきわめて重要な要素であると同時に副産物でもある。ギリシャ人の功績で確認したとおり、個々の言語音のメタ認識は、書字の歴史に魔法のように登場したものでもないし、子どもが魔法を使って獲得できるものでもない。朗読のエキスパート、マリリン・アダムスが〝cat（猫）〟の〝最初の音〟は何？と聞いたところ、一人の子どもがすぐさま答えたそうだ。〝ニャオン！〟。

ギリシャ・アルファベットの生みの親たちが成し遂げた非凡な功績のひとつが、この言語音の認識という側面だ。これは、アルファベットの最も大きな効用であるとともに、後の読字習得の達成度を予測するための最も優れた二大判断材料の片方でもある。ちなみに、もうひとつの判断材料は、早く音読できるようになることだ。この言語学的な認識が発達する時期については、RUDFのような綴りの発明と、子どもたちが披露してくれるあらゆるタイプの初期の書字に手がかりを得ることができるが、これらは言語学的認識の発達を促すものでもある。

書字のほかにも、子どもたちが同じように楽しみながら音素の認識を発達させるための一助となるものがある。その一翼を担っているのがマザー・グースだ。〝ヒッコリー、ディッコリー、ドック、ねずみが時計を駆け登る（Hickory, dickory dock, a mouse ran up the clock）〟やその他の脚韻には、音の認識の助けになりそうなものがたくさん潜んでいる。頭韻（訳注：詩の語頭、句頭に同じ音を持つ語を繰り返し使う押韻）、類韻（訳注：強勢のある音節で、母音が同じで子音が異なる語を使う押韻）、脚韻（訳注：句末、行末に同じ音または母音の語を使って韻を踏むこと）、反復である。頭韻音と脚韻音は幼い耳に、最初か最後の音が同じ単語は似た響きを持つことがあるのを教えてくれる。幼児が初めて口にしたジョークを聞いたら、すぐに気まぐれな魅力を放っている脚韻に気付いて、感動するに違いない。ウィニー・ザ・プー（クマのプーさん）のような音の〝マッチング・ペア〟を何度も何度も繰り返すのが子どもは好きだ（ファニー・バニー、ユー、アー、ファニー・バニー、ハニー‥Funny bunny, you're a funny bunny, honey！：おかしなウサちゃん、おかしなウサちゃん、かわいいね！）。理由はただひとつ、脚韻が気に入るからである。

これに劣らず重要なのは、ペアになった音を聞き分けるようになった子どもは、単語の内部構造をさらに小さな構成要素に分割し始めることだ。四歳、五歳の子どもたちは、単語の頭音、つまり最初の音（〝Sam〟の〝S〟）と尾音（〝Sam〟の〝am〟）を聞き分けるようになりつつある。単語の個々の音素を聞き取れるようになるための長く重要なプロセスの始まりである。これができるようになれば、読字習得の促進につながる。

この原理の重要性を例証しているのが、英国で数人の著明な研究者によって行われた、実に創意に富んだ有名な実験だ。リン・ブラッドリーとピーター・ブライアントが研究対象としたのは、未就学児四群である。四群の子どもたちは、二群が四歳の時から頭韻音と脚韻音に重点を置いた訓練プログラムを受けていたことを除いては、あらゆる面で似通った存在だった。訓練プログラムに参加させた子どもたちには、最初の（頭韻）音ないしは最後の音の語中母音（脚韻）が同じ一群の単語を聞かせて、共通する音によって単語を分類することだけを教えた。さらに、この二群のうちの片方には、音の分類課題でマッチしていた文字を目で見て確かめさせた。そして数年後に、四群の子どもたち全員のテストを実施したのである。予想以上に驚いたのは、簡単な押韻の訓練を受けた子どもたちの音素認識力が群を抜いて発達していたこと、そして、何よりも重要なことだが、読字を易々と習得したことである。しかも、押韻の訓練に加えて、マッチする文字を視覚的に確認していた子どもたちが、最高のできばえを示したのだ。チュコフスキーの言う幼児期の〝言語の才能〟の育成はさまざまな形で起こる。童謡の詩もそのひとつなのだ。

それにしても、子どもの発達の表面下では、この思いがけない発見に至るために、何が起こっているのだろう？　最も基本的なレベルについて言うなら、子どもたちは可能な限り最も楽な方法、すなわち、頭韻と脚韻に注意を払い、それに基づいて音を分類する方法によって、単語をより分析的にとらえることを初めて学ぶ。やがて、子どもたちはこれらの音を、マッチする文字、つまり視覚的表象と結びつけるようになる。それと同時に、マザー・グースの韻文に盛り込まれている脚韻の旋律、リズムおよび韻律を聞くために用いるスキルが、子どもの〝音素認識スキル〟を伸ばしていく。言語のこの音韻的側面の発達に関する幅広い研究では、言葉のやりとりやジョーク、歌に含まれている脚韻、頭音および尾音と計画的に戯れさせることが、子どもの読字レディネスに大きく貢献すると確認されている。詩や音楽の楽しみ方を子どもに教えるのは、子どもに真剣な遊びを与えることになるのだ。

スコットランド語研究者ケイティ・オブリーと、私の研究室のメンバー二人、キャサリン・モーリッツとサーシャ・ヤンポリスキーは今、リズムパターンの生成などの音楽的トレーニング自体に特に力を入れることも、音素認識をはじめとする読字発達の前段階の向上に役立つ可能性があることを確認しつつある。これが正しいと証明されたら、リズムと旋律と脚韻をベースにした早期読字教育への取り組みを考案したいと考えている。

幼稚園は読字の前段階を統合する場所

子どもたちが五歳～六歳になると、幼稚園という世界で、読字の前段階すべての統合が起こる。優れた教師なら、入園前に学んだ概念や文字、単語をひとつも無駄にしない。幼児期に学んだことは、書記言語の世界により本格的に足を踏み入れるための素材となるからだ。長年にわたって、大半の前段階を育成するのは教師の役目だったのだが、ここ数年でようやく、音素認識スキルの発達を促す系統だった手段が広く利用できるようになった。これらの方法は、一見単純であるものの、子どもたちが難しい言語の概念を学習するには役に立つ。ここで言う概念は次の三つだ。①音とシンボルのあいだには一対一の対応が存在するという(トーマス・マンの『掟』に出てきた)〝モーセの洞察〟。②個々の文字にはそれぞれ名称があるうえに、個々の文字はひとつの音または一群の音を表しており、逆に、個々の音はひとつの文字、ないしは、複数の文字によって表されるという、より難解な概念。③単語は音節と音に分割できるという理解。

読字研究者ルイザ・クック・モーツは、これらの三つの言語の原理を、読字教育と、融合をはじめとする初期読字スキルの発達に盛り込むことが重要と力説している。子どもたちは、どのように音を融合すれば〝cat(猫)〟や〝sat(座った)〟などの単語になるのか、理解するのに大変苦労することが多い。ここで、〝s〟のような〝継続音(訳注:sやrのように、音質に変化なく延ばせる子音)〟の音素は、子どもが尾音(ここでは〝at〟)を付け加えるまでいくらでも延ばせるという言語の原理を知っていれば、習う子どもにとっても教える教師にとっても、融合という概念がずっとわかりやすいものになる。つまり、融合について教えようと思ったら、例としてよく使われる〝cat〟より、〝sat〟や〝rat〟のほうが、初期の融合スキルを扱うには便利なのだ。

第二のシナリオ――恵まれない読字環境

ここまでは、母さんウサギや愛情深いカバたちが言葉と感情に注意を促し、ドラゴンが概念や統語をもたらし、童謡と文字らしき落書きが音と活字に対する認識を教えるとともに、音と活字の関係についての認識を芽生えさせるというきわめて特殊な世界では、どのような流れが読字習得につながるかを見てきた。こうした世界で文字を読むようになったなら、それは実に複雑な認知スキル、言語スキル、知覚スキル、社会的スキルおよび情動スキルの発達に費やした五年の成果と言うことができる。いずれも、環境との豊かな相互作用があればこそ、最も大きく伸びるスキルである。

それでは、マザー・グースなんて聞いたこともないし、記号を読んだり、ミミズがのたくったようでも文字を書いたり、どんな類の本もおもちゃにしたりしたことがないという家庭の子どもたちはどうだろう？　お話をたくさん読み聞かせてもらったけれど、それがスペイン語やロシア語、ベトナム語だったという、他の文化圏からアメリカに移り住んできた子どもたちはどうなのか？　他の子どもたちと同じように言葉を覚えたり、言葉に反応したりしないように見える子どもたちは、どうなっているのだろう？　学校の教室にはこういう子どもたちがどんどん増えてきていて、それぞれが異なるニーズを抱えている。こうした子どもたちが幼稚園に入った時に起こることが、彼らのその後の人生に深刻な結果をもたらす。子どもたちにとっても、私たちみなにとっても深刻な結果である。

語彙の貧困と〝夕食時の語らい〟

子ども自身もその家族もまったく気付いていないが、リテラシーの経験がほとんどない環境で育った子どもたちは、幼稚園に入り、小学校の低学年になった時には、すでに遅れを取り戻そうとしている状況にある。これは、聞いたことや教わったことのない単語の数の問題というだけでは済まない。単語を聞いたことがなければ、概念を習得できていない。統語の形式にめぐり会ったことがなければ、物語のなかの出来事の関係に関する知識が乏しい。物語の形式をまったく知らなければ、推論や予測の能力に欠ける。文化の伝統と他人の気持ちを経験したことがなければ、他の人々が感じていることを十分理解することもできないのである。

すでに述べたことだが、トッド・リズリーとベティ・ハートがカリフォルニアのある地域社会で行った研究で得た、背筋が寒くなるような所見は、重大な意味をもった厳しい現実を突きつけている。貧しい言語環境で育った子どものなかには、五歳までに話しかけられる単語の数が中産階級の平均的な子どもよりも三二〇〇万語も少ない子どももいるというのである。ルイザ・クック・モーツが言う〝語彙の貧困〟は、子どもが耳にする単語に限ったことではない。子どもたちが三歳で口にする単語の数を調べた別の研究では、貧しい言語環境の子どもたちが使う単語の数は、恵まれた環境にある子どもたちがすでに使いこなしている単語の半分にも満たないという結果が得られている。

さらにもうひとつの研究では、家庭にある本の数が問題視されている。本の種類は関係ない。ロサンゼルスの三つの地域社会で行われた調査では、子どもたちに与えられる本の数に驚くべき差が認められた。最も恵まれない層の家庭には子どもの本が一冊もなく、低所得層から中間所得層では平均三冊だったのに対し、裕福な層の家庭には二〇〇冊ほどの本があったのだ。こんな統計が出てしまうと、私が丹念に織り上げたガマくんと単語と統語の物語も形なしだ。本がまったく手に入らないとなると、この幼児期に習得していなければならないはずの単語の知識と世界に関する知識に壊滅的な影響がおよぶからである。

幼児の語彙レベルの低さがもたらす影響を研究しているカナダの心理学者アンドリュー・ビーミラーが確認したところによると、幼稚園入園時の語彙レベルが最下位四分の一に入る子どもたちは総じて、語彙、読解力両面で他の子どもたちに追いつけないままに終わる。小学校六年までには、同学年の平均的な子どもたちとの語彙と読解力の差は、ほぼ丸三学年分にも広がる。幼稚園時の語彙レベルが上位四分の一であった子どもたちと比較すると、後れはもはや圧倒的だ。言い換えるなら、語彙発達とその後の読解力とが相関しているために、幼児期の語彙増加の後れは、不運な一事象としてとらえた場合に思われるより、はるかに不吉な前兆となる。言語の発達は何から何まで、子どもへの影響を単独では終わらせないのである。

子どもたちが幼稚園で〝披露できる〟数々の要素は変えようがない。しかし、言語の発達は、そうした変えようのない要素のひとつではない。平均的な家庭は、言語の正常な発達に必要なものを何でも子どもに与える機会が十分にある場所だ。ハーバード大学の教育学者キャサリン・スノーとその研究グループは、リテラシーのスキルの初期の発達に関する大規模な研究を行って、リテラシーの教材と並んで後の読字に大きく寄与するもののひとつは、ほかでもない、〝夕食時の団らん〟に費やす時間の長さであると確認している。初期の言語の発達については、ただ話しかけること、読み聞かせること、子どもの言葉に耳を傾けることが大切と言えば、言い尽くしたも同じだ。しかし、多くの家庭においては（経済的に恵まれているか否かにかかわらず）、子どもが五歳になるまでに、この三つの基本的な要素にさえ十分な時間をかけられないというのが現実なのである。

米国国立衛生研究所で児童の発達と行動に関する政策を立案しているペギー・マッカードルが口を酸っぱくして言っているように、関係各者が協調して取り組めば、比較的小さな努力でも、就学前の数年間を〝戦場〟ではなく、言語発達の可能性を秘めた豊かなものにすることができる。児童の専門家たちはみな、親が子どもの可能性を伸ばすために自分でできることを理解し、すべての子どもたちが質のよい幼稚園に通えるようにするために存在するのだ。たとえば、一連の予防接種、親になったばかりの人のための〝夕食時の語らい〟に関する説明、発達段階に応じた本の無料配布などは、アメリカの学校に通うことになるすべての子どもたちを対象とした生後五年間の〝保健師派遣〟の際に必ず行うべきだ。〝ヘルシー・スタート（健康な出発）〟（訳注：児童虐待予防アメリカという団体がロナルド・マクドナルド慈善基金と共同で立ち上げた〝健康な家族アメリカ：HFA〟の活動のひとつとして実施されている育児支援プログラム）などの家庭訪問プログラムに従事しているソーシャル・ワーカーやサービス・プロバイダーも、これらの分野の同様のサービス・パッケージと指導を提供してくれる。幼稚園に入る前のすべての子どもたちのための均等な機会は、実現が難しいものであってはならないのだ。

中耳炎が言語発達におよぼす影響

この均等な機会の大きな障害になっているもののひとつが、幼児の中耳炎だ。アメリカ全土の小児科医院で唯一最も多く見られる疾患である。新しい単語を毎日二語〜四語習得しているという幼児が中耳炎を抱えているのに、診断されていなかったり、治療を受けていなかったりしたら、実際にはどんなことが起こるか、考えてみていただきたい。ある日、子どもは初めての単語〝pur（パー：猫がのどをゴロゴロ鳴らす）〟を耳にする。次の日（あるいは一〇日後）には〝pill（ピル：錠剤）〟という単語を聞く。別の折に、〝purple（パープル：紫）〟という単語を聞く。ところが、中耳炎にかかっているせいで、子どもの耳に届く音響情報が一貫していないために、三種類の音の表象が〝purple〟になってしまうのだ。認知の混乱が起きるのはもちろんだが、こうした子どもたちは、新しい語彙の獲得に時間がかかるうえに、中耳炎にかかった時期や回数によっては、それぞれの言語が有する音素の表象の質の高い完全なレパートリーを発達させることができずに終わってしまうことさえある。中耳炎を治療せずに放置すると、語彙の発達と音韻の認識という、読字の最も大切な前段階のうちの二つに影響がおよぶのである。

しかし、問題はここでは終わらない。読字の二つの重要な前段階、語彙と音素の認識に影響があれば、読字自体も無事では済まない。私が指導している学生の一人が、ある大規模な縦断的研究プロジェクトに参加した折に、就学前の期間の中耳炎に関するアンケートを親たちに行い、さらに、すべての子どもたちの小児科の病歴を可能な限り採取した。その結果、頻繁に中耳炎にかかりながら治療を受けずにいた子どもたちは、後に読字障害に陥る可能性が著しく高いことが確認されたのだ。

この研究から私たちが得た特筆すべき洞察のひとつは、中耳炎の治療成績ではなく、こんな意見を述べた親が圧倒的に多かったことに関連している。「でも、うちの子どもたちはみな、しょっちゅう〝耳だれ〟しているんですもの」。つまり、大勢の善意ある親たちは、中耳炎が一時的な不快感よりも深刻な結果をもたらすものであることを、まったく理解していなかったのだ。〝耳だれ〟を治療せずに放置しているのは、音声言語と書記言語の発達を知らぬ間に阻害していることにほかならない。子どものための仕事に就いている者は例外なく、それを承知している必要がある。貧しいリテラシー環境の場合同様、小さな取り組みでも、協調して事に当たれば、中耳炎が子どもたちの障害になることもないのである。

バイリンガルな脳と外国語学習への準備

それ以上に難しい問題が、入学と同時に英語を学ばせようとすることがもたらす影響である。二種類以上の言語を学ぶには、子どもたちは膨大な認知スキルを込み入った形で投資しなければならない。それが今、多大な数の生徒たちにとって、現実となりつつある。もし、子どもがどの言語も十分にマスターできるのであれば、ひとつの言語から別の言語への転移の失敗や置換といった費用を前払いすることになっても、バイリンガルという強みを得られると考えればたいしたことではない。若い脳の柔軟性は、幼い子どもたちが一生のどの時期よりも易々と複数の言語に熟達するのを可能にしてくれる。ひとつの言語を学ぶうえでは、思春期を過ぎた学生たちに利があるが、なまりなしで複数の言語の会話を習得するとなると、幼い子どもの脳のほうがいくつかの重要な点で優れているからである。

バイリンガル能力と二言語学習をめぐる数々の問題を検討するのは気が遠くなるような作業だが、重要な原則は三つだけだ。まず、自分の母国語の概念ないし単語に関する知識があって英語を学ぶ者は、第二言語（外国語）として〝学校で習う〟言語、つまり英語にその知識を応用する術を身につけやすい。言い換えるなら、家庭での言語強化がすべての学習に不可欠な認知と言語の基盤となるため、学校で習う言語のためにわざわざそうした基盤を獲得する必要はないということである。それに反して、母国語を習得する環境に恵まれていない子どもたちは、母国語はもちろん、学校で習う第二言語のための認知の基盤も言語の基盤も持ち合わせていない。

第二の原則は第一の原則に似ている。英語の読み方を学ぶうえで、英語という言語の発達の質以上に大切なことはほとんどないという原則である。大勢の子どもたちが小学校に入学してくる時の英語の知識は、それこそ千差万別だ。どの教室でも、個別指導のような形で、英語の〝新しい〟音素と学校（および本）で習う新しい語彙の両方を教え込むための組織的な取り組みが必要になる。スタンフォード大学の研究者コニー・ジュエルが指摘している、英語の教師たちが見逃しやすい本質的な言語学的問題がひとつある。英語は初めて、あるいは、学校で使われている標準アメリカ英語は初めてという状態で入学してくる子どもたちは、教師がこう発音してほしいと期待する（あるいは指導する）音素そのものを知らない。五年をかけて、子どもたちは〝音素を無視し、ほとんど自分の好きなように聞くことを覚えてしまった〟からだ。

第三の原則は、子どもたちがバイリンガルになる年齢に関する原則だ。早ければ早いほど、音声言語と書記言語の発達にとって有利なのである。ダートマス大学の神経科学者ローラ・アン・ペティットの研究グループが確認したところによると、早い時期（三歳前）に二言語に触れさせることには好ましい効果があり、表現も読字もモノリンガルの子どもたちに匹敵するようになるそうだ。ペティットの研究グループは、幼い頃からバイリンガルだった成人の脳イメージング研究も行っていて、被験者の脳がモノリンガルの者の脳同様、重複している脳領域で両方の言語を処理するのを確認している。ところが、学校に入ってから第二言語と出会ったバイリンガルの成人は、それとは異なる、脳の両半球が賦活するパターンを示したのだ。

認知神経科学者として思うに、バイリンガルな脳を持っているというのはとても素晴らしいことだ。何よりも、早い時期に二言語に触れたバイリンガルな脳は、言語の柔軟性と多重課題に関しては、モノリンガルな脳よりも認知面で有利であることを、ペティットの研究が実証している。しかし、英語を話さない家庭が大半を占める多数の地域社会で研究を続けている教育者としての立場からすると、子どもたちの自尊感情や、それぞれの文化社会の一員としての立場、子どもが自覚する有能感、これらすべてが累積的に読字におよぼす影響など、議論になることもある二言語学習に付き物の複雑な問題が気になってならない。すべての子どもたちが学校で習う言語を習得し、英語を読むところから始めて、この英語文化圏におけるそれぞれの可能性を実現できるように手助けしなければならないことはわかっている。スペイン語や日本語、ロシア語を話す〝理想的なひざ〟の上で育った子どもたちにとっては、英語の読み方を学ぶのはそれほど大変なことではないし、英語の物語の本を読み聞かせてもらっていれば、自分の母国語のなじみ深い単語や概念を第二言語のそれと結びつけるのに役に立つ。しかし、そうしたひざを知らずに育った子どもたちの場合は、入学すると同時に第二言語を学ぶとなると、認知・社会・文化面の影響に押しつぶされてしまうことになりかねない。こうした子どもたちもみな、明日を担う子どもたちだ。私たちは、それぞれの子どもに適した指導に地域ぐるみで取り組み、いかなる言語でも読字は成長につれて発達していくのだという知識を武器にして、一人一人の子どもたちを育む準備を整えなければならないのである。

読字はけっして、偶然の産物ではない。いとけない脳が発達途上のあらゆる部分を駆使して読字習得の準備を整える二〇〇〇日のあいだ、ひとつの単語、ひとつの概念、ひとつの社会的な日常すら、無駄にされることはない。最初から、すべてはひざの上にある――あるいは、ないかもしれない。それが、子どものこれからの読字の発達と人生を左右することになるのだ。

第5章 ■ 子どもの読み方の発達史――脳領域の新たな接続

誰も私たちに教えてくれなかった。
私たちは自分の人生を学ばねばならないことを、
自分の人生を、自然史や音楽を学ぶように、学びの場としなければならないことを。
最初は簡単な課題から始めて
徐々に難しい課題に挑戦し、
超越に向けて踏み切る勇気を持てるほどに知力と精度が高まるまで訓練を積むべきものであることを……

――アドリエンヌ・リッチ『超越のエチュード』

ある意味で、その子どもは歴史を繰り返してきたようなものと言える――初期の手探りの状態でアルファベットの文字を発見してから、話し言葉は有限数の音によって構成されていることの発見という、アルファベットの発見を凌ぐとは言わないまでも、それに劣らぬ知的快挙を遂げるまでの歴史である。

――ジーン・チャル

私の〝マドレーヌ〟を探して

プルーストの非凡な小説『失われた時を求めて』が、マドレーヌの味によってよみがった記憶をきっかけにして過去の思い出を織り上げたものであることは、二〇世紀文学の神話とも言える逸話のひとつになっている。主人公である語り手のこの感覚記憶がプルーストのあり余る想像力の産物に過ぎなかったかどうかはさておき、味覚が想起のきっかけになること自体は少しもおかしくない。人間の脳はさまざまな手段で記憶を保存し、検索する。個々の感覚も、そうした手段のひとつなのである。

読字学習に関するこの章を書き始めるにあたって、私自身のマドレーヌは何だったろうと考えた。つまり、本当の意味で初めて文字を読んだ時の記憶を呼び覚ましてくれるものをひとつ挙げたいと思ったのだ。これは失敗に終わった。文字を読めると悟った最初の瞬間を思い出せなかったからだ。その代わりに、別の記憶のいくつか――教室が二つ、八学年で教師二人という小さな母校の記憶

――が、言語のエキスパート、アンソニー・バシールの言う、文字を読む生活の〝自然史〟のさまざまな断片を思い起こさせてくれた。読字の自然史は簡単な課題、訓練、精度に始まり、運がよければ、〝超越に向けて踏み切る〟ための手段と知的能力で幕を閉じる。私の場合は、これがすべて、エルドラドという小さな町で起こった。

文字を読む発達のプロセス――それは奇跡のような物語

読むことを覚えた時、あなたは生まれ変わる……そして、もう二度と、それほど孤独には感じない。

――ルーマー・ゴッデン

本のなかで、私は別の世界だけでなく、自分の内面へも旅してきた。自分は何者か、どんな人間になりたいのか、何を目指すことになるのか、自分の世界と自分自身にどんな夢を描こうとしているのかを学んだ。それだけではなく、そうした時間の多くを、ほかの人々とは異なる次元で生きたとも感じた。覚醒の時があり、休眠の時があった。そして、本があった。本は、何が起きてもおかしくない、しかも、それが実際、頻繁に起きたパラレル・ワールドのようなものであった。新参者であっても、異邦人と感じずに済む世界。私の本当の現実の世界。完全無欠の孤島である。

——アナ・クィンドレン

私を学校に入れるのが父の望みだった。とんでもない要求だ。女の子は誰も学校に通っていなかったのだから……私のような人間に、教育がいったい何の役に立ったと言うのか? 知らないことだらけだったとしか言いようがない。知っていたことと引き比べて、その差に惨めになるばかりだった。だが、しかし……それだからこそ、私を家から引き離す道の向こうにあるものに、初めて気付いたのだ。

——ジャメイカ・キンケイド

歴史学者であったヴァル・ドルチャ公爵夫人、イリス・オリーゴは、二〇世紀初めにフィレンツェの大邸宅で読み方を習った体験を語る時、よくルーマー・ゴッデンを引用した。アナ・クィンドレンは、二〇世紀半ばのフィラデルフィアにおける読字学習の様子を完璧な筆致で描き出した。ジャメイカ・キンケイドは著書『母の自伝』のなかで、自分が子ども時代を過ごしたカリブの島アンティグアの世界では、文字を読むことが少女にとってはどんな体験であったかを浮き彫りにした。実のところ、ジャメイカの担任教師は、幼い彼女の驚異的な読字学習能力を目の当たりにして、ジャメイカは〝悪霊に取り憑かれている〟と信じて疑わなかったそうだ。この女性作家たちは、時代と場所と文化的背景の違いこそあれ、みな新米の愛書家たちとつながるひとつのテーマを掲げている。イリノイ州エルドラドで私自身が得た読字学習の体験の軸になっているのも、このテーマ、すなわち、本のなかに存在するパラレル・ワールドの発見である。オリーゴはそれを〝もう二度と、それほど孤独には感じない〟と表現し、クィンドレンは〝完全無欠の孤島〟、キンケイドは〝私を家から引き離す道の向こうにあるもの〟と言い表した。

私の生まれ故郷の名前の由来については諸説あるが、どれにもひけをとらないのが〝正しい綴りがもたらした皮肉〟説だ。一八〇〇年代の半ば、エルダー（Elder）とリーダー（Reeder）という二人の人物が、イリノイ州南部に二人でつくった小さな町、エルダーリーダー（Elderreeder）に〝都会〟からペンキ屋を呼んだ。馬に乗って通りかかった人々をようこそと迎える看板を描いてもらうためだ。ペンキ屋は、なまじ教養があったばかりに、てっきり町民たちの綴り違いだと思って、奥ゆかしくもこれをそっと訂正した。そして描き上げたのが、〝エルドラド（Eldorado：黄金郷）〟にようこそという看板だったのだ。看板の出来がよすぎて書き直すのが惜しかったのか、もう一枚描いてもらうだけの財力がなかったのか、それとも、エルドラドという町名が町の人々の潜在的な夢にアピールしたのかは知らないが、いずれにせよ、この町名は定着した。そういうわけで、それから一世紀の後、私はイリノイ州エルドラドで育ったわけである。

エルドラドには子どもたちの初等教育を行う学校が二つあった。私が通った小さな教区学校、セント・メリーズは一九世紀の木版画を彷彿させる趣のある暗赤色の煉瓦造りで、大きな教室が二つあり、それぞれに四学年が四列に机を並べていた。一年生が一番左側の窓に近い列に座り、学年が上がるごとに出入り口に近い方へ一列ずつ席を移すことになっていた。

その窓際に座っていたのだから、一年生の半ば頃だと思う。私はおしゃべりより、読むことに夢中になり始めた。それも少なからぬ量である。最初は二列目の子どもたちが読んでいることを片端からマスターし、やがて三列目の子どもたちの習っていることまですべてわかるようになった。四年生の課題をすっかり読み終えたのがいつのことかは定かでないが、一列目に座っていた時である。一クラスに四〇人を抱えるという状況で、私のような生徒を受け持つというのは、聖人でもなければ、忍耐の試練のようなものだったに違いない。しかし、この小さな学校の教師たち、シスター・ローズ・マーガレットとシスター・サレジア、そして後から赴任してきたシスター・イグナティウスは、およそどんな基準でみても、聖人そのものだった。

私が二列目に座っているあいだに、素晴らしい出来事があった。担任教師が私の父母フランクとメアリー・ウルフに何か話していたと思ったら、突然、教室の後ろに本が現れ始めたのだ。半分ほど空いていた本棚が、魔法のように、たくさんの本で埋まり始めた。おとぎ話の本、科学百科事典、偉人伝、それにもちろん、聖人たちの伝記もあった。弟のジョーが三列目、妹のカレンが一列目に座り、下の弟のグレッグが入学を待っていた四年の終わり頃には、私はすべてを読破し、次に読むものをあさっていた。

この過程で私は変わった。世間から見たら自分がどれほどちっぽけな存在であるかはお構いなしに、毎日、文字通りの巨人や比喩的な意味での巨人たちと一緒の時を過ごした。巨人の木こりポール・バニヤンや、トム・ソーヤー、小人のルンペルシュティルツヒェン、アヴィラの聖女テレサは、私が住んでいたウォルナット・ストリートのお隣さんとまったく変わらない、実在の人物に思えた。私は二つのパラレル・ワールドで暮らし始めたのだ。そのうちの片方の世界ではけっして自分を変わり者とも孤独とも感じたことがなかった。この経験は、特に後年、大いに役立つことになる。小さな教室に驚くほどおとなしく座っていたこの数年間、私は日替わりで新たに王冠を戴き、新たに結婚し、新たに聖人と称えられていたのだ。

もうひとつ、鮮明に残っている当時の記憶の中心にいるのは、読み方などとうてい覚えられそうにない子どもたちの指導に全力を尽くしていたシスター・サレジアだ。授業中、拷問としか言いようのない、そうした子どもたちの朗読に辛抱強く耳を傾け、放課後も、彼らを一人ずつ居残りさせては同じことを頭から繰り返させていた彼女の姿を、私は目に焼き付けていたのである。

親友のジムは、居残り組の一人だった。シスター・サレジアがジムのほうにかがみ込んだとたん、彼は私の知っているジム——ガキ大将で、知らないことは何ひとつないという、二〇世紀半ばのトム・ソーヤーとハックルベリー・フィンの合体版——とは似ても似つかない少年になった。シスター・サレジアの後についてつっかえつっかえ文字を読む、まるで別人のようなジムには、彼自身の見劣りするコピーといった観があった。この怖いもの知らずの少年が自分に自信を持てないでいる様子を見て、私の世界はひっくり返った。シスターとジムの地道だが断固たる放課後の特訓は、少なくとも一年間続いた。ジムのようにとても頭のよい子どもには読み方を覚えさせるための特別な手助けが必要と、シスター・サレジアがジムの家族を説得したからである。

当時、私の耳に入ってきた話の内容はこれがすべてだが、私は幼心にも、二つのことに気付いていた。ひとつは、ジム自身はいつ投げ出してもおかしくない状態にあったのに、シスター・サレジアは確固たる決意を抱いており、ジムの母親も息子の潜在能力をあくまでも信じていたことだ。彼女たちは何かとても素晴らしいことをしているのだと、私は密かに感じていた。もうひとつは、ジムが三列目に席替えするまでに、以前のような小生意気で大胆不敵で、手に負えないガキ大将に戻っていたことだ。それで私は、シスター・サレジアとジムの母親が奇跡を起こしていたのだと悟ったのだ。

読字学習は、数々の発達のプロセスに満ちた、奇跡のような物語だ。そうしたプロセスが相まって、子どもが使いこなせる言葉の裏にある、豊かな知られざる世界への扉が開く。ソクラテスと古代インドの学者たちは、言葉を聞いたり話したりせずに読むという行為は、言葉が持つ幾層にも折り重なった意味、音、機能および可能性を理解する能力を損なうのではないかと懸念した。実際、初期の読字能力を見れば、読字習得の瞬間、古くからある多数の脳の構造物が一体となって読字専用の新しい脳の回路を形成する際に、それらの構造物のどれだけが個々の層に寄与したかがわかる。したがって、初期の読字を研究すれば、文字を読むという人類が成し遂げた偉業の基盤となったものを垣間見ることができるのだ。その筆頭に挙げられるのが、生後五年のあいだに子どもの読字の準備を整え、その後も読字の発達が続くあいだ、さまざまな予測しうる形で展開していく相関したプロセスである。

音韻の発達、つまり、単語を構成している小さな音の単位を聞き取り、分割し、理解する術を子どもが徐々に学んでいくプロセスは、単語解読の核心である文字の音の規則を把握・理解する能力に重大な影響をおよぼす。

綴りの発達は、書記体系がどのように音声言語を表わすかを学ぶプロセスで、その後のあらゆる発達のきわめて重要な基盤となる。子どもは文字の特徴や一般的な文字のパターン、英語の〝サイト〟ワード（訳注：単語の読み方を発音と関連づけて教える方法であるフォニックスの規則にしたがっていないため、目で見て覚えるしかない単語。たとえば、have,three,one など）など、活字のさまざまな視覚的側面に加えて、新しく覚えた単語すべての綴り方も習得しなければならない。

語意味と語用の発達は、子どもたちが自分を取り巻く言語と文化から単語の意味に関する知識をどんどん増やしていくプロセスだ。これにより、苦労して解読していた単語を認識・理解する能力が向上するとともにスピードもアップして、〝あ、そうか！〟とひらめく瞬間がますます早く訪れるようになる。

統語の発達は、文の文法的な形式と構造を学ぶプロセスで、文、パラグラフ、物語を構成するための単語の使い方を理解できるようになる。文脈のなかで事象が相互にどう関係しているかを教えてくれるのも統語である。

読字のシステムのなかで最も研究が遅れていると言えそうなのが語形の発達だ。単語がより小さな意味のある基語と意味の単位（たとえば、形態素）からどのように形成されるかという慣例を学ぶプロセスである。〝unpacked（包装していない、包みから取り出したという意）〟という単語が三つの部品、un・pack・ed から構成されていることを発見できるようになれば、この単語を読めるようになるばかりか、より速く、よりスムーズに認識できるわけである。

こうした発達がすべて足並みを揃えて進めば、単語を構成する部品の初期認識が早まり、解読や綴りが容易になるうえに、知っている単語、知らない単語に対する理解力も高まってくる。書かれた文字に触れる機会が多いほど、言語全体に対する暗黙的な理解力（訳注：ほとんど意識せずに獲得できる理解力）と明示的な理解力（訳注：言語的に原理を説明できる理解力）は向上する。この点では、子どもはソクラテスの懸念とは裏腹に、シュメール人に近い。

ハーバード大学の読字研究者ジーン・チャルの説によると、読字習得は、まだ文字を読めない子どもから熟達した読み手に至るまで、かなり秩序だった一連のステップを踏んで進むので、〝まるで自然史や音楽の学習のように〟研究することができるという。確かに私も、読字の構成要素のあいだに織り合わされた関係を音楽になぞらえて考えるのが好きだ。最終的に耳に届くのは、大勢の演奏者が生み出す音の総和であって、一人一人の演奏者の音を聞き分けることはまず不可能だ。すべての音が音楽全体に寄与しているからである。初期の読字は、人間の人生において一度だけ、個々の構成要素を識別することができる時期だ。私たちが読むひとつひとつの単語になるものは何であるか、長いあいだ忘れていた私たちに、読字習得者が思い出させてくれる時期である。

読字発達にかかわる五つのタイプ

そこで、私は子ども用の寝台に腰掛けて、読んでいるふりをした。黒い記号をひとつも飛ばさずに目で追い、すべての音節をきちんと発音するように気をつけながら、独り言でも言うように、物語を声に出して語った。びっくりしたことに、と言うより、実はそれが狙いだったのだが、喧々囂々《けんけんごうごう》の騒ぎが持ち上がり、結局家族は、そろそろ私にアルファベットを教えなければと判断したのである。私は洗礼志願者のようにひたすら勉強した。自分で自分の個人授業さえした。すっかり暗記しているエクトル・マローの『家なき子』を抱えて寝台によじ登り、暗唱するとも解読するともつかないままに、一ページ、一ページ繰っていった。そして最後のページをめくった時には、読み方がわかっていたのだ。嬉しくて気が違いそうだった。

——ジャン・ポール・サルトル

ジャン・ポール・サルトルは自伝『言葉』のなかで、読書にまつわる最初の思い出と、その体験がもたらした〝気が違うほどの嬉しさ〟について詳しく語っている。記憶のレンズを通して見ているとは言え、サルトルの説明は、やはり愛読書を半ば暗記し、半ば読み解きながら、突然（あるいは、突然と思えるだけかもしれないが）読字をマスターする無数の子どもたちの体験によく似ている。実際には、サルトルは、〝突然〟境界を踏み越えて、印刷物の秘密の言語を解読するまでに、いくつもの部分的な知識源を蓄え続けていたのである。本章では以降、読字者としての私たちのなかで起こる段階的な発達のダイナミクスの変化を、サルトルを狂喜させた暗号解読から完全な自律性を獲得した熟達した読み手に至るまで、順を追ってまとめてみよう。

系統立てて説明するため、本章と第6章の二章にわたって、五タイプの読み手を紹介する。つまり、①まだ文字を読めない子ども、②読字初心者、③解読に取り組んでいる読み手、④流暢に読解する読み手、⑤熟達した読み手、である。いずれのタイプも、私たちが読字発達のプロセスで無意識のうちに体験するダイナミクスの変化を表すものだ。ただし、すべての子どもが同じように進歩を遂げるわけではない。有名な小児科医メル・レヴィーンは子どもたちの読字学習の仕方に見られる数々の相違に言及しつつ、〝あらゆる種類の心〟があると書いている。同様に、読み手にも〝あらゆる種類の読み手〟がいる。なかには、ここで私が説明する読字の発達とは異なる順序で、休み休み読字を学んでいく読み手もいる。そうした読み手については、後ほど語ることにする。

まだ文字を読めない子ども

一生のうちに、誰からも認めてもらえたとわかる時が二回ある——歩き方を覚えた時と読み方を覚えた時だ。

——ペネロープ・フィッツジェラルド

第4章で述べたように、まだ文字を読めない子どもは、生まれてから五年のあいだに、〝大好きな人のひざ〟に座って、たくさんの音や単語、概念、イメージ、物語、活字との触れ合い、リテラシーの教材、普通のおしゃべりといったすべてのもののなかからサンプルを集め、学んでいく。この時期について得られる最大の洞察は、読字は誰にとってもけっして偶然の産物ではないということだ。新しい読字能力は、五年の年月をかけて得た知覚、徐々に進む概念の発達と社会的発達、そして、音声言語と書記言語に繰り返し触れることによって生まれてくるのである。

読字初心者の段階

まだ、うまくめくれるようになっていない横長のページのうえに
彼らが行儀よく並んでいるのが見える。
ブルーのジャンパー・スカートを着たジェーン、
クレヨン・ブラウンの髪のディック、
ボール遊びをしているかと思えば、裏庭で宇宙探検ごっこをしている。
自分たちが最初の登場人物、フィクションの幕を開ける少年と少女だとは
気付いていていない。

――ビリー・コリンズ『初めての教科書』より

自分は本当に読めるのだ、ページに書かれている単語を解読できるのだ、単語は物語を作るのだと悟りつつある子どもたちの姿ほど、見ていて心温まり、浮き立った気分になれるものは、そうはない。ついこのあいだ、私はアメリアという子どもと並んで床に座っていた。森の動物のように内気な少女である。まだ文字を読めない彼女はとても無口で、私のような訪問者のために自発的に朗

読したことなど一度もなかった。ところがその日、何かが起こった。アメリアはいつものように、〝猫が敷物の上に座った〟という短い文の文字を、長いこと穴があくほど見つめていた。文字通り、竦《すく》んだシカのようである。それから、ゆっくりとではあるが完璧に、その言葉をはっきりと発音し始めた。彼女の目が私の目を見上げた。眉が上がり始める。次の短い文に移る。また一文。そのたびに、確かめるように私の目を探る。物語が終わるまでには満面の笑みを浮かべ、私に目を向けることもなくなっていた。彼女は文字を読み始めた。そして、自分でもそれを悟ったのだ。アメリアの家には何語の本もほとんどないので、前途は多難だ。それでも、彼女は読み始めたのである。

彼女の読字の前段階がどうあろうと、どんなリテラシー環境（読字学習のための環境）にあろうと、彼女の教師がどんな指導法をとっていようと、アメリアの課題は、他のすべての読字初心者同様、活字を解読し、解読したものの意味を理解することを学ぶことから始まる。そこに至るまでには、どの子どもも例外なく、私たちの祖先が数千年の時をかけて発見したアルファベットの原理と、その途中で少しずつ発見した数々のことを理解しなければならない。

また、自転車の乗り方から死という概念の理解まで、何を学ぶにしても言えることだが、子どもたちは部分的な概念から確立された概念へと移行する知識の連続体（訳注：もともとひとつながりの、関連した一連の知識）に沿って発達していく。読字初心者が初めて読字に取り組む時は、アルファベットの原理の基礎となっている概念を一部しか理解していない。ここでぜひとも紹介したいのは、読字のスペシャリスト、メリル・ピーシャがマサチューセッツ州ケンブリッジの若い生徒たちに毎年尋ねたことである。「子どもたちがやれと言われて一番大変なのは、初めてやれと言われたことだというのはなぜだと思う⁉」。

概して、たいていの子どもたちは（幼稚園であれ、小学一年であれ）、ページに記されている言葉は何かを意味していると漠然と認識したのをきっかけに、文字を読むようになっていく。彼らの大半は、親や保育士、教師が読書している様子を観察しているからだ。しかし、英語の場合について言えば、本の単語は言語の音によって構成されており、文字はその音を伝えるもので、個々の文字はひとつないし二つの特定の音を表すものだという確立された概念のようなものはいっさい持っていない。

読字初心者にとっての最大の発見は、アメリアのように、文字は言語の音と結びついているという概念を徐々に固めていくことにある。これがアルファベットの原理の神髄であり、アメリアのこれからの読字発達の基盤でもあるのだ。彼女が次に学ぶことになるのは、解読に適用される書記素と音素の対応に関するあらゆる規則である。これには発見も必要だが、ほとんどが努力次第だ。この両方に役立つのが三つの暗号解読能力、つまり、言語学習の音韻、綴りおよび意味の領域である。

音韻・音素の認識の発達

単語に含まれている個々の文字の解読を学ぶうちに、日々、たどたどしいながらも進む発見は、音韻発達の重要な側面のひとつである音韻認識を深める推進力となる。ゆっくりとではあるが、子どもは話し言葉の流れに含まれている大小の音の単位を聞き分け始める。たとえば、句に含まれている単語（〝kitty：子猫〟＋〝cat：猫〟）、単語に含まれている音節（kit + ty）、単語や音節に含まれている音素（/k/ ＋ /a/ ＋ /t/）などである。この音韻認識すべてがまた、読字習得の促進につながるのだ。

読字初心者でも、大きな単位なら聞き分けて分割することができる。やがて、もっと小さな単位、つまり、音節と単語に含まれている音素も聞き取って、巧みに使うことを覚えていく。この能力が、読字学習の成否を予測する最良の判断材料のひとつとなる。スタンフォード大学の研究者コニー・ジュエルは、小学校一、二年で単語解読を身につけるには、この幼い時期の音素認識がきわめて重要であることを確認している。読字能力のレベルが低い四年生の八八パーセントは、一年の時、単語解読力に難があったというのだ。そこで、教師たちは、単語の脚韻・頭韻構造を聞き分けて分割する能力を高める童謡や、単語の音を手拍子、書字、ダンスで表すちょっとした〝インスタント・ゲーム〟など、あらゆる機会を通して、子どもたちが単語の音素に気付くのを助けている。

音韻の融合、つまり音の融合（sound blending）を行うには、個々の音を合成して、音節や単語などのより大きな単位を形成する能力が必要だ（s ＋ a ＋ t の融合＝ sat）。ここで言う合成とは、文字通り、音を融合させることである。音素認識スキル同様、融合スキルも、練習によって、また、読めば読むほど、時とともに着実に発達していく。

融合を理解させるための取り組みは長い年月をかけて増え続けてきた。そのなかでも最も興味深い取り組みのひとつと言えるのが、ハーレムの教育者ジョージ・O・キュアトンが使用した手法である。彼はそれぞれの子どもに文字をひとつずつ割り振って整列させた。音が融合して単語を形成する様子を〝実演〟させたわけだ。こんな場面を想像していただきたい。最初の子どもが、長く息を続けるのが楽なスーという歯擦音（訳注：英語のs,sh,zなど、上下の歯のあいだから擦るように出す音）/sss/を出しながら、次の子どもを軽く押して合図すると、二番手は開喉音（訳注：舌を奥に引っ込めて出す音）/a/を元気よく、息の続く限り叫ぶ。二番手が次の子どもをちょいと肩で押すと、三番手は長く息の続かない〝閉鎖〟子音（訳注：口と鼻の声道を閉鎖して出す子音）/t/を発音する。最初は次の子どもへの合図がうまくいかなくてもたつくだろうが、合図を素早く、そっと送れるように指導すれば、やがてs-a-tがsatになっていく。

ここで、二つの重要な特徴を強調すれば、子どもたちはもっと容易に理解できるはずだ。この二大特徴とは、頭音と呼ばれる音節の最初の音と、尾音と呼ばれる音節の最後の母音＋子音のパターン（〝cat〟の〝at〟）である。指導法はいろいろあるが、まず頭音（c）を教え、これに尾音（at）を追加する。それから、この二つを融合させて単語にするのだ。さらに、この尾音にもっと複雑で多様な頭音を加えていく。ch＋atでchat、fl＋atでflatという具合だ。このやり方はキュアトンの手法より少しばかり洗練されていると言えそうだが、目標とするところは同じだ。子どもが音の単位をスムーズに統合できるようにすることである。こうしてみてくると、融合は比較的簡単であるように思えるのだが、実は、読字障害児をはじめとする多くの子どもたちの読字習得の妨げになっているのがこの融合なのである。

読字初心者の音素認識と融合に役立つ有効な方法に、〝音韻レコーディング（phonological recording）〟がある。朗読をもったいぶって言っただけの用語ではないかと思われるかもしれないが、実は二部構成になっている動的プロセスを表現するには、〝朗読〟では単純すぎるのだ。朗読（音韻レコーディング）は音声言語と書記言語の関係を子どもたちに強く印象づける。読字初心者が自分なりに独習できるようにするための〝読字習得の必須条件〟である。

ボストンの二人の読字のエキスパート、アイリーン・ファウンタスとガイ・スー・ピネルは、ニュージーランドの著明な教育学者マリー・クレイの研究をさらに拡大させて、朗読は特定の子どもたちが読字の際によく使うストラテジーと犯しやすい共通の誤りを、教師のみならず、聞く者すべてに教えてくれる、という説を長年唱えている。朗読は子どもが単語について理解している点と理解していない点をはっきりさせるのに役立つのだ。小学一年生の典型的な読字初心者、ティミーが単語の中頃の文字をいつも決まって読み間違うのに気付いた時のことは、生涯忘れられない思い出になっている。一年生のための標準教科書に載っていた、小さな家のお話の出だしで、ティミーは〝house（家）〟を〝horse（馬）〟と読み違えた。ところが、そのまま馬について即興で作った物語を最後まで〝読み〟通してしまったのである。家に関する少々退屈な本文とはまったく無関係なところで、ティミーの素晴らしい創造力が彼のさまざまな誤りの原因を私たちに気付かせてくれたのだ。

アンドリュー・ビーミラーはティミーの年頃の子どもたちが犯す典型的な誤りを研究して、幼い読字初心者たちは、短絡的で、比較的予想しやすい三つの段階を経る傾向にあることを確認した。最初に子どもたちが犯す誤りは、意味と統語の面では適切なのだが、音韻と綴りの面で元の単語との類似性がまったく見られない読み違いである（〝father：お父さん〟を〝daddy：パパ〟と間違える）。書記素と音素の対応の規則がいくらかわかってくると、次は、綴りの面では似ているものの、意味的な妥当性がほとんどない間違いをする（ティミーが〝house：家〟を〝horse：馬〟と読み違えた例）。読字初心者もそろそろ卒業という頃になると、綴りの面でも意味の面でも妥当性のある間違いを犯す（〝ball：ボール〟を〝bat：バット〟と間違える）。この段階の子どもたちは、より流暢な解読へと歩を進めるべく、単語に関する自分のあらゆる知識源の統合に取りかかっている。ここでとても重要なのは、ビーミラーが確認しているとおり、優れた読字能力を獲得する子どもはこうした初期の段階でけっして足踏みをせず、さっさと通り抜けてしまうことである。

自動化できるようになる表象への変換

英語には、ネイティブ・スピカーなら誰でも知っているスカトロジー系、つまり排泄物に関する単語のひとつをsh_tと表記する、ほほ笑ましいほどピューリタン的な伝統がある。ダッシュ記号が欠けている文字〝i〟の代わりであることはみな承知しているので、この〝文字の代役〟は奥ゆかしさと正確な綴りの境界線をまたいでいる存在と言える。このダッシュ記号はまた、すべての視覚的記号がいかに恣意的であるか、英語の個々の音を表記するには一般に認知されているシステムがどれほど必要とされるかを実証するものでもある。綴りの発達とは、特定の言語を表記するためのこうした視覚的慣例を、数々の一般的な文字のパターンや一見不規則な慣用法も含めて、丸ごと習得することを意味する。何よりも重要なのは、これらの視覚的な文字のパターンと頻繁に用いられる文字の組み合わせとを、自動化できるようになる表象に変換する必要があるということだ。

子どもたちは綴りの慣例を一度に一段階ずつ学んでいく。まだ文字を読めない子どもたちは、ひざの上や年上の読み手たちのそばで得た経験から、英語の場合なら、単語は行の左から右へ、文字は単語の左から右へと読むことを悟る。その次に得る洞察には、空間的な発見よりもむしろ、認知的な発見を必要とする。たとえば、パターンの不変性である。多くの子どもたちは、〝A〟はどんな書体で書かれていても〝A〟であることを学ばなければならない。同様に、大文字でも小文字でも同じ文字を表せるということを教えてもらわなければわからない子どももいる。しかし、本当の課題は、英語が多様でありながら英語特有の文字パターンで音を伝える独特の方法を習得することにある。共通の語根（訳注：語形変化の基礎となる形態素）を数多く持つ二つの言語の単語をひとつ比べてみよう。英語の〝shout（叫ぶ）〟とドイツ語の〝schreien（叫ぶ）〟である。英語の〝sh〟とドイツ語の〝sch〟には共通性があるが、どちらの文字パターンも、それぞれの言語ならではの綴りの表象と言って間違いない。フランス語の〝ois〟やスペイン語の〝lla〟〝ña〟も同様である。

読字初心者たちは、母国語の最も一般的な文字パターンすべてにとどまらず、〝have〟や〝who〟、それに、〝Who said yachts are tough？（ヨットは頑丈だと言ったのは誰？）〟という文に含まれているすべての単語など、音韻の規則にしたがうとは限らない、きわめて頻繁に使用される書き言葉の多くも身につける。よく使われる一般的な単語の大多数は、読字初心者である子どもの音韻の知識でも解読できるが、とても重要な常用語でありながら解読できない単語がいくつか存在する。しばしば〝サイト・ワード〟と呼ばれる、これらの綴りの規則にしたがわない単語は、それ自体が綴りの表象となる必要がある。幸いなことに、不規則な綴りの単語は、英語の規則を知っていれば、一般に考えられているほど多くはないし、〝yacht（ヨット）〟のような不規則な綴りの単語にしても、大半は、不規則なのは一部分だけである。

何はともあれ、読字初心者の綴りの発達には、何回でも活字に触れることが必要だ。何と言っても、練習である。ワシントン大学の神経科学者で教育学者でもあるヴァージニア・バーニンガー率いる研究グループは、最も一般的な視覚的チャンク（訳注：脳がグループとして処理できる情報の最も小さい単位）を綴りの表象に置き換えて、〝ant〟のような単純な文字パターンが一瞬で〝chant〟や〝enchantment〟になるようにするには、幼い脳をどんな形であれ活字に触れさせることが必要だと立証している。確かに、これには、単に目で見るだけでなく、〝chant〟に含まれている〝ch〟のような子音の塊を取り出す能力が視覚システムに求められるし、〝enchantment〟に含まれている〝en〟や〝ment〟などの形態素の単位も読字速度を驚異的に向上させる。英語の一般的な母音のパターンや形態素の単位、さまざまな綴りのパターン（たとえば、多くの単語の前に付く厄介な子音の塊）の明示的な学習、つまり、それらを普段から意識して学ぶことは、視覚システムの働きを助けることになるのだ。

そうは言っても、英語の母音が地球上のあらゆる言語のなかで最も多用されている記号のひとつに数えられることは間違いない。五つの母音（時にはyも助っ人として活躍するが）に二役も三役もこなさせて、十指に余る母音を造り出させるような書記体系を、いったいどうやって発明できたものか？　英語の文字パターンに対してマーク・トウェインが感じた憤りは、英語で話している教室ならどこでも日常茶飯事になっている。トウェインが破裂させたかんしゃく玉と、大勢の英語の読字初心者たちの胸にわだかまっているものを言い得て妙なのが、次に紹介する読み人知らずの詩だ。母音の対と母音＋rと母音＋wの組み合わせを丸ごと暗記すれば、この難題の一部は解決できる。しかし、単語のさまざまな意味と共通の形態素について学べば、多数の多・音・節・単語を読む速度のスピードアップを実現できる読字初心者はたくさんいるはずだ。

touch（タッチ：手触り）とbough（バウ：大枝）とcough（コフ：咳）とdough（ドゥー：パン生地）を君はもう、知っていたんだね？

hiccough（ヒカップ：しゃっくり）とthorough（サーロウ：徹底的に）とslough（スラウ：泥沼）とthrough（スルー：通って）でみんなつまずくかもしれないけれど、君なら大丈夫だね？

さすがだ！　それでは、次は、もっと見慣れない落とし穴を習いたいだろう？

heard（ハード：聞いた）という恐ろしい単語には気をつけることだ。beard（べアード：あごひげ）のように見えて、bird（バード：鳥）のように聞こえる。それにdead（デッド：死んだ）だ。発音はbead（ビード：ビーズ）ではなくbed（ベッド：寝台）に近い。

お願いだから、deed（ディード：行為）なんて読まないでくれ！

meat（ミート：肉）とgreat（グレート：偉大な）とthreat（スレット：脅威）には用心しろよ、[suite（スイート：続き部屋）とstraight（ストレート：まっすぐな）とdebt（デット：借金）

と韻を踏んでいるんだ」。

moth（モス：蛾）は mother（マザー：母）の moth じゃないぞ。

both（ボース：両方）も bother（ボザー：困らせる）の both ではないし、broth（ブロス：肉汁）も brother（ブラザー：兄弟）の broth じゃない。

here（ヒア：ここ）と there（ゼア：そこ）は似ていないし、dear（ディア：親愛な）と fear（フィア：恐怖）も bear（ベア：熊）と pear（ペア：洋ナシ）の仲間じゃない。

まだまだあるぞ、dose（ドース：薬の一回分）と rose（ローズ：バラ）と lose（ルーズ：失う）――

つべこべ言わずに辞書を引け―― goose（グース：ガチョウ）と choose（チューズ：選ぶ）、次は cork（コーク：コルク）と work（ワーク：仕事）と card（カード：葉書）と ward（ウォード：病棟）、

それから font（フォント：字体）と front（フロント：正面）に word（ワード：単語）と sword（ソード：剣）。

do（ドゥ：する）と go（ゴー：行く）や、thwart（スウォート：阻む）と cart（カート：手押し車）も。

おいおい、始めたばかりじゃないか。

恐ろしい単語？　おやまあ、冗談じゃない、
私は五つの歳で発音を覚えた。
それでも、読むためには、
五五になっても知らなかった単語をまだまだ勉強したもんだ。

“虫”がスパイになれる！　読字初心者の語意味の発達

第1章で、認知科学者デヴィッド・スウィニーの興味深い研究を例にとって、単語を読むと例外なく、たとえ私たちが気付いていなくても、考えられる意味が総動員されることを説明した。そんなさまざまな意味を思いつけるというのも、小児期のよいところのひとつだ。逆に、それがないと、大事な時期を無駄にすることになる。なかには、単語の意味を知ることで、たどたどしい解読力を本物の解読力にまで高める子どももいる。アメリアの例で言えば、言葉の解読を始めたばかりの初期の段階では、すべての単語が大きな壁のように立ちはだかっていた。アメリアにとっても、アメリアのように暗号解読に取りかかったばかりの大勢の読字初心者にとっても、語意味の発達は、多くのフォニックス提唱者が思っているよりもはるかに重要な役割を果たすが、ホール・ランゲージ（訳注：言葉が使われる実際の状況に即して、意味のある全体から言葉の運用を丸ごと理解させようとする指導法）の提唱者が思うほど万能ではない。語意味の発達における三つの関連原理は、あらゆる指導法の相違を超越したところにあるのだ。

意味の理解――読字指導における最大の誤り

子どもがぎこちなく解読した言葉の意味が容易に理解できるものであるなら、口に出して読んだものが単語として認識される可能性のみならず、記憶、保存される可能性も増大する。コニー・ジュエルが強く主張しているように、読字指導における最大の誤りがここにひとつある。アメリアを例にとって言えば、ある単語をようやく解読したアメリアを見て、彼女は自分が読んだものを理解しているはずと思いこんでしまうことが誤りなのだ。語彙は単語解読を容易にするとともにスピードアップするのに役立つ。大人にも同じ原理があてはまることを説明するため、ひとつ実験をしてみよう。次の用語を声に出して読んでみていただきたい。〝periventricular nodular heterotopia（脳室周囲結節性異所性灰白質）〟、〝pedagogy（教育学）〟、〝fiduciary（受託者）〟、〝micron spectroscopy（ミクロン分光法）〟。これらの単語をそれぞれどれくらい速く読めるかは、〝解読力だけでなく、予備知識によっても左右される。これらの単語があなたの語彙に含まれていなかったなら、個々の形態素（たとえば、〝peri：周囲〟＋〝ventricle：脳室〟＋〝ar：～の〟）から意味を推測し、発音も改善しようとしたのではないか。私たち大人も、自分が知っている単語はずっと容易に効率よく読めるのだ。

意味を引き出す力、文脈を把握する力

多くの子どもたちにとって、語彙という予備知識は特別な〝助っ人〟だ。臨床医で、言語学者でもあるレベッカ・ケネディは、語彙は音声言語のなかで、読字学習に〝無料で役立ってくれる要素〟

と断言する。私は時々、特定の症候群を示す用語の意味を学生たちに説明させることにしている。たとえば、〝広場恐怖症〟という単語だ。学生がもじもじしている場合は、文脈にこの言葉が入っている文をヒントに出す。「ドクター・スポックが担当している広場恐怖症の患者は、広く開け放った講堂で行われるグループ・ミーティングに参加するのを拒んだ」。この文には学生たちを〝広場恐怖症〟という単語からひとつ上の知識レベルへと、確実に進歩させられるだけの文脈が含まれている。文脈を利用する能力を培うのは読字である。読字初心者の場合、教科書が難しくなるにつれて、部分概念に〝導出（意味を引き出す）〟力と〝文脈把握〟力が働きかけて、たくさんの単語を確立されたカテゴリーへと移行させる。こうして、知っている単語のレパートリーを増やしていくのである。子どもたちが小学校のあいだに習う書き言葉はおよそ八万八七〇〇語で、そのうち少なくとも九〇〇〇語は小学三年の終わりまでに覚えなければならないことを考えれば、子どもの語彙発達がとてつもなく重要であることは火を見るよりも明らかだ。

意味の多義性への理解

この原理から思い浮かぶ、初期の読字発達に関する話が二つある。ルイザ・クック・モーツの計算によると、言語的に恵まれた環境にある子どもと恵まれていない子どもの語彙には、小学一年までに約一万五〇〇〇語というはっとさせられるほどの差が生じている。言語的に恵まれていない子どもたちは、いったいどうすればこの差を詰めることができるのか？　学校で行っている語彙の明示的指導もこの問題の一面に迫りはしているが、読字初心者は、彼らに与えられる簡単な物語を読むためにでさえ、単語の表面的な意味よりはるかに多くのものを学ばなければならない。また、文脈によって異なる単語のたくさんの用途と機能についても、豊富な知識と柔軟な考え方が求められる。〝bug〟はもぞもぞはい回ることも、パソコンのユーザーを困らせることも、道路を疾走することも、スパイすることもあるのだと知り、違和感なく受け入れられるようになることが必要なのだ。

私の研究コーディネーターであるステファニー・ゴットヴァルトから聞いたところでは、私たちの取り組みで研究対象としている読字障害を抱えた子どもたちの多くは、英語の単語にはひとつでいくつもの意味があると知って、ぎょっとするらしい。〝bug〟や〝jam〟(訳注:ジャム、混雑、苦境、プリンタの紙詰まり、野球のピンチなどの意)〟、〝ram〟(訳注:ラム、牡羊座、槌、シリンダー内のピストンなどの意)〟、〝bat〟(訳注:バット、棍棒、コウモリ、目をぱちくりさせるなどの意)〟といった単語を教えた時の最初の反応は〝うっそ～!〟だそうだ。幼い駆け出しの解読者たちは、活字になった言葉も、ジョークやしゃれで使う話し言葉同様、複数の意味を持ちうることを悟ると、理解力を深める。単語の多義性という概念は、読んだものから推論し、より多くの意味を読み取ろうとする姿勢を読字初心者に植え付ける。これが読字の次のレベルの素材となるのだ。しかし、まずは、〝bat〟や〝rat〟、〝bug〟などの短い単語を読んだ時に、駆け出しの単語を解読する脳はどうするのか見てみることにしよう。

読字初心者の脳——単語解読の基盤

駆け出しの読字初心者が単語を目にした時、解読力や理解力のレベルにかかわらず、脳内で何が起こるのか見て取れる図を、キャサリン・ストウッドレーに描いてもらった(図5-1)。幼い子どもが文字を読んだ時も、大人の汎用読字システム同様、三つの大きな脳領域が活躍する。幼児の文字を読む脳に与えられる主な仕事は、この三領域を接続することだ。子どもの脳の場合、大人の脳とは違って、最初に賦活される大きな領域は、後頭葉（つまり、視覚野と視覚連合野）と、後頭葉の奥深く、側頭葉に隣接している、進化に重要な役割を担う脳野、すなわち紡錘状回の、大人よりもはるかに広い領野におよんでいる。ここで非常に重要なのは、左右両半球の活動も、大人よりずっと活発であることだ。これはちょっと考えると、信じられないように思えるかもしれないが、何事であれ、上達するとはどういうことか、考えてみていただきたい。最初は、どんなスキルを身につけるにも、多大な認知処理と運動処理、そして、それを支えるニューロン領域を必要とする。しかし、そのスキルに熟達してくるにつれて、次第に認知処理の負担は小さくなり、ニューロン経路も整備されて効率が向上する。これは脳内の特殊化と自動化につながる緩やかな発達である。

第二の大きなニューロン分布域も、やはり左右両半球にまたがっているが、活動は左半球のほうが幾分活発であるようで、側頭葉と頭頂葉のさまざまな領域を包含している。先頃、ワシントン大学の神経科学者たちが、子どもはいくつかの特定の領域を大人よりも多用すること、なかでも特筆すべきが、音韻処理と視覚処理、綴り処理および意味処理の統合に重要な役割を担う二つの重要な脳の構造物、角回と縁上回であることを確認した。子どもの場合は、側頭葉にあるウェルニッケ野と呼ばれる言語理解の中枢の一部も著しく賦活されたと言う。

大変興味深いのは、子どもが汎用読字システムのこの二大領域を大人よりもはるかに多用すると言っても、ある条件下では例外が生じることだ。大人でも、非常に難しい単語を読まねばならず、

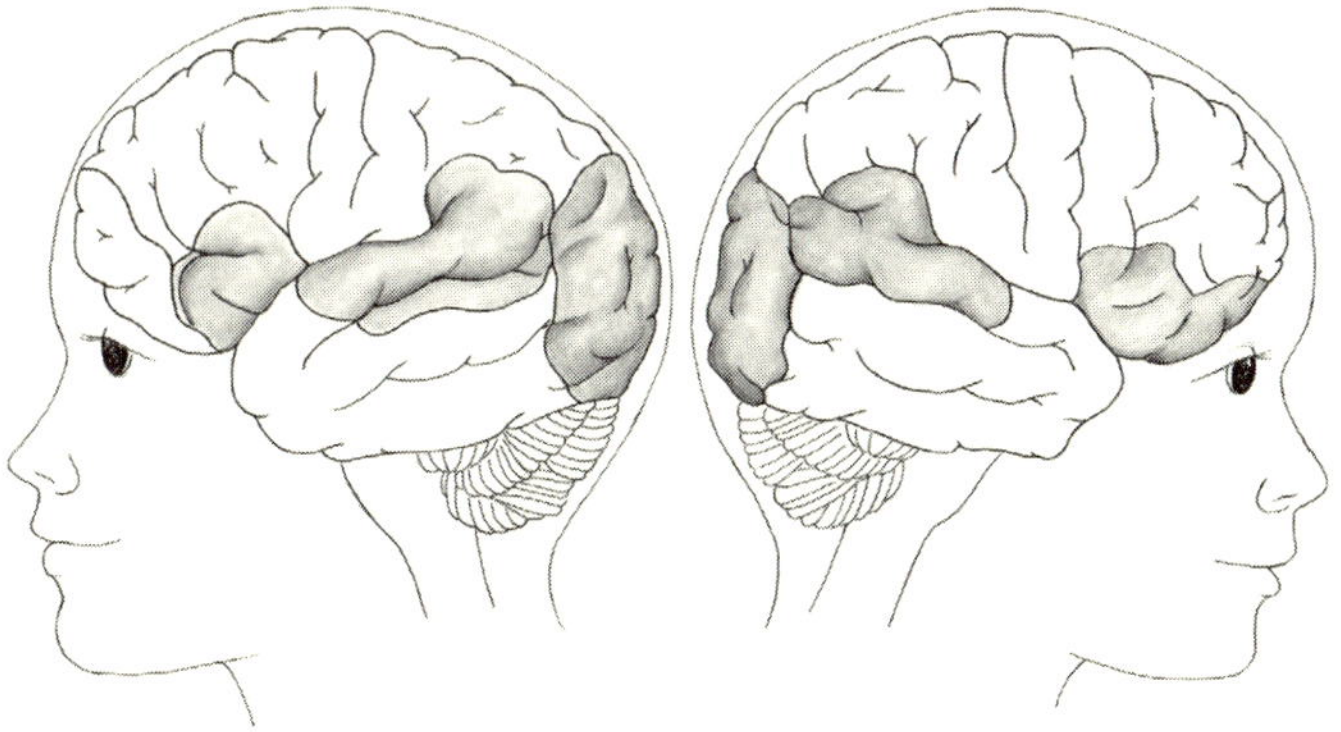

図 5-1 最も初期の段階の文字を読む脳

小児期の認知ストラテジーに頼らざるを得ないとなると、子ども以上にこの領域を活用するのである。先ほど、〝periventricular nodular heterotopia（脳室周囲結節性異所性灰白質）〟という用語を読もうとした時に、これを体験した人もいるかもしれない。

前頭葉の一部、それも特にブローカ野と呼ばれる、左半球の重要な言語野が、子どもの汎用読字システムの第三の領域である。前頭野が記憶をはじめとするさまざまな実行プロセスと、音韻処理や意味処理などの言語プロセスに担っている役割を考えれば、これは当然のことだ。確かに、大人の読み手は、前頭葉の一部を特によく賦活させる。それが、こうした複雑な言語の理解と実行のプロセスにかかわる領域である。子どもと大人のどちらにおいても積極的な役割を演じているのは、脳の下層部に位置するその他の領域だ。例として挙げられるのが小脳と、多目的に活躍する視床である。視床は脳の〝配電盤〟のひとつで、脳の五層すべてを中継している。〝小脳〟とは〝小さな脳〟という意味だ。読字に必要なたくさんの運動スキルと言語スキルのタイミングと精度の調節を司っているから、まさにぴったりなネーミングである。

要するに、幼い読字初心者の脳の最初の姿を描いたこの図（図5-1）を見れば、誰もが感心して唸るはずだ。元々は他の機能（特に、視覚と運動と言語のさまざまな要素）のために設計された脳領域が、どんどんスピードアップしながら情報のやりとりを行うことを学ぶにつれて、新しい接続を生み出していく能力が脳にはそもそもの初めから備わっていることが、ここにはっきりと描き出されているからだ。子どもが七、八歳になるまでには、駆け出しの単語を解読する脳は、幼い脳がどれだけのことを達成できるか、また、私たち人間が最初のトークンの読み手からどれだけ大きく進化してきたかを例証できるまでになる。ここで紹介した三つの主要なニューロン分布域は、読字発達のすべての段階を通して、基本的な単語解読の基盤となる。もっとも、文字を読む脳を描いたこの肖像については、もうひとつ言っておきたい興味深いことがある。それが、次のレベルの読み手の特徴である流暢さの向上だ。

〝解読に取り組んでいる読み手〟の段階

解読に取り組んでいる読み手の段階にある子どもたちが読んでいるのを耳にすれば、読字初心者との違いを〝聞き取れる〟はずだ。アメリアの読み方の特徴であった、ときめきは感じられても苦労しているらしいことは否めない発音は、もう過去のものだ。その代わりに聞こえてくるのは、もう一歩で流暢さに手が届くところまで来ている、より滑らかで自信に満ちた読み手の声である。

私にはお気に入りの、解読に取り組んでいる読み手がいた。ヴァンという名のベトナム人の少年である。彼と初めて会ったのは、私の研究センターのスタッフがリテラシーのスキルの集中指導を必要とする子どもたちの指導にあたっていたモールデン・サマー・スクールだった。洞察力に富んだ担任のフィリス・シフラーの指導があったおかげで、ヴァンは四週間のあいだに、学校の教師たちは留年させるほうがよいと思っていた二年生レベルの読字初心者から、すべての読解テストで二年生以上の成績を収める少年に変身した。サマー・スクール開始当初の聞くに堪えない読み方は消え失せて、韻律（訳注：音声の抑揚、強弱、長短などによって生じる音声学的特徴）要素に対する注意力が向上したうえに、読んだものを理解するためにかける時間も長くなっていた。ヴァンは情感を込めて朗読し、何を読んでもほとんど理解した。ヴァンの朗読は、解読を覚え始めたばかりの子どものポツリポツリと口ごもる読み方から、スラスラと言ってもよいほどの、三年中級レベルの読みっぷりに変わったのだ。解読に取り組んでいる読み手としては完璧な、半流暢な読み方のできる読み手である。ほんの少しの説得と、朗読テストの成績という疑問の余地のない証拠により、ヴァンの学校の校長と教師たちは、ヴァンを三年生に進級させることに一も二もなく賛成した。私たちはもちろん、ヴァンの家族も有頂天になった。

ところが、ヴァンの話には、奇妙なオチがあったのである。次の夏、ヴァンは私たちのサマー・スクールに戻ってきた。サマー・スクール・プログラムの責任者であった有能な教師、キャサリン・ダネリー・アダムスとテリー・ジョフィ・ベナリーには、ヴァンがまた留年の危機にあるという連絡があった。そこで、ヴァンをもう一度フィリス・シフラーのクラスに入れたところ、驚くまいか、彼女のために、ヴァンは流暢に読んでみせたのだ！　二人の責任者も私も、狐につままれたような気がした。とうとう、フィリス・シフラーがヴァンを傍らに引き寄せて、こんなに上手に読めるのに、三年の先生はどうして朗読が下手だと思ったのかしらと尋ねた。ヴァンははにかみながら、こう尋ねた。「ほかに、サマー・スクールに来られる方法ってある？」。私たちは誰一人、偽の読字障害児に出会ったことはなかった。ヴァンが第一号である。

〝サイト・チャンク〟と〝サイト・ワード〟が重要

この半流暢な段階では、読み手は解読できる単語を最低三〇〇〇語は増やさなければならない。それまでに習得した三七の一般的な文字パターンでは、もう間に合わないからだ。三〇〇〇語を追加するには、次のレベルの一般的な文字パターンに触れて、母音をベースにした尾音と母音の対の厄介なバージョンを覚える必要がある。そこで次に紹介する抜粋文を読みながら、母音の対〝ea〟を含んでいる、かなり一般的と言えるさまざまな単語と、〝ea〟の実に多彩な発音の可能性について考えてみよう。

There once was a beautiful bear who sat on a seat near to breaking and read by the hearth about how the earth was created. She smiled beatifically, full of ideas for the realm of her winter dreams.

（昔、今にも壊れそうな腰掛けに座って、炉端で天地創造について書かれた本を読んでいる、きれいな熊さんがいました。冬の夢の世界のことがたくさん頭に浮かんできて、彼女は嬉しそうに微笑みました）。

〝ea〟の可能な発音をこれだけ並べてみれば、英語の正書法（訳注：正しい綴り方）にはお手上げだ、子どもたちには無駄でも、文脈のなかで何もかも学ばせればいいと思う教育者がいるのも無理からぬこととわかろう。しかし、単語全体の文脈のなかで文字パターンについて考えれば、正規の規則に気付くことも少なくない。たとえば、〝ea〟の後に〝r〟が続く場合は、普通、発音の可能性は二種類しかない［たとえばdear（ディア：親愛な）とbear（ベア：熊）］。〝ea〟の後にm,n,pまたはtが来れば、可能性はひとつだけである。この半流暢な、解読に取り組んでいる読み手の段階では、入門レベル以上の単語を構成する文字パターンと母音の対の〝サイト・チャンク（視覚的チャンク）〟（訳注：チャンクとはより高次のまとまった単位のこと）の豊富なレパートリーを獲得することが不可欠なのだ。さらに、これらのチャンクを自動的に〝見て取る〟ことも学ぶ。〝サイト・ワード〟は読字初心者の達成度を高める重要な要素だ。〝サイト・チャンク〟は解読に取り組んでいる読み手の半流暢さの向上につながる推進力になる。〝beheaded（斬首されたの意）〟がbe＋head＋edであることを早く見て取れるようになるほど、より流暢な単語識別により、この厄介な単語を統合できる可能性も大きくなる。ちなみに、読字の次の段階には、あなたがうすうす感じているよりも頻繁に、この厄介な単語の統合が登場する。

〝解読〟から、〝流暢な読み〟の段階へ

〝単語のなかにあるもの〟を子どもが理解することがきわめて重要なのは、この知識が基本的な解読から流暢な読字へと子どもたちをいざなうからである。二通りの小児期のシナリオを書き換えることができるのが、まさにこの段階だ。さもないと、シナリオは生涯固まってしまうことになりかねない。読字学者キース・スタノヴィッチは、豊かな者はいっそう豊かになり、貧しい者はいっそう貧しくなるという、読字発達と語彙の建設的にも破壊的にもなりうる関係を説明するのに、聖書から借用した〝マタイ効果〟（訳注：新約聖書『マタイによる福音書』第一三章一二節――おおよそ、持っている人は与えられて、いよいよ豊かになるが、持っていない人は、持っているものまでも取り上げられるであろう）という表現を使った。語彙の豊かな子どもたちの場合、単語にひたすら触れることと、新しい文脈から新しい単語の意味と機能を導く方法を見つけ出すことによって、古い単語は自動的に理解できるものとなるし、新しい単語は向こうから飛び込むようにして頭に入ってくる。こうした読み手は、流暢に文字を読む準備が整った読み手である。

一方、語彙が乏しい子どもたちの場合は、語意味と統語の発達が貧弱であることが、音声言語と書記言語に影響をおよぼす。語彙が発達しないと、きちんと理解していない単語を完全に理解することはできないし、新しい文法構造も習得できない。しかし、流暢な単語認識を大きく進めるのは、語彙と文法の知識なのである。解読に取り組んでいる読み手は次第に高度な教材をマスターし始めるのだが、単語とその用法にあまり触れていないと、難しすぎて付いていけないことになる。語彙の乏しい子どもたちにとっては、現実はさらに厳しい。普段は問題にされていないことだが、イザ

ベル・ベックの研究グループが先頃報告したように、たいていの教室では、大切な明示的指導がほとんど行われていないからである。

子どもたちは読みと綴りの歩みを一歩進めるたびに、単語のなかに存在するものをたくさん学ぶ。つまり、英語の形態素を形成する語幹（訳注：変化しない語頭の基幹部）、語根、接頭辞（訳注：単語の語頭に付いて派生語を作る形態素）、接尾辞（訳注：単語の語尾に付いて派生語を作る形態素）などである。子どもたちは、〝s〟や〝ed〟などのごく一般的な拘束形態素（訳注：単独では単語として用いられない形態素）なら、別の単語のおまけとしてよく目にしているため、すでに知っている［たとえば、〝moons〟は二つの形態素、moon（衛星の意）と〝拘束形態素〟sにより構成されている］。しかし、解読に取り組んでいる読み手たちは、接頭辞（〝un〟〝pre〟）と接尾辞（〝er〟〝ing〟）など、さまざまなタイプの形態素と出逢い始める。そして、これらの形態素を〝サイト・チャンク〟として読むことを学ぶと、読字と理解がスピードアップする。例として、一部の形態素は単語の文法的機能を変化させるものであると、子どもたちが暗黙的に理解した場合を考えてみよう。たとえば、〝er〟を追加すると、〝sing（歌う）〟のような動作を表す動詞が〝singer（歌手）〟のような名詞に変化するわけだ。すると、共通の綴りで表される語根を持っている単語が多数存在し、それらは、発音は異なっていても、関連のある意味を伝えていることを理解し始める［たとえば、sign（署名する）、signer（署名者）、signed（署名した）、signing（署名している）、signature（署名）］。

ところが、英語を〝形態音素〟［訳注：たとえば、日本語では「本」の「ほん hon」「ぽん pon」「ぼん bon」というように、ひとつの意味を持つ語の最小単位（形態素）が発音を変えるもととなる音素（h-p-b）のこと。

英語ではelegantとelegance のtとceなど］の書記体系にしているものは何かという説明のこの後半部について、子どもたちが明示的指導を受けることはめったにない。形態論のエキスパート、マーシャ・ヘンリーによれば、〝sign〟と〝signature〟のような単語は英語の書記体系が持つ形態音素の性質を子どもたちに説明するための完璧な例であるうえに、〝sign〟の〝g〟や〝muscle〟の〝c〟などの、表記されているのに発音しない不自然に思える文字（黙字）が存在する理由を説明するにももってこいだと言う。形態論の知識は、子どもが発見すると〝単語のなかにあるもの〟の素晴らしい一面であるのに、流暢な読解力を育むために活用されることなく終わっている補助手段のひとつでもあるのだ。

与えられた情報を踏み越え、考える時間が始まる

本が私たちの人生に何かしら深い影響をおよぼすことがあるとすれば、子ども時代だけではなかろうか……錠に差し込んだ鍵が突然回って、私は読めるのだと気付いた時のことを、はっきりと覚えている。音節が鉄道の客車のようにつながっているだけの読み方の本の文ではなく、本物の本を、である。紙表紙の本で、少年の挿絵が入っていた。縛られ、猿ぐつわをはめられて、井戸のなかにロープで吊されていて、水が腰まで上がってきている……あれは探偵ディクスン・ブレットの冒険だ。長い夏休みが終

わるまで、私は秘密を守り通したと思う。読めることを誰にも知られたくなかった。幼心にも、これは危険な瞬間だと半ば気付いていたのだと思う。

——グレアム・グリーン

流暢さについては、ずいぶんと筆を費やしてきた。ハイファ大学の共同研究者タミ・カツィールと協力して、流暢さの発達に関する新しい定義もまとめた。ここで言いたいのは、ごく単純なことだ。流暢さは速度の問題ではない。子どもが単語について知っている特別な知識-文字、文字パターン、意味、文法的機能、語根、活用語尾など——をすべて、考えて読解する時間がとれるほど速く活用できることを言う。ひとつの単語に関する知識は何であれ、それを速く読むのに役立つのである。

したがって、流暢さを獲得するポイントは、読むこと——本当の意味で読むこと——と理解することと言える。解読に取り組んでいる読み手の段階の終了は、グリーンの言う〝危険な瞬間〟への入り口と、ジャメイカ・キンケイドとアナ・クィンドレンが書いている〝パラレル・ワールド〟に直接続いている。この時点で、子どもたちは、主人公がどんな状況に陥っているのか推論し、悪漢が何を企てているのか予測し、ヒロインの苦しみを感じ取って、自分が読んでいるものについて考えめぐらせることができるほどの速さで、グリーンが〝鉄道の客車のようにつながっている〟と言った音節を解読できるようになるのだ。

確かに、解読に取り組んでいる読み手たちは気まぐれだし、幼い。しかも、文章を読み解くために、増えつつある自分の言語の知識と伸びつつある推論力をどう用いればよいか、学び始めたばかりである。ジョンズ・ホプキンス大学の神経科学者ローリー・カッティングが説明しているところによると、こうした子どもたちの読解力の発達には、言語以外のスキルもいくつか寄与するそうだ。たとえば、作業記憶《ワーキング・メモリ》（訳注：情報を一時的に保存して操作する記憶システム）は、文字や単語に関する情報を保持するための一時的なスペースを脳内に用意するものだ。一時的というのはどれほどの長さかと言うと、脳がその情報を、子どもたちのどんどん高度化される概念情報と結びつけるのに十分な長さである。

解読に取り組んでいる読み手たちが進歩するにつれて、彼らの読解力は、こうした記憶などの実行プロセスや、単語に関する知識、流暢さと密接に結びついていく。これらはみな、相互に関連しているのだ。流暢さが向上していけば、推論する余地ができる。推論と洞察に割ける時間ができるからである。流暢さは読解力の向上を約束してくれるものではない。むしろ、脳の実行システムが最も必要とされているところに注意を向けられる時間を延長するものと言える。つまり、推論し、理解し、予測し、時には矛盾した理解を修復して、新たに意味を解釈する時間である。

たとえば、『シャーロットのおくりもの』（訳注：E・B・ホワイトの童話。ベーコンにされる運命にある子豚ウィルバーを、クモのシャーロットが自分の巣にクモの糸で文字を書いて、ウィルバーは特別な子豚だと人間に知らせて救う物語）を読んだ時、解読に取り組んでいる読み手なら、シャーロットが手を貸さなければウィルバーの運命はどうなっていたか、気付くに違いない。それにしても、このシャーロットの手助けの裏に隠されている見事な機転を子どもが読み取れるようになるのはなぜか？　読字発達のこの段階は、幼い子どもが文中で語られていることと語られていないことが織りなす微妙な綾のなかから予測する術を学ぶ時期なのだ。子どもたちが初めて〝与えられた情報を踏み越える〟瞬間だ。突き詰めて言えば、文字を読む脳に最も重要な貢献を果たすもの――つまり、考える時間がここに始まるのである。

ただし、この発達段階にある子どもは時として、単語にしろ、文にしろ、パラグラフにしろ、正しく理解するためにはもう一度読まなければならないと思い知る必要もある。よりよく理解するために（たとえば、誤った解釈を修正したり、より多くの情報を得たりするために）文章を読み直すべき時を知ることは、私のカナダの共同研究者、モーリーン・ロヴェットが言う〝読解力のモニタリング〟の一部である。彼女が行っている子どもたちのメタ認知能力、それも特に、文章で読んだことを自分がどの程度よく理解しているか検討する能力に関する研究では、何かつじつまが合わないことがあれば子どもが自分でストラテジーを変更できる能力と、その変更を促す教師の影響力のこの発達段階における重要性が浮き彫りになっている。この時期が終わるまでに、解読に取り組んでいる読み手たちは、読むための新しい考え方を身につけているのだ。

感情は読解力を伸ばす

年齢を問わず、読者には出逢いが待っている。その出逢いに最も熱心で、素早く反応するのが子どもの読者だ。限られているからこそいっそう強烈な感覚的体験のすべてを、物語を読むのに役立てるばかりでなく、物語に注ぎ込むのだ。

――エリザベス・ボーウェン

教師なら誰でも承知しているとおり、感情の関わりが、読書生活に飛び込むか、それとも、読字は他の目標に到達するための手段でしかない小児期の泥沼に踏み込んだまま終わるかを分ける転換点になることは珍しくない。小児期の読解力の発達には、想起し、予測し、推論した後に起こることがきわめて重要な影響をおよぼす。すなわち、感じ、確認し、その過程でより完全に理解し、ページをめくるのがもどかしくなるといったことが、読解力を伸ばすのだ。十分解読できる段階から流暢に解読する段階へと移行しつつある子どもには、さらに難しい読字教材に挑戦する意欲を起こさせる、学校の先生や家庭教師、親の心からの励ましが必要である。確かめるように私の目を探りながら本を読んだアメリアは、私に自分の努力を支持することを求めたのだし、ヴァンはフィリス・シフラーの支えを必要としたのである。

しかし、感情の次元には、別の一面もある。『シャーロットのおくりもの』にでも、そのほかのどんな物語や本にでも、完全に没入できる能力、〝徹底したどん欲さ〟だ。文字と解読の規則をすべて習得し、単語の表面下に息づいているものを把握し、さまざまな読解プロセスを展開させ始めた子どもたちを、読書に正面から向き合わせ、生涯にわたって読書に熱中させるのも、流暢に読解する読み手になる能力を育むのも、読むことによって導出される感情である。この流暢な読解力という、いつまでも色褪せることのない能力が、アドリエンヌ・リッチの言う〝超越に向けて踏み切る〟ための基盤を、そして、私たちの多くを今の自分に成長させてくれた読字発達の次の、そして最後の段階の基盤を形成するのだ。超越に向けて踏み切ることのできない子どもたちは、イリノイ州エルドラドで三年生の列に座ったまま、新たに王冠を戴き、新婚生活に入り、初めて王子様にキスされた小さな少女が何を感じていたか、けっして知ることはできまい。

第6章 ■ 熟達した読み手の脳

子ども時代の本を通して自分がたどってきた道を分析しながら読み返すことができたら、あらゆることの道標を見つけられるのにと思えて仕方がない。子どもは本の世界で生きている。しかし、本もまた、子どものなかで生きているのだ。

——エリザベス・ボーウェン

あなたは素晴らしい注意力に恵まれている。

——ウィリアム・スタフォード

ボクは好きなだけ時間をかけたい。

——ルーク、九歳

アメリカの子どもの四〇パーセントは〝学習不振児〟

私たちの研究に参加している子どもたちのなかで、私のお気に入りの一人だったのがルークという少年だ。今にして思えば、彼が抱えていた特異な問題の前兆と言うべきか、彼は実に異例な形で私たちの介入（訳注：研究者が対象者に対して積極的な働きかけを行うこと）プログラムに参加することになった。普通、私たちが研究対象として適格と認めるのは、学校の教師に参加を勧められた読字に苦労している子どもたちで、しかも、適格性を判断するために、一連の大変なテストを受けてもらうことになる。ルークは違った。簡単に言ってしまえば、彼は私たちの読字介入プログラムに自ら志願してきたのだ。なぜかと尋ねたところ、彼は厳粛な面持ちでこう答えた。「アリアの歌詞を読まなければならないんです。でも、もう覚えられない！」。ルークはボストン児童オペラで歌っていたことがわかった。彼は才能ある歌手だったが、オペラの歌詞を読みこなせる仲間たちに付いていけなくなっていたのだ。

ルークの学校の教師たちの見立てでは、ルークは、幾分ゆっくりではあるが、十分よく読めていたので、私たちの介入研究への参加は勧めなかったらしい。ルークがオペラで求められる能力と、彼の正確だがぎこちない読字との隔たりに、気付いていなかったのである。臨床的な観察眼に優れた研究員キャスリーン・ビドルは、一連のテストを行った後、文字の命名と単語の読みにかかる時間にこれほど深刻な問題を抱えた子どもをテストしたのは初めてだとつぶやいた。しかも、ルークの知能と読解スコア（訳注：読解力を判定した得点）にはかなり驚くほどのずれがあるということだった。介入プログラムで相当努力した末に、ルークはとうとう、自分のアリアを理解できるほど流暢に読む術を学んだ。解読できる段階から流暢に読む段階への移行を果たしたのだ。しかし、その過程で、彼は読字発達の段階が上がると、正確さから流暢さへと歩を進めるのがいかに難しいことかを、私たち全員に教えてくれた。

多くの子どもたちは、この移行を経験せずに終わる。しかも、その理由は、ルークのような読字障害とはほとんど無関係だ。全米読字委員会（National Reading Panel）の最近の報告とネーションズ・レポート・カード（訳注：アメリカ国内の学校における学習達成度を調査した全米統一テストの結果報告書）によると、小学四年の子どもたちの三〇パーセント〜四〇パーセントは、十分な読解力を備えた、申し分なく流暢と言える読み手になっていない。これは衝撃的な数字だが、実際には、教師も教科書の著者も、実を言えば学校制度全体が、小学四年以上の生徒たちに対して現実離れした期待を抱いているものだから、事態はいっそう深刻である。現在、アメリカの学校制度がとっているアプローチは、小学校の最初の三年間では〝読むために学び〟、四年からは〝学ぶために読む〟という持論に要約されるものだ。三年を修了した子どもたちに、教師は、ますます難しくなる教材から〝自力〟でどんどん学べるだけの十分自動的な読字スキルを身につけていることを期待する。私自身、教職にあった時はまったく同じことを期待していた。自分には何の落ち度もないと思っているので、四年生の担任をしている大半の教師たちは、流暢さを習得していない子どもたちを対象とした読字指導のための研修をけっして受けようとはしない。

アメリカの教育が抱えている、ほとんど表面化していない問題のひとつは、小学三年と四年になって、正確には読めるようになったが(たいていの読字研究が基本的な目標としていることである)、流暢には読めないという、小学校低学年の生徒たちがたどる運命だ。この問題に対処しないかぎり、こうした生徒たちは立ち遅れたままになる。私たちには、発達性ディスレクシアとそれに対する取り組みに関する経験なら豊富にある。しかし、もっとありふれた読字障害についての知識は、それには遠くおよばない。つまり、貧しい環境や貧弱な語彙、子どもの必要とするところに合っていない指導など、読字障害の診断には役立たないさまざまな原因のせいで流暢さを身につけられずにいる子どもたちの問題は、ほとんど把握できていないのだ。これらの子どもたちのなかには、解読に取り組んでいる読み手としては優れた能力を発揮する者もいるが、読んだものを理解できるほどの速さで読めるまでにはどうしてもならない。ルークのように、診断されずに終わっている〝処理速度〟に問題があるタイプのディスレクシアの子どももいるが、これについては後で考察することにする。原因が何であるにせよ、アメリカの子どもの四〇パーセント近くが〝学習不振児〟であるというのは、人間の潜在能力を恐ろしいほど無駄にしていることにほかならない。これはアメリカの教育の巨大な〝ブラックホール〟——読字習得半ばの子どもたちの冥府だ。そのなかへ、私たちの子どもたちが次から次へと飲み込まれているのである。

〝流暢な解読者〟から〝戦略的な読み手〟へ

子どもの生活の何と多くが他人のために費やされていることか……

私が子どもの頃、部屋に閉じこもり、ベッドに座って、闇を身にまといながら本を読んだのはすべて、抗議の行為だった。これが、これだけが、私が自分のためにしたことだった。こうして、自分の生活を自分のものにしたのだ。

――リン・シャロン・シュウォーツ

中学校の本棚には、『ギネス・ブック』より人気のある本はないと言ってもよさそうだ。驚異的な事実を見つけやすく分類してまとめてあるこの本は、流暢さを獲得したばかりの文字を読む脳に信じられないほど似ている。流暢に読解する段階にある読み手は、知識収集に努め、あらゆる情報源から学びとる態勢にあるからだ。

『ギネス』のような本を読む子どもたちはたいてい、イメージング技術を駆使しなければ裏で何が起こっているのかわからないほど、スムーズに易々と読解する。この時点で、流暢に聞こえる朗読を耳にした教師と親は、子どもが読んだことをすべて理解しているものと考えて、ほっと一息つくことだろう。しかし、ソクラテスが非難したのはほかでもない、書かれた言葉の、〝反論〟を許さない、この物言わぬ側面だ。それと言うのも、解読すなわち読解ではないからである。読み手が内容の事実を読み解いたとしても、この段階の目標はもっと奥が深い。文章の表面下に潜む意味を探るために、単語のさまざまな用途――皮肉や意見、隠喩、視点――に関する知識を応用する能力を高めなければならないのだ。読字に対する要求がいよいよ厳しくなるにつれて、優れた読み手は比喩的な言葉と皮肉に関する知識を増やしていく。それが文中の新しい意味の発見に役立ち、ひいては、単語そのものを超えた理解を深めることにつながるのである。

心理学者エレン・ウィナーが著書『単語のポイント（The Point of Words）』に書いているとおり、隠喩は〝子どもたちの分類スキルへの扉〟を開くものであり、皮肉は著者独特の〝世界に対する姿勢〟を浮かび上がらせるものである。例として、マーク・トウェインの『ハックルベリー・フィンの冒険』の一節を見てみよう。トウェインの皮肉たっぷりのユーモアと隠喩は大勢の幼い読み手たちを難しい、時には好ましからざる洞察へと導いている。この抜粋は、ハックが友だちのジムと大きなミシシッピ川を筏で下っている場面だ。ジムは逃亡した黒人奴隷で、追っ手がかかっている。追いかけてきた男たちにジムの正体がばれないようにと頭を捻《ひね》ったハックは、天才的なひらめきで、ジムが天然痘にかかっているふりをする。恐れをなした男たちがほうほうの体で引き上げた後、ハックは葛藤することになる。

奴らが行っちまったんで、おいらは筏に上がったんだけれど、嫌な感じがして、気が滅入った。間違ったことをしたって、よくわかっていたから、いいことをしようとして勉強しても、おいらには無駄だって思い知ったからだ。小さい時に出だしを間違っちまった人間にはチャンスなんかない……いざという時にも、後ろ盾になって、言い出したことを最後まで続けさせてくれるものがないから、参っちまうんだ。それからおいらはちょっと考えて、自分に言った。ちょっと待てよ。もし、おまえが正しいことをして、ジムを引き渡していたら、今よりいい気分でいられたろうか？　いいや、とおいらは言った。嫌な気分だろう……今とまるで同じ気持ちのはずだ。それじゃあ、とおいらは言う。いいことをするのが面倒で、悪いことをするのが面倒じゃなくて、おまけに報いがまったく同じなら、いいことをしようとして勉強しても何になる？八方ふさがりだ。

ハックの屁理屈と自責の念はトウェインの真骨頂だ。流暢さを獲得したばかりの読み手は、トウェインの皮肉から、また、その力強い表現と隠喩から、自分が読んだものの上面にとらわれず、この作家が伝えようとしている言外の意味まで汲み取ることを学ぶ。ただ内容を理解するだけのレベルから、文章の裏に潜んでいるものを発見するレベルへと進化しつつある幼い読み手にとっては、ファンタジーと不思議な魔力に満ちた文学は理想的だ。

トールキンが『指輪物語』で善悪の描写に用いている数々の表現を思い出していただきたい。中つ国、ナルニア国、ホグワーツの世界が隠喩、推論、類推のスキルの育成に適した肥沃な土壌となるのは、これらの地で起こるようなことはどこにもあり得ないことだからだ。指輪の幽鬼（リングレイス）やドラゴンから逃れる策や、正しいことを成し遂げる方法を考え出すには、持てる機知をすべて働かせなければならない。ハックとフロド（訳注：『指輪物語』の主人公の小人）はそれぞれの旅の途中で、力の面では劣っていても、行動にはさまざまな選択肢があることを学んだ。彼らの道連れとしてずっと旅をともにする幼い読み手たちも、それを学ぶのだ。

ファンタジーの世界は、むしろ具体的な認知処理の段階を卒業したばかりの子どもたちにとって、概念保持に最適な環境である。文字を読む生活において、ソクラテスの弟子たちとの対話に劣らない変容力を持つ最も大きな影響がおよぶ瞬間は、流暢に読解する読み手がミシシッピ川を下りながら、あるいは、衣装ダンスの扉を抜けて、架空の主人公やヒロインの生活に入り込む時に訪れるのである。

読解プロセスが目に見えて向上するのは、子どもたちが予備知識をつむぎ合わせ、悲惨な、あるいは素晴らしい結末を予測し、あらゆる危険に満ちた窮地で推論を下し、自分の理解に穴はないか検討し、新たに得た手がかりや意外な新事実、追加された知識の断片が自分の知識をどう変化させるか解釈する時である。こうしたスキルを磨くために、単語や成句、思想に幾重にも込められている意味をひとつずつ読み解いていく。つまり、読字発達のプロセスのこの長い段階では、文章の表層から離れて、表面下の驚きに満ちた領域の探索へと乗り出すのだ。読字のエキスパート、リチャード・ヴァッカはこの推移を、〝流暢な解読者〟から〝戦略的な読み手〟への進歩と説明する。彼が言う〝戦略的な読み手〟とは、「読む前、読んでいるあいだ、読んだ後に予備知識をどのように働かせればよいか、文章のなかで何が重要であるかをどうやって判断するか、情報をどのように合成するか、読んでいるあいだと読んだ後にどうやって推論を導き出すか、どのように質問するか、そして、いかにして自己モニターを行い、読解に欠陥があれば修復するかを知っている読み手」である。

読字発達の旅のなかで、若年成人期まで続くことも珍しくないこの時期は、フロドやハリー・ポッター、ジム、ハックたちが遭遇したような、数々の障害が待ちかまえている時期である。中学生の若い読み手たちは、最初から、新しい考え方を学ばねばならない。大勢の子どもたちはすでにその準備を整えているが、準備ができていない子どもの数もそれに届くほどなのだ。

こうした進歩の段階はどのようにして起こるのか？ 著明な教育心理学者の一人、マイケル・プレスリーは、流暢な読解に役立つ最大の要素を二つ挙げるなら、英語の授業以外の主要学科分野の授業における教師の明示的な指導と、子ども自身の読みたいという欲求だと強く主張する。教師と対話を行うことが、読んでいるものの核心に迫る重要な問いかけを自分に対して行う助けになると言うのだ。たとえば、アンヌマリー・パリンサーとアン・ブラウンが紹介した指導法〝相互教授法〟では、生徒がわからないことを質問し、内容を要約し、主要問題を特定し、明確化し、次に起こることを予測、推論することを学べるように、教師が明示的に指導する。成功すれば、このソクラテスの対話のバリエーションは、どんどん高度になる文章から意味を抽出するために、生徒たちが生涯活用できるアプローチとなるはずだ。

子どもたちの読みたいという欲求は、彼らが〝文字を読む生活〟に没頭していることの現れだ。読解力は、子どものそれまでの読字発達における認知、言語、情動、社会、指導のあらゆる要素から生まれてくるものであり、プルーストの言う読書に没頭する〝神聖な喜び〟によって育まれるのである。カルロス・ルイス・サフォンの『風の影』の記憶に残る一場面は、この考え方を実感させてくれる。主人公の少年ダニエルは、父に連れられて行った謎めいた図書館で〝自分だけの本〟を手にした時、初めて本との深いかかわりにいざなわれることになる。

忘れられた本の墓場へようこそ
ダニエル……おまえが見ている本の一冊一冊、一巻一巻に魂が宿っているんだよ。本を書いた人の魂と、それを読んで、その本を人生の友とし、一緒に夢を見る相手として選んだ人たちの魂だ。一冊の本が人の手から手へとわたるたび、誰かがページに目を走らせるたびに、本の精神は育まれ、強くなっていくんだ。

ダニエルの父は、本に没頭するということにどれほど不思議な力があるか、はっきりと言い当てている。私たちが本に心をとらわれると、本は命を持って、自らの命を生きる。読む者はその命の世界につかの間招かれた客であって、その反対ではない。『風の影』のここから先の筋書きは、彼自身の〝忘れられた本〟に対する執着をめぐって展開していく。これもまた、読む者が生涯変わらないほど完全に、〝本の世界〟にのめり込めることを物語っている。

若いとはどういうことか、感受性が強いということ、怯えるということはどんな感じがするものかわかれば、読み手はダニエルの人生をもっと深く理解できるようになる。ダニエルの反応を知ることが、読み手の世界に対する知識を高めるのだ。登場人物を自分と重ね合わせることにより、若い読み手たちは自分の人生の境界を広げる。深く感動した出逢いがあるごとに、新しい永続的な何かを学び取る。島に置き去りにされるかもしれないという事態に直面したら、誰でも、ロビンソン・クルーソーは何をしたのだったかと考えるのではないか？　ジェーン・オースティンを読んだことがあれば、尊大な男に出会った時、誰でもダーシーのことを考え、彼の隠れた美点を見つけ出したいと思うのではないか？　『高慢と偏見』のエリザベス・ベネット、『白鯨』のエイハブ船長、『アラバマ物語』のアティカス・フィンチ、『プロミスト・ランド／青春の絆』のモナ、『カラー・パープル』のセリーとネッティ、『ラビット・アングストローム』のハリー、ウェンデル・ベリーが生んだジェイバー・クロー。こうした登場人物に感情移入する能力が自分のあり方を高める役に立つのである。

こうして文章とともにステップを踏むことに打ち込めば、文字を読む生活のどの段階にあっても、自分を変えられる可能性はある。しかし、これが発達にとりわけ役立つのは、何と言っても、認識の自動性と流暢な読解力が伸びるこの時期なのだ。読字発達の過程のなかでも特に長期にわたるこの第四段階では、読むことを生活に役立てるのを学ぶことが若者たちの課題である。これは、取り組まねばならない学科分野の数がどんどん増えてくる教室のなかだけでなく、学外での課題でもある。激変する若者の思考と感情を探るための安全な環境を与えてくれるのは、文字を読む生活なのだから。

皮質の旅――脳の経路の切り替え

流暢に文字を読む脳はそれ自体、皮質の旅をしなければならない。その旅の道すがら、解読力と理解力を高めるだけでなく、かつてないほどの感受性を獲得する。理論神経科学を応用教育工学という形で実用化している優れた研究者の一人、デイヴィッド・ローズが言うとおり、文字を読む脳の三つの重要な役割は、パターンの認識、ストラテジーの計画、そして感じることである。流暢に読解する読み手の脳画像には例外なく、私たちの情動生活の中枢である辺縁系とその認知システムに接続する経路の活動が活発化するという形で、これがはっきり現れる。脳の皮質最上層の真下に位置するこの辺縁系（図6-1）が、読んだものに応じて喜びや嫌悪感、恐怖、高揚感などを感じ、フロドやハック、アンナ・カレーニナが体験したことを理解する能力を支えているのだ。デイヴィッド・ローズが指摘しているところによれば、私たちが読んだもののすべてに優先順位を付け、価値を見いだすことにも、この辺縁系が一役買っている。この情動面の寄与度によって、私たちの注意プロセスと読解プロセスは喚起されることもあれば、不活発になることもある。

もっと幼い子どもたちの読字に関して見たとおり、情報処理に多大な努力を要するほど、脳は強く、それも広い範囲にわたって賦活される。覚えてお

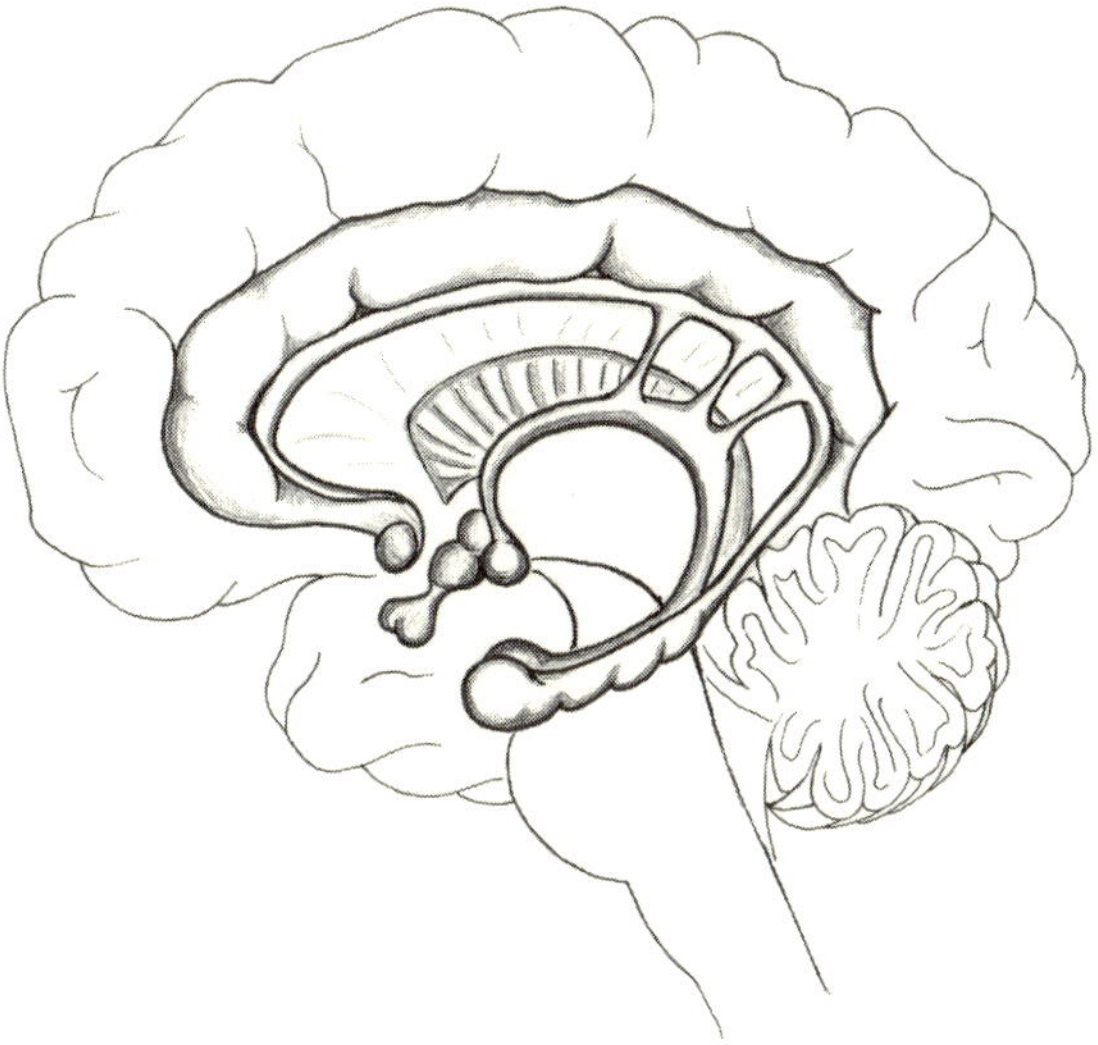

図 6-1 辺縁系

られると思うが、幼い脳が文字と単語の認識に苦労することは、左右両半球の視覚野の皮質の大部分を必要とするうえに、視覚野から側頭葉上部と頭頂葉下部を経て前頭葉の領域に至る経路の処理

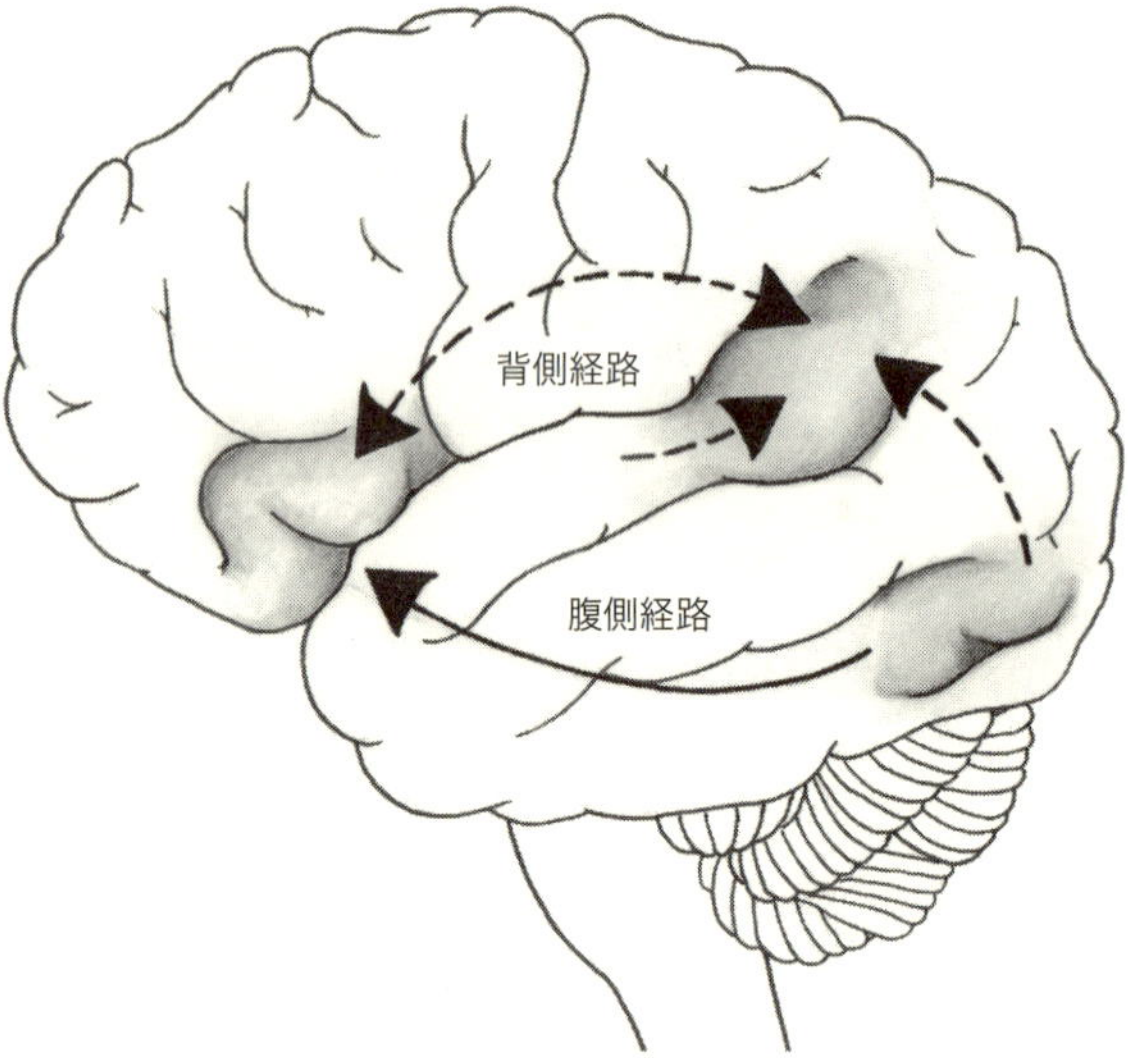

図 6-2 流暢に読解する脳（背側経路と腹側経路）

速度が遅く、効率も悪いことに表れていた。図6-2に示したこの低速の経路［背側経路とも言う（訳注：脳の背側、つまり後頭部から頭頂に向かっているためにこう呼ぶ）］のおかげで、幼児は単語に含まれている音素を組み立てる時間がとれるのだ。また、単語に付属しているさまざまな表象すべてを〝検索〟する時間を余分に作れるというのも、この低速経路ならではのことである。つまり、この幼い読み手は解読に多大な時間をかけていることになる。

　しかし、流暢に読解する読み手の脳は、それほど労力を必要としない。特殊化された脳領域が重要な視覚・音韻・意味情報を表象し、これを電光石火の

速さで検索することを学習したからである。エール大学ハスキンズ研究所のケン・プーとレベッカ・サンダク、それにジョージタウン大学の神経科学者たちによると、子どもたちが流暢さを獲得するにつれて、若い脳は両半球の賦活から、左半球のより効率のよいシステム［腹側経路（訳注：脳の腹側、つまり後頭部から側頭部に向かっているためにこう呼ぶ）または下側経路とも言う］へと切り替えていくのが普通だそうだ。この流暢な読字経路は、幼い子どもたちが使用する脳領域よりも集中的で能率化された視覚野と側頭頭頂領域に端を発し、下部および中部側頭葉を経て前頭葉に至る。ひとつの単語を十分に理解した後は、手間のかかる分析は必要なくなる。そこで、左半球を中心に記憶した文字パターンと単語の表象で、より高速のシステムを賦活させるわけだ。

逆説的に言うなら、脳が発達して、基本的な解読プロセスを左半球の特殊化された領域に任せてしまう、つまり、左半球優位（訳注：左半球が右半球より活発な状態）に移行することで、両半球は今まで以上に意味プロセスと読解プロセスに専念できるようになる。こうした移行は読字と人間性の発達の変化を反映するものだ。もう、単なる情報の解読者ではなくなったのである。

流暢に読解する読み手の脳は今まさに、進化した文字を読む脳の最も重要な才能を手に入れようとしている。時間である。解読プロセスをほぼ自動化させてしまった若い流暢な脳は、隠喩、推論、類推、情動というバックグラウンドを経験から得た知識と統合させて、そのたびに時間を一ミリ秒ずつ縮めることを学ぶ。読字発達の過程で初めて、脳が思考と感情を別々に処理できるだけの速さを手に入れるのだ。この時間という才能が、〝果てしない思考こそ最も素晴らしい〟と考えられるようになる能力の生理的基盤となる。読むという行為において、これ以上に大切なものはない。

熟達した読み手の脳とは？

それ故、人は読む時に何をしているかを完璧に分析することこそ、心理学者の功績の極致と言えるのではあるまいか。なぜならそれは、人間の精神の最も複雑な働きのほとんどを説明することであると同時に、文明がその長い歴史のなかで学んだ最も注目に値する特殊な行為の複雑に絡み合った物語を解きほぐすことでもあるからだ。

――サー・エドモンド・ヒューイ

本書の「はじめに」で紹介したとおり、サー・エドモンド・ヒューイはこの一文で、完全に流暢と言える熟達した読字が、読字の進化における文化的、生物学的、知的変容すべてと、読み手自身の〝自然史〟における認知、言語および情動の変容すべてを具現するものであることを、見事に表現している。ヒューイがこれを記述したのは一九〇八年のことだが、これまでに著された読字に関する最も説得力のある説明と言えるだろう。ヒューイがうすうす気付いていたこと――わずか二分の一秒の読字をも支える脳の神経回路網がいかに膨大で、いかに複雑で、いかに広く分布しているか――を、現代の認知科学者たちはしっかりと裏付けている。

二分の一秒は、熟達した読み手なら、ほとんどどんな単語でも十分読み取れる時間だ。ここで、マイケル・ポズナーをはじめとする認知神経科学者の面々が行った研究を踏まえて、十分に熟達した読み手がみな使用するプロセスの時間軸について説明しておこう（図6-3：次ページ）。読字を線形的、つまり、直線に近い形で概念化する際にはいかなる手法であろうと（時間軸もそのひとつである）、条件付けが必要になる。読字のプロセスは相互作用的であるからだ。並行して起こるプロセスもあれば、いったん活性化された後、追加の概念情報を統合する必要が出てきた時に再度活性化されるプロセスもある。たとえば、次の文を読んだ時に何が起こるか考えてみよう。〝The bow on the boat was covered by a huge red bow.（小舟の漕ぎ手の頭上には巨大な赤い虹がかかっていた）〟。たいていの人は、〝boat（小舟）〟から追加の概念情報を得た後、初めから読み返して、二つ目の〝bow〟を再度活性化しなければならないはずだ。

図6-3の時間軸は、私が待ちかまえていた瞬間を浮き彫りにしている。認知・言語・情動プロセスと複数の脳領域、そして、読字につながるすべてのものの集合である何十億ものニューロンがほぼ一瞬にして融合するのだ。ただし、ここからの説明は専門的になるので、万人向けとは言い難い。堅い話はどうもという方は、次の秒単位の解説を最後まで飛ばして、完全に流暢と言える読字があなた自身のみならず、すべての熟達した読み手の頭のなかで素晴らしいものを生み出すのはなぜかという話に進んでいただいて結構だ。

500ミリ秒までのあいだになされること

最初の0ミリ秒～100ミリ秒——注意の神経回路網の方向付け

すべての読字は注意から始まる——実際には数種類の注意である。熟達した読み手が単語（た

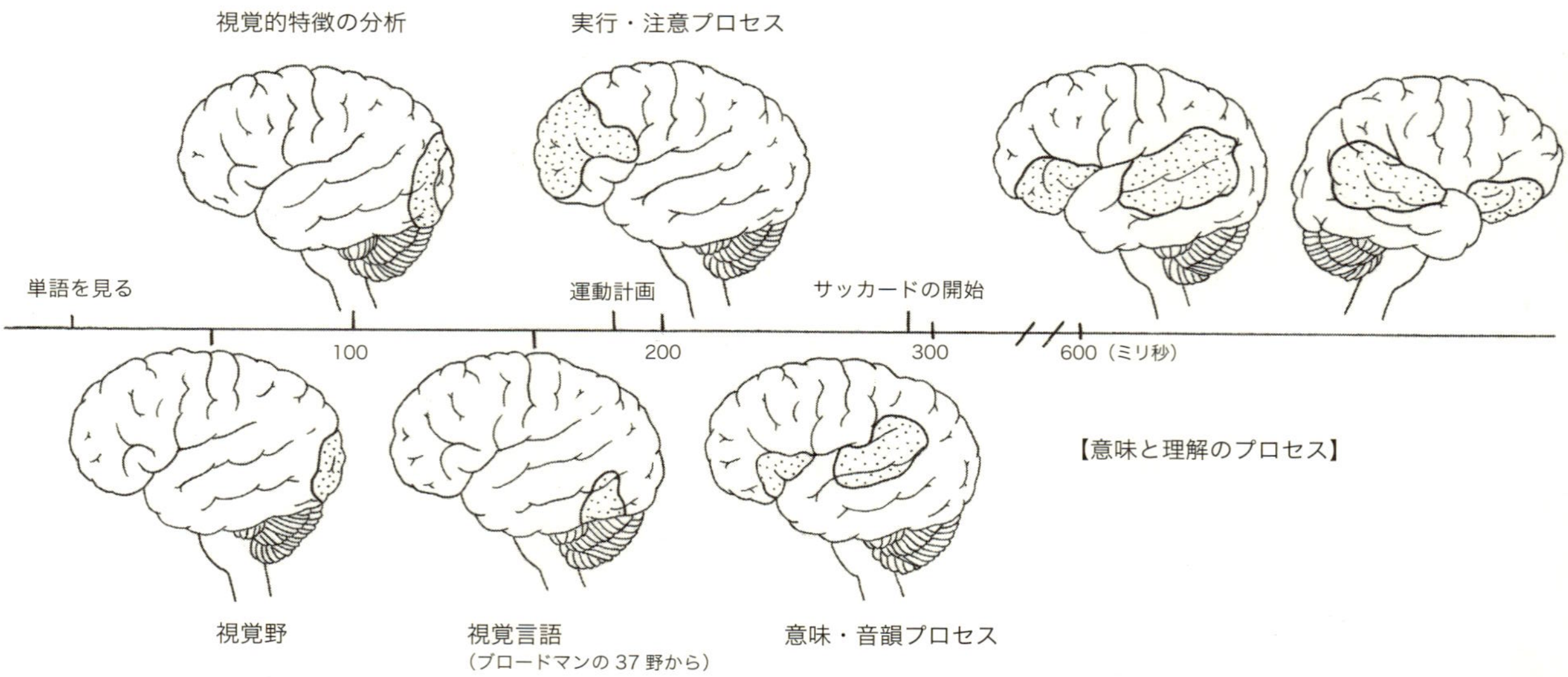

視覚的特徴の分析
実行・注意プロセス
単語を見る
運動計画
サッカードの開始
100
200
300
600（ミリ秒）
視覚野
視覚言語
（ブロードマンの 37 野から）
意味・音韻プロセス
【意味と理解のプロセス】

図 6-3 読字の時間軸

とえば、〝bear：熊〟）を見た時に最初に行われる認知操作は、①ほかにしていたことといっさいかかわりを絶つことから注意を逸らす、②注意を新しい焦点に移す（文章に注目する）、③新しい文字と単語に注目する、という三つである。これを注意の神経回路網の方向付けと呼ぶ。イメージング研究では、この三つの操作はそれぞれ異なる脳領域とかかわっていることが確認されている（図6-4）。注意の解放に関与するのは頭頂葉後部の脳領域、注意を移すのは中脳の眼球運動を司る部分（上丘という）、何かに注目させるのは視床と呼ばれる脳内配電盤の一部で、これは脳の五つの層すべてから送られる情報の統合を行う。

　読字の全段階にとってきわめて重要なもうひとつの注意の神経回路網は、先に挙げた神経回路網よ

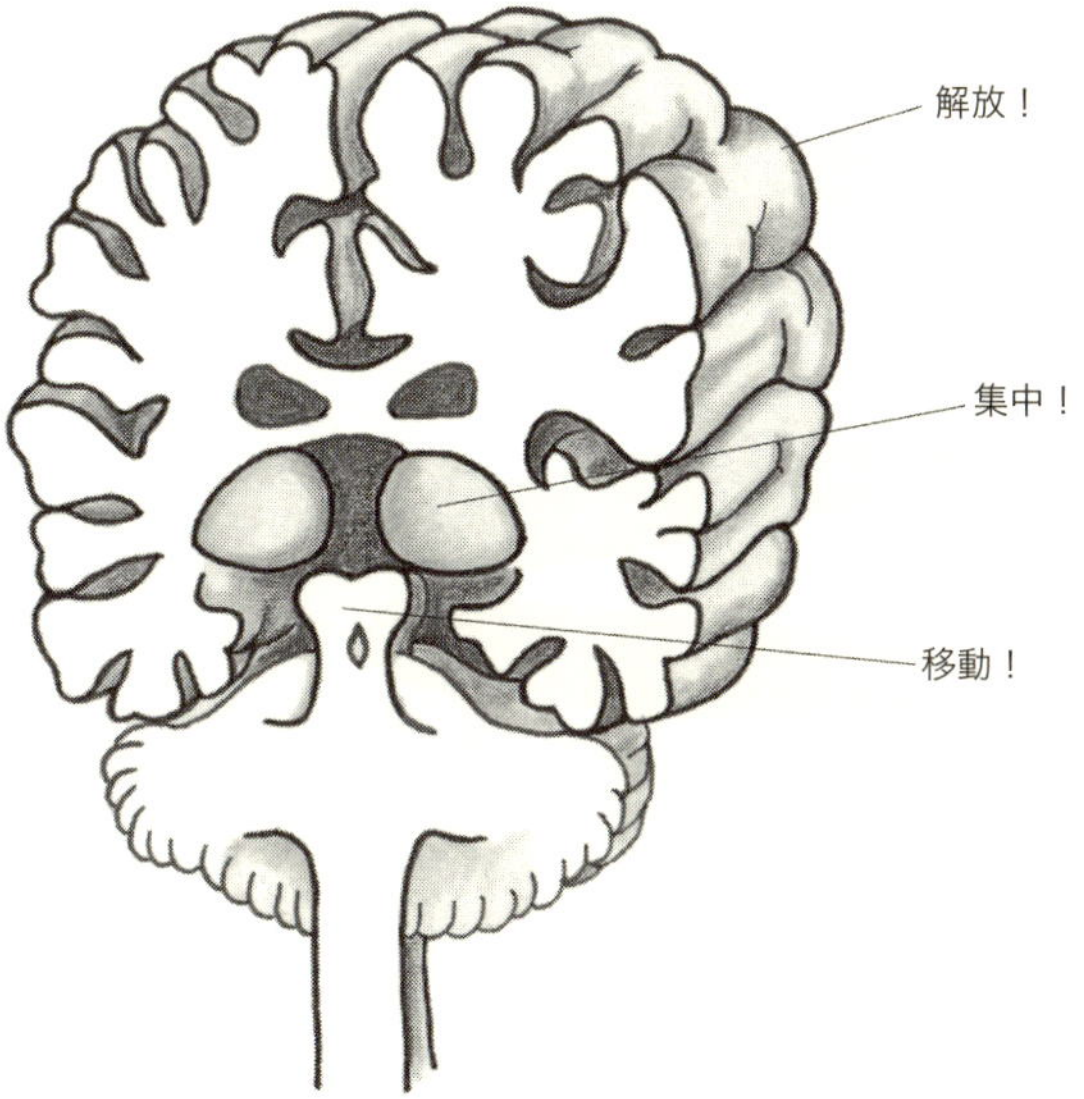

図 6-4 注意の神経回路網

りよく知られている、注意の実行を司る神経回路網で、次はこれの出番である。前頭葉の奥深くに位置するこの実行システムは、両半球の二つの前頭葉のあいだにある深い溝の下にある、かなり広い領域（帯状回という）を占めている。この領域のもっと前方の部分は、読字特有の機能に深くかかわっている。ここで言う読字特有の機能とは、視覚システムの注意をある文字または単語の特定の視覚的特徴に集中させる機能（たとえば、読字初心者は〝bear〟の〝b〟の向きによく注意しなければならない）、特に、単語の意味を理解できるように意味処理するために、前頭葉の他の領域から送られてくる情報を統合する機能［(bear hug：ぎゅっと抱きしめるという意）はぴったりの意味か否か］、そして、作業記憶《ワーキング・メモリ》と呼ばれる特定の種類の記憶の用途を制御する機能である。

認知科学者は記憶をひとつの統一体とは見ていない。ほとんどの人々が記憶と思っているもの、つまり、個人的な情報や自分の身に起きた出来事を思い出す能力を、エピソード記憶と呼び、単語や事実に関する記憶である意味記憶と区別している。また、宣言的記憶（たとえば、〝独立宣言〟に署名されたのはいつかといった、知識基盤に含まれている〝何：What〟を検索する記憶システム）と手続き的記憶（リコーダーの吹き方や、自転車の乗り方、釘の打ち方など、知識基盤に含まれている〝どのようにして：How〟を検索する記憶システム）という分類もある。

記憶にはもうひとつの区別がある。単語の認識に最も役立つのがこれである。作業を行うために必要な情報を一時的に保存しておく時に使うのが作業記憶だ。これは私たちの認知のバックグラウンド、つまり、メモ帳のようなものだ。熟達した読字の鍵とも言うべき作業記憶があるからこそ、単語を最初に識別した時の視覚的特徴を、その単語に関する残りの情報（意味や文法的な使い方など）を追加するまで覚えていられるのである。

熟達した読み手が一連の文字、それも特に、意味と文法の情報が盛りだくさんの文字列を読む時は、作業記憶と連想記憶を使用する。連想記憶は、自分が初めて手に入れた自転車やファースト・キス、その他の印象深い初めての物事など、長期間覚えている情報を思い出すための記憶である！

50ミリ秒〜150ミリ秒――文字の認識、セル・アセンブリとサッカードの働き

> 読字学習の決め手になるステップのひとつは、視覚システムが言語システムと効率よいコミュニケーションをとれるように、書記言語の知覚的特性をマスターすることである。この学習の産物が、視覚前野に誕生する、読字を学ぶ前には存在しなかった、新しい一連の計算構造物だ。
>
> ――トーマス・カー

読字学習は脳の視覚皮質を変化させる。視覚システムは物体認識と特殊化の能力を備えているため、熟達した読み手の視覚野には、文字、文字パターンおよび単語の視覚映像を担当する神経細胞の回路網が装備されたことになる。熟達した読み手の場合、これらの領域がものすごい速さで機能する。これはきわめて重要な情報処理原理のおかげだが、その一端を二〇世紀の心理学者ドナルド・ヘッブが説明している。ヘッブが提唱したのはセル・アセンブリという概念だ。個々の細胞が協調

することを学ぶ、言い換えるなら、独自の〝機能単位〟を形成することを学習するというのである。これらの機能単位は使えば使うほど強固になって効率を増し、やがて、入力データをほぼ瞬時に処理できる小さなニューロン回路となる。熟達した読み手が一般的な文字パターン、つまり、〝bear〟のような単語を目にすると、その単語は、文字を構成している直線や斜線、円を認識する膨大な数の無関係な細胞を個別に賦活するのではなく、独自の神経回路網を始動させるというのだ。この動作原理は、〝同時に発火する細胞は常に一緒にある〟という生物学的公理の実例であり、脳全体に分布する神経回路網のシステムにセル・アセンブリを結合させて、より大きな回路を構築していく脳の基本的手段である。熟達した文字を読む脳は、視覚や綴りのパターーンの表象から音韻表象に至るまでの脳全体のあらゆるタイプの心的表象を生成する、こうした神経回路網の正真正銘のコラージュだ。第1章で紹介した、スティーブン・コスリンの想像した文字を使った研究で見たとおり、私たちは最初の刺激が実際に目の前にあるものではなく、想像しただけのものであっても、これらの表象をたちまち検索できるのである。

認識の自動性に寄与するもうひとつの要素は、一見単純そうな、文章を追う目の動きである。この眼球運動は滑らかで造作もないことに思えるのだが、眼球運動のエキスパート、キース・レイナーが指摘しているように、それはまったくの思い違いだ。研究でわかっているところによると、私たちが中心視覚（中心窩視覚）（訳注：網膜中心部の最も鮮明で解像度の高い視覚）から情報を収集しているあいだ、眼球は絶えずサッカードと呼ばれる小さな運動を続けており、その合間にごく瞬間的に、停留と呼ばれる眼球がほぼ停止する状態が起こる。読んでいる時間の少なくとも一〇パーセントは、戻り運動という、すでに読んだところに戻って、前の情報を拾い上げる運動に割かれる。大人が読む時にサッカードでとらえられる文字数は八文字程度で、子どもはそれより少ない。私たちの目には素晴らしいデザイン特徴があり、そのおかげで、傍中心窩領域（訳注：中心窩を取り囲む網膜上の狭い範囲）と、さらには、文章の行に沿って周辺領域までも〝先読み〟することができる。今では、英語を読む場合は、実際には固視の焦点から右へ一四文字～一五文字、ヘブライ語を読む場合は左へ同じ文字数、先を見ていることが確認されている。

このように、中心窩情報と傍中心窩情報を利用しているので、常に先にあるものを下見していることになる。こうして下見できることで、数ミリ秒後に行う認識が容易になり、自動性がいっそう高まるのだ。レイナーによれば、この眼球運動とその規則に関して何よりも素晴らしいのは、目と脳の結びつきが密接であることだ。

この結びつきは目で見て確かめることができる。図6‐3の時間軸に示したとおり、多くの視覚と綴りの表象プロセスは50ミリ秒～150ミリ秒のあいだで起こる。次いで、150ミリ秒～200ミリ秒までのどこかで前頭葉の実行システムと注意システムが賦活される。実行システムが次の眼球運動に影響をおよぼすのはこの時だ。実行システムは、文字と語形に関する情報が十分あるので、250ミリ秒の時点で新たなサッカードを起こしてもよいか、それとも、まだ情報が不足しているので戻り運動が必要かを、ここで判断する。

一連の眼球運動は別の形でも、認識の自動性に貢献する。これは、文字群が英語として成り立ちうるパターンを構成するか（〝bear〟か〝rbea〟か）、また、英語として成り立ちうる単語が実在の単語か否か（〝bear〟か〝reab〟か）を認識する能力に関係している。時間軸の150ミリ秒前後では、側頭頭頂領域（神経科学者は37野と呼ぶ）の重要な一部が大切な役割を担う。先に簡単に考察したように、研究者スタニスラス・デハーネとブルース・マカンドリスは、子どもが読字を習得すると、この脳領域にある一部のニューロンが特定の書記体系の綴りパターンを専門に扱うようになると主張している。彼らの説によると、この能力は物体認識回路から進化したらしい。そうであるなら、Yは川、Sは蛇、Cは三日月というように、数字や符号も含めた文字の起源は自然界にあるというヴィクトル・ユーゴーの見解は、実に魅力的であるだけでなく、彼の予知能力を示すものかもしれない。デハーネとその研究グループによれば、蛇や鋤、月の認識に用いられているのと同じ脳領域が、文字の認識にも使われるようになるのだそうだ。こうした視覚の特殊化という変化が、読字習得前には存在しなかった回路を視覚皮質に装備した熟達した読み手において、最高潮に達する。リテラシーが人間の脳を変化させた主な道筋のひとつは、これらの変化によって生じたと言うのである。ここまでは、誰もがなるほどと考えた。

ところが、デハーネの研究グループは、さらに仮説を推し進めて、議論の種を蒔いた。側頭頭頂領域の37野にあるこのニューロンの特殊化集団は〝視覚性単語形状領野〟になる。そのため、読み手はどんな文字群でも、本当の単語を形成するものか否かを150ミリ秒前後で判断できるようになると言い出したのだ。英国の認知神経科学の研究グループはこれに納得せず、さらに複雑なシナリオを持ち出した。脳のさまざまな構造物が賦活されると数ミリ秒以内にそれを記録する、時間と競争の脳イメージング技術、MEG（訳注：脳磁図）を使って、37野が単語の形状に関する情報を意識にのぼらせるよりも先に、前頭野は文字情報を音素にマッピングしうることを確認したのだ。これらの賦活化される前頭野が実際に音素マッピングにかかわっているのか、それとも音素マッピングを計画するに過ぎないのかは、今のところ、まだわかっていない。これらの領野は実行機能にもかかわっている可能性があるからだ。それにしても、この研究グループが得たMEGのどの画像でも、熟達した読字の最初のプロセスがほぼ同時に起こっているのは注目に値する。いずれの研究グループに理があるにせよ、次の100ミリ秒〜200ミリ秒には、脳がアルファベットの原理を再現するたびに、高速のフィードバック（訳注：結果を振り返って、次の作業に調整を加える機能）とフィードフォワード（訳注：現在の状況から目標を先に定めて、外部の要因を考慮しながら作業に調整を加える機能）のメカニズムが働いていることを浮き彫りにしている点はともに同じである。

100ミリ秒〜200ミリ秒——文字と音、綴りと音素の接続

ある言語の文字と音、つまり、書記素と音素の対応の規則を理解することがアルファベットの原理の根本であり、この結びつきをマスターすると脳の機能の仕方が変化する。したがって、この規則を学習していない者は、大人になるまでに、普通とは異なる脳を持つことになる。母国語の音に精確に対応できない脳である。ポルトガルの研究者らが実施した一連の興味深い研究は、リテラシー次第で脳にどれほど大きな違いが生じるかを浮き彫りにした。彼らが研究対象としたのは、社会・政治的理由により、学校に通うチャンスを一度も得られなかった、ポルトガルの辺鄙な農村部に住む人々である。この被験者群を、同じような環境にありながら、後に苦労してある程度のリテラシ

ーを獲得した農村部の被験者群と比較して、両群間に行動学的、認知・言語学的、神経学的な差があることを確認したのだ。英語で例を挙げると、音素をどの程度知覚、理解できるか調べる言語課題（たとえば、〝birth：誕生〟を〝b〟の音抜きで発音させる）では、読み書きできる被験者だけが話し言葉に含まれている音素を見つけ出すことができた。リテラシーを獲得したことが、単語は音によって構成されていること、音は分解して並べ替えられることを理解するのに役立ったのだ。意味をなさない単語（たとえば〝benth〟）を繰り返すように指示した場合には、読み書きのできない被験者はなかなかそれができず、意味のない言葉を実際にある似た単語（〝birth〟など）に置き換えようとした。

後に、この二群の被験者が六〇代に入ってから脳スキャンを行ったところ、さらに大きな相違が確認された。読み書きできない群の被験者の脳は言語課題を（記憶して解決しなければならない問題を扱う場合のように）前頭葉の脳領域で処理していたのに対し、読み書きできる被験者群は側頭葉の言語野を使用していたのだ。つまり、農村部で同じような育ち方をした人々であるのに、リテラシーを獲得したか否かで脳内での言語処理の仕方に著しい差が生じたということになる。アルファベットの原理を習得したことにより、視覚皮質のみならず、知覚、識別、分析などの聴覚・音韻機能や、言語音の表象・操作を司る脳領域においても、脳の機能の仕方が変化したわけだ。近年、音韻プロセスに関する研究が爆発的に増加したおかげで、150ミリ秒〜200ミリ秒のあいだに生じるこれらのプロセスのために、前頭野、側頭野および頭頂野の一部を含む複数の皮質野（図6-5）と右小脳の活動が増大することが解剖学的に確認されている。

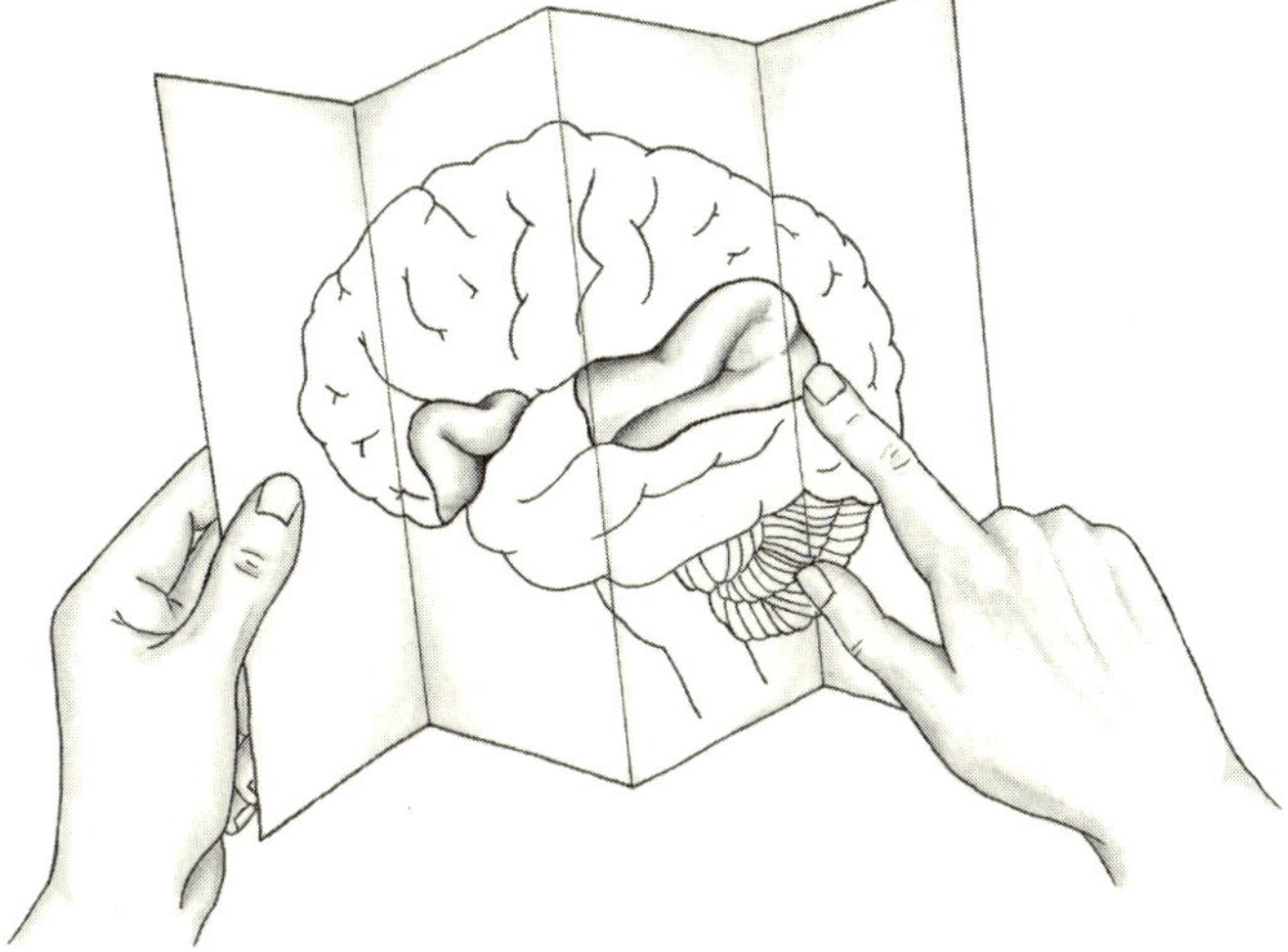

図 6-5 音素マップ

読字に用いられる特殊な音韻スキルは、読み手の熟達度、読む単語、その単語を生んだ書記体系によって左右される。〝carpet（カーペット）〟のように規則性と使用頻度が高い単語を読むには、たとえば〝phonological（音韻の）〟というような単語を読む場合ほどの音韻プロセスは必要としない。読字発達の初期の段階について見たとおり、英語の読字初心者は文字の音素表象を組み立て、それを融合させて単語にすることを学ぶのに四苦八苦する。このプロセスが時として、数年にもおよぶのだ。ところが、ドイツ語やイタリア語のように規則性の高い言語の読み手は、英語よりもはるかに一貫した文字と音の対応の規則をさっさと習得し、厄介な解読の過程を一年近くも短縮してしまう。アルファベット系の書記体系間に存在するこの差は、皮質が時間軸上に音韻領域をどう投入するかに影響をおよぼす。規則性の高いフィンランド語、ドイツ語およびイタリア語のアルファベットを読む者は実際、英語やフランス語の読み手と比べて、側頭葉の領野に情報を伝達するのが速く、これらの領野を広範囲にわたって使用する。一方の英語とフランス語の読み手も側頭葉の領野を使用するが、むしろ、仮説上の視覚性単語形状領野にある単語識別専用の領野に頼り勝ちであるように思える。おそらく、英語とフランス語では音素と不規則語（たとえば〝yacht：ヨット〟）のほうに重点が置かれるために、この100ミリ秒〜200ミリ秒のあいだには視覚表象と綴り表象に関する知識が余計に必要になるためだろう。中国と日本の漢字の読み手にも同じ一般原則があてはまる。この二つの書記体系の読み手たちは、ほかのどんな言語を読む成人よりも37野を中心とする左半球の後部側頭頭頂領域を幾分多用するうえに、右半球の後頭領野も使用するのだ。中国語の読み手の場合、この100ミリ秒〜200ミリ秒のあいだの音韻領域の活動はそれほど活発ではない。

200ミリ秒〜500ミリ秒――意味ネットワークの活性化

単語に関する知識は、読み手だけでなく、その研究に携わっている科学者の目から見ても、絶えず発展を続けている。認知神経科学者のなかには、単語の意味とそれが連想させるものを変化させた場合の、意味処理段階における脳の電気活動を追跡記録している者もいる。たとえば、タフツ大学の私の同僚、フィル・ホルコムは、つじつまの合わない終わり方をしている文（The lobster swallowed a mermaid：ロブスターは人魚を飲み込んだ）に含まれている単語の意味を処理する時には何がおこるかという研究をしている。彼は誘発反応電位（ERP）という測定法を用いて、〝mermaid〟のようなつじつまの合わない単語を読んだ後には、400ミリ秒をピークとして、200ミリ秒〜600ミリ秒のあいだに電気活動のバースト（訳注：瞬間的な増加）が起こることを確認しているのだ。こうした研究は時間軸に関するちょっとした情報を二つ提供してくれる。ひとつは、標準的な読み手の場合、まず、200ミリ秒前後に意味情報の検索が行われること、もうひとつは、意味が予測と食い違う場合は特に400ミリ秒付近で情報の追加を続けることである。

幼児期の読字と熟達した読字について言うと、単語に関する知識が確立されてくるほど、その単語を正確かつ迅速に読めるようになる。第5章に出てきたなかなか手強い単語のひとつ、〝morphophonemic（形態音素）〟について考えてみよう。この本を読む前だったら、この単語は読字速度をかなり鈍らせたことだろう。ところが今は、その単語が認識と理解を速める知識を引き出す役目を果たす。どんな単語であれ、読む速さは、その単語がきっかけとなって引き出される意味知識の質と量によって大きく左右される。幼児期同様、大人にとっても、未知の状態から習得を経て熟知に至るまでの、単語の知識の連続体が存在する。ある単語に関する知識がこの連続体のどこに位置するかは、単語の頻度（特定の単語が文章に登場する回数）と、読み手本人の熟知度、そして、新近性効果（訳注：複数の単語を見せられた場合、終わりの方で見た単語のほうが思い出しやすい現象）によって決まる。〝sesquipedalian（長ったらしい単語）〟という単語を思い浮かべていただきたい。エッセイストのアン・ファディマンが指摘しているとおり、見るからに〝長い単語〟を指していそうな単語だし、実際に長い単語だ。ファディマンは著書『本の愉しみ、書棚の悩み』のなかで、めったに登場しない単語のリストを紹介している。頻度の面で、熟達した読み手の知識を試すのにちょうど良さそうなリストだ。monophysite（キリスト単性論者）、mephitic（悪臭のする）、goetic（黒魔術の）、diapason（ダイアペーソン：パイプオルガンの基本音栓）、adapertile（開けやすい）。私が降参した単語はこれだけではない。ファディマンが挙げている単語はどれも、実になじみ深い音素も含んでいるので、もしや読めるかもと淡い期待を抱かせるのだが、単語の熟知度の連続体でみれば末席にあっておかしくないものばかりで、読字の効率低下につながるはずだ。

フィンランドの研究者たちが確認したところによると、音韻処理と意味処理の両方にかかわっている側頭葉上部の領域は、この知識の連続体の〝確立された〟方の端に位置する単語を読む時のほうが速く活性化する。しかも、先に述べたとおり、意味的〝隣接語〟（単語の知識に寄与する連想語と意味）が〝豊富〟であるほど、単語を速く認識できるのだ。これらの相関する意味原理が明らかにするところは、年齢を問わず誰にでもあてはまる。ある単語をよく知っているほど、そして、知っているということをよく承知しているほど、その単語を読む速さは速くなるのだ。また、こうした結びつきが十分に行われている確立された語彙、つまり意味ネットワークを備えていると、それが物理的に脳にも反映される。200ミリ秒～500ミリ秒までの時間枠において意味の開放的な流通が行われるのは、音韻処理の多様性と、精緻化された意味ネットワークが誕生しつつあることを示しているのだ。これらのネットワークが活性化されるほど、脳の単語を読む効率は全面的に向上するのである。

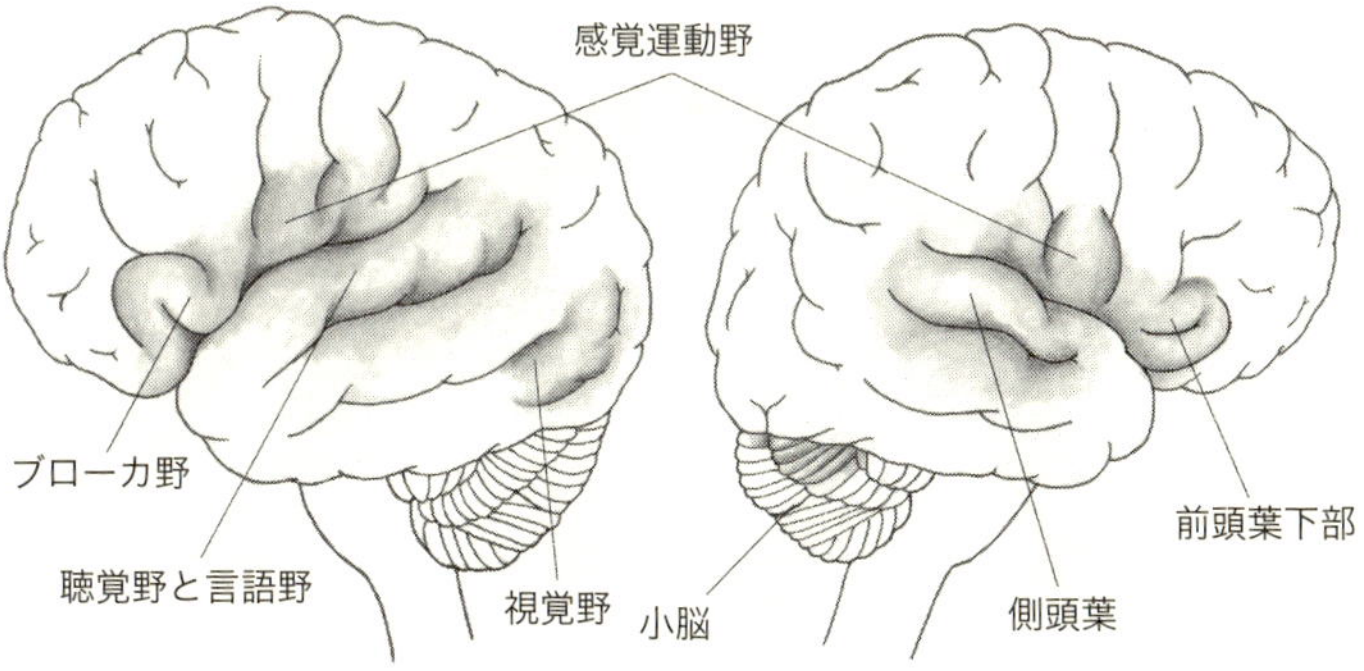

図 6-6 脳はこうして単語を音読する

意味知識と語形情報の連携

意味プロセス同様、200ミリ秒を過ぎると、ブローカ野をはじめとする前頭領域や左側頭領域、それに右小脳からの統語情報も、自動的に利用されるようになるらしい。統語プロセスは脈絡のあるテキスト（文や文章の一節）に用いられることが最も多く、（"the bow on the boat：小舟の漕ぎ手" で追加の概念情報を統合する際に使用したような）フィードフォワードとフィードバックの操作をしばしば必要とするうえに、作業記憶も少なからず活用する。"bear" や "bow" といった単語には統語的にあいまいな情報が含まれているので、より多くの情報を伝えるために、句や文の脈絡を必要とする。統語情報は本質的に意味知識と語形情報の両方と結びついており、200ミリ秒〜500ミリ秒の範囲ではこれらの集合システムが連携できるため、効率が向上するのだ（たとえば、形態素 "ed" が過去形の統語指標だと知っていれば、"bowed：会釈した" というような単語を速やかに識別、理解できるはずだ）。図6-6に示すとおり、どんな単語であれ、その実態を深く知るほど、さまざまな脳領域から得られる情報が積み重なり、集束して、その単語をうまく、速く読めるようになるのである。

こうして、たったひとつの単語を読むにも、脳にどれだけのことが要求されるかわかってくると、いったいどうやって文や段落を丸々読んでいるのかと思わずにはいられない。ましてや、本丸ごとなれば、なおさらである。この謎を解くには、単語の時間軸から踏み出して、『白鯨』や物理学者スティーブン・ホーキングの『ホーキング、宇宙を語る』、進化生物学者ショーン・キャロルの『完成のない形に究極の美をみつけた（Endless Forms Most Beautiful）』を読んで理解するという離れ業について考えてみる必要がある。

熟達した読み手の脳では、右半球の言語システムが大活躍する

> 読書は経験である。どんな物書きの伝記も、いつ、何を読んだか、長々と論じているはずだ。ある意味、読んだものがその人となりを映し出すからだ。
>
> ――ジョセフ・エプスタイン

もの思う人には、一人一人の詩人が綴る一行一行が、数年ごとに新しい違った顔を見せ、異なる響きを呼び覚ます……この読書という経験の素晴らしくも不可思議なこと、それは、目を肥やし、感受性を高め、連想力を

豊かに持って読書することを学ぶほどに、あらゆる思考とあらゆる詩の独自性と個性と正確な限界とがはっきりと見えてくることだ。

――ヘルマン・ヘッセ

大人になってから生涯を通じて、読字の熟達度がどこまで変化するかは、何を読むか、どのように読むかによって決まると言っても過言ではない。こうした変化を最もうまくとらえることができるのは、認知研究や脳画像ではなく、我らが詩人かもしれない。ウィリアム・スタフォードはこうした変化の最初の要素を、〝あなたは素晴らしい注意力に恵まれている〟と表現した。彼は注意の神経回路網や熟達した読み手のことを言ったわけではないだろうが、文章に注意を払うという、この筆舌に尽くしがたいほどの才能は、ドイツの小説家ヘルマン・ヘッセの言葉を借りれば〝目を肥やし、感受性を高め、連想力を豊かに持って〟読むことを学ぶにつれて、変化していく。私たちは成熟すると、単語の時間軸で説明したあらゆる認知スキルだけでなく、人生経験――愛や喪失、喜び、悲しみ、成功、失敗などがもたらした影響も、文章に持ち込む。読むものに対する私たちの解釈には奥行きが出て、著者の思考が導いてくれたところから、さらに新しい方向に向けて思考を羽ばたかせられることもしばしばだ。一七歳、三七歳、五七歳、七七歳と齢を重ねて、聖書やジョージ・エリオットの『ミドルマーチ』、ドストエフスキーの『カラマーゾフの兄弟』を読み返すたび、本を閉じた時にはまったく新しい発見を得ていることがあるのも、そのためである。ここに挙げた作品のうち、後の二作品からいくつか例をとって、読んだ時の注意の質と人生経験によって何を見落とし、何を異なる形で理解していた可能性があるか、検討してみよう。

まず、次に紹介する一節の文脈を考える。ジョージ・エリオットの一九世紀の小説『ミドルマーチ』では、理想主義者である若く美しい主人公ドロシア・ブルックが周囲の説得にも耳を貸さず、二回り以上も年上の学者カソーボン氏と結婚する。カソーボン氏との結婚を望んだのは何よりも、彼の野心的な執筆計画を実現させる助けになりたいと考えたからだ。新婚旅行先のローマで、カソーボン氏は図書館めぐりに出かけ、ドロシアは一人、思索のなかに取り残される。

　結婚式からの数週間というもの、はっきりと確かめたわけではないが、夫の胸の内に見いだしたいと夢見ていた広大な眺めとおおらかで新鮮な息吹が、何の役にも立たないように思える狭苦しい次の間《ま》と回りくどい言葉にすり替わってしまったと感じられて、胸苦しくなるほど気持ちが落ち込むのはどうしたことだろう？

ジョージ・エリオットはこの一節に一連の隠喩を使って、ドロシアがカソーボン氏を彼の博学そうな態度を通して見ていたこと、しかし今は、小さな白いメモカードに延々と書き留めている脈絡のない思考の断片の裏には、壮大なまとまりのある作品も本も何もないと気付いたことを、私たちが徐々に推論するための一助としている。

『ミドルマーチ』からとった、たったひとつのこの文にさえ、熟達した読字のさまざまな側面が浮き彫りになっている。まず、これが暗黙のうちに意味しているところを読み取れなかったら、次の五〇ページに込められているニュアンスも汲み取れまい。ここに含まれている隠喩は、文章に幾重にも盛り込まれている意味を理解するうえで、私たちの〝注意の質〟がいかに重要であるかを示すものだ。この特質がなければ、ドロシアが置かれている状況の本当の意味を読み取ることはできないだろう。第二に、とりわけ一九世紀色が強いこの文は、多様な統語構造に精通していることが読解にどれほど役立つか、また、統語形式が意図した意味をいかに増強できるかを例証している。エリオットは〝何の役にも立たない〟という一言を残す前に、四つの節と六つの句をこの一文のなかでつむぎ合わせている。カソーボン氏の貧弱な精神を的確に表現している、いくつ扉を開けても際限なく続く次の間《ま》を彷彿とさせるために、統語が持つ帰納的な可能性を利用したのではと思えるほどだ。わずかこれだけの文を読み終えるまでに、統語面で要求されるものと隠喩的な言葉とが相まって、私たちの注意をドロシアの抱えている現実に関するより深い推論へと方向付け、ドロシアに対する共感を引き出しているのだ。

もうひとつ、この後の一節を紹介しよう。今度はカソーボン氏の観点から語った文で、先の文に比べると印象が薄いかもしれないが、それにはちゃんとした理由がある。

　彼は、正しい対象を崇拝できる彼女の能力を、以前は好意的にみていた。ところが今、突然の恐怖とともに、この能力が、たくさんの素晴らしい結果を漠然と思い描くばかりで、その調査にはどれだけの代償が必要かほとんど考えていないおこがましさと入れ替わるかもしれない、と予感したのだ。

私は『ミドルマーチ』を何回も読んでいる。しかし、このカソーボン氏に関する一節を違った角度から見たのは、昨年読んだ時が初めてだ。三〇年というもの、私は理想主義者ドロシアの幻滅のみに、全面的に共感していた。今になってようやく、カソーボンの恐怖、満たされない希望、若さにあふれたドロシアには理解してもらえないという彼の側の幻滅を理解し始めたのだ。自分がカソーボン氏に注目する日が来ようとは思ってても見なかったのに、少なからず謙虚さを身につけた今は、確かにカソーボン氏の言い分にも耳を傾けている。ジョージ・エリオット自身もそうだった。理由は私と似たり寄ったりというところだろう。読むことは私たちの人生を変える。そして、私たちの人生も読むことを変えるのである。

熟達した読字が最も高度な形をとるためには、さまざまな知的プロセスが一体化しなければならない。この点を説明するため、ここで、世界最高傑作のひとつ、ドストエフスキーの『カラマーゾフの兄弟』から、最も難解な一節のひとつを抜き出してみよう。この深遠なロシアの小説のなかほどで、カラマーゾフ兄弟の皮肉屋イヴァンは〝大審問官〟という恐ろしい物語を、優しく世間知らずの弟アリョーシャに語って聞かせる。この作中作は恐怖の異端審問のただなかでの激烈な対話として展開される。対話のなかでは、九〇歳にもなる枢機卿である大審問官が、一人の神を〝You（おまえ）〟と〝He（彼）〟と〝Him（彼に、彼を）〟という三つの言葉だけで表現し、厳しく尋問する。ドストエフスキーが読者にどれだけの要求を突きつけたか自分の目で確かめ、あなた自身はこの対話を理解するという課題のために何をしなければならないか、枢機卿は沈黙を続ける〝Him（彼を）〟

の何を非難しているのか、〝Him（彼に）〟、なぜ〝He（彼）〟は死ななければならないと言っているのか、検討していただきたい。

人間一人一人が、そして万人が、天地創造以来抱き続けてきた最大の苦悩こそが、共通のものを崇拝したいというこの欲求なのだ。同じものを崇拝せんがために、人は剣をとって殺戮を繰り返してきた。みなそれぞれに崇める神々を造り出し、互いに相手を誘い込もうとしあってきた。「おまえたちの神を捨てて、我々の神を崇めよ。さもなくば、おまえたちにもおまえたちの神にも死あるのみだぞ！」……おまえは知っていた。おまえがこの人間の性の根本的な秘密を知らないはずはない。知っていながら、おまえは、万人を無条件でおまえの前にひざまずかせるために、差し出された唯一絶対の旗印を拒んだ……しかも、自由の名のもとに、天上のパンのために、それを拒んだではないか。それからおまえが何をしたか、考えてみるがよい。性懲りもなく、すべてを自由の名のもとに行ったではないか！　おまえは人間の自由を支配するどころか、かえっていっそう自由を増大させて、その苦悩により人間の心に永久に重荷を負わせた。おまえは人間が愛ゆえの選択の自由を持つことを望んだ。さすれば、おまえにそそのかされ、心を奪われた人間は、自由なる意思でおまえに付きしたがうはずだからな。以来、人間はいにしえより変わらぬ掟を捨てて、自由な意思で善悪を判断しなければならなくなった……おまえは人間を惑乱と苦痛のなかに置き去りにした。これ以上過酷なことはあるまい。これほど多くの問題と解決しようのない疑問を残されたのだから。

今、あなたがたった三つのことを理解するために、どれだけのことをしたか検討してみよう。この三つのこととは、ひとつ、枢機卿が本当に言いたいこと、二つ、イヴァンがこれをアリョーシャに話して聞かせた理由、そして三つ、人の先入観をねじ曲げる、この善悪に関する見解に対して、純真なアリョーシャがどう反応するかである。まだ一語も読まないうちに、私が提供した概念情報が、予測および計画のための一連のプロセスを誘発した。これらのプロセスにより、あなたは特定の文学ジャンル（ロシアの小説）と歴史的背景（異端審問中の枢機卿と神たる存在の対話）を事前に知った。次いで、文章の解読を進めながら、単語の表面的な表象を一時記憶域（作業記憶）に保存した。これは、高度な知識、つまり、個々の単語と句（〝共通のものを崇拝する〟）の意味と文法的な使い方に関する知識だけでなく、文章に含まれている数々の難解な、場合によってはちょっと信じがたいような命題（「崇拝は苦悩である」「自由は苦痛である」「選択の自由はそそのかしである」）に関する知識をも〝保持〟するためである。そのあいだに、これらの概念の意味が、一九世紀ロシアや異端審問、善と悪に関する哲学的思考、ドストエフスキーが教訓的な目的に小説を用いたことなど、一般的な予備知識の長期記憶を活性化させた。

次に、あなたは十中八九、イヴァンとアリョーシャ、大審問官と彼（He）、ドストエフスキーと読者の関係が意味すると思われることの推論に取りかかり、一連の仮説を立てたはずだ。たとえば、枢機卿が本当に言いたかったこととその理由については、別の仮説を組み立てたかもしれない。この一節を通して読み終わったところで、自分の読解したことをモニターし、推論と記憶していた予

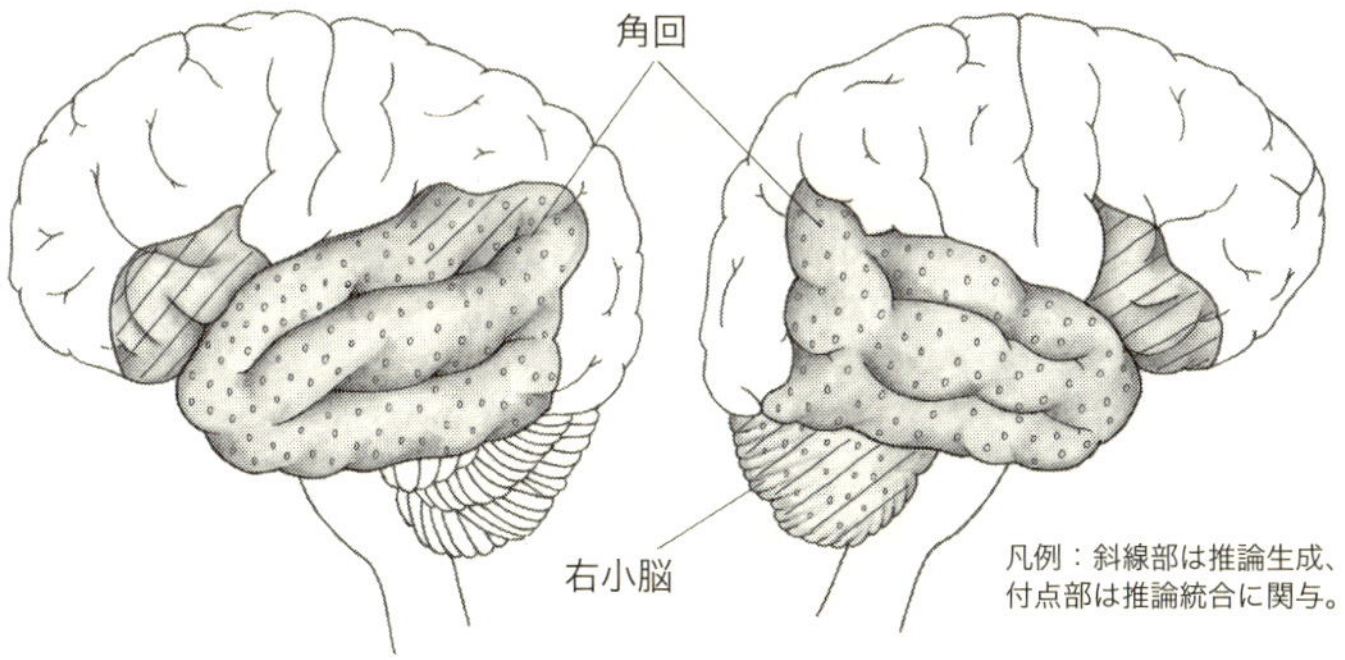

図 6-7 熟達した読み手の読解力

備知識が適合しているか確かめた。読んだことと推論が食い違っていた場合は、読み直して、しっくりこない部分あるいは全体の修正を行ったはずだ。

あらゆる文章に含まれている複雑な要素は、単語の意味や統語上の要件から、記憶にとどめる多数の概念的命題に至るまですべて、熟達した読み手の読解力に影響をおよぼす（図6-7）。このドストエフスキーからの抜粋にはっきりと見て取れるとおり、型にはまった思い込みとは矛盾する概念（たとえば、価値を否定された自由や、神を糾弾、迫害する枢機卿など）の意味を理解するためには、知的な柔軟さが重要になってくる。また、『ミドルマーチ』の一節で見たように、読み手が文章に持ち込むものもすべて、読解力に影響する。イヴァンとカソーボン氏も歳をとれば丸くなる、ということはなかろうが、私たちが三七歳、五七歳、七七歳と歳を重ねれば、一七歳の時よりは彼らのことをもっと理解できるようになるのだ。

文章と人生経験の動的相互作用は双方向的だ。私たちは自分の人生経験を文章に持ち込み、文章は私たちの人生における経験を変化させる。この相互に織りなす関係を、アルベルト・マングェル以上に見事にとらえた書き手は、そうはいない。なにしろ、彼の著書『読書の歴史』は一冊丸ごと、彼と文章とがお互いをどう変化させてきたかという歴史を綴っているのだ。私たちも時には、マングェルのように、別の思考の世界に浸りきった後に、今までとは違う思い切ったやり方でものを考え、感じ、行動する能力を高めて、自分の世界に戻ってくることもある。しかし、導かれる先がどこであろうと、もう元の自分ではない。

この経験と生理学的に相関するものが存在する。つまり、読字が熟達のレベルに達すると、ニューロンのレベルで変化が起こるのだ。カーネギー・メロン大学の認知神経科学者マーセル・ジャストの研究グループが唱えている説によると、熟達した読み手が読みながら推論する時、脳内では二段階のプロセスが少なくともひとつ進行しているそうだ。仮説を生成し、それを読み手の文章に関する知識に統合するというプロセスである。熟達した読み手がこれらのスキルを用いるのは、ちょうど、フロドが旅の終わりに、不幸な役立たずの案内役ゴラムのことを理解し始めるようなものだ。指輪に対するゴラムの歪んだ執着を見抜いた時、フロドは初めて、ゴラムのひとつひとつの行動が本当は何を意味しているのか分析、再現せざるを得なくなる。そうして得た洞察を自分のなすべきことに取り入れ、ついにはゴラムが次に何を謀むか予測できるようになるのである。

フロドのように、熟達した読み手はさまざまな読解プロセスを用い、さらには意味プロセスおよび統語プロセスと、それぞれの対応する皮質領域をすべて駆使して、文章を読み解く。たとえば、読み手が文章の意味を推論している時は、左右両半球のブローカ野周辺の前頭領野が賦活される。

さらに、使われている単語が意味的、統語的に複雑である場合は必ず、この前頭領野が側頭葉のウェルニッケ野と頭頂葉の一部、それに、右脳とも相互作用する。次に、これに劣らず重要なことだが、熟達した読み手がこうして立てた推論をほかの予備知識と統合する時は、右半球の言語関連のシステムをそっくり使用するらしい。この第二段階で行われる一連の推論プロセスでは、駆け出しの読み手が最初に行う解読作業の場合とは比べものにならないほど、右半球の言語システムが大活躍する。右半球の言語システムは読字発達の過程で激変し、左半球の言語野に劣らぬ拡張性を獲得して、広く分布しているのだ。最終的に、熟達した読み手の場合、左右両半球のブローカ野に加えて、右角回を含む複数の側頭・頭頂領野と右小脳の関与が増大する。ジャストの研究を踏まえて、図6-7に熟達した読み手の読解する脳を示した。読字初心者の脳から見事な変化を遂げているのが見て取れる。脳のさまざまな領域を駆使するようになった熟達した読み手は、拡大を続ける知能の進化の生ける証である。

この読字発達の自然史の最後を飾るものとして、ヘミングウェイが常に追い求めたもの――〝真実の一文〟――を記すとしたら、こう書くことになろう。読字発達に終わりは存在しない。読字発達の果てしない物語は、目を、舌を、言葉を、著者を、〝真実が青々と萌えいずる〟新たな地へと旅立たせ、その旅に脳と読み手を変化させながら、永遠に続くのだ。

ここからは、ディスレクシアの人々のまったく異なる〝自然史〟と、最終的には大きな希望につながる遺伝子の物語に話を移す。読み書きができなかった過去と、文字を読めるようになった脳の未来について考えてみるつもりだ。つまり、書記言語の功績をより広い状況のなかでとらえるために、未知の領域へと歩を進めようというわけだ。そこでは、単語の世界が、話し言葉では表現できないイメージとパターンの世界と出会うことになる。

Part III

脳が読み方を学習できない場合

読み書きを学ぶには、一〇歳からの三年ほどが少年時代の有望な頃合いだ。子どもも親も、好き嫌いでこの期間を延長したり短縮したりしてはならない。もちろん、文字を勉強するからには、読み書きができるところまで到達しなければならないが、この所定の年数のあいだの自然な進歩が遅い場合は、速く上手に読み書きできるようになることに固執すべきではない。

——プラトン

第7章 ■ ディスレクシア（読字障害）のジグソーパズル

子どもにとって最大の恐怖は愛されないことでしょう。拒絶されるのは、子どもが恐れる地獄です。それでも、拒絶感は、世界中の誰もが多かれ少なかれ味わったことがあると思います。拒絶は犯罪を招き、犯罪は罪悪感を生む——それが人類に運命づけられた物語です。渇望する愛を拒絶されたら、ある子どもは猫を蹴飛ばして、秘密の罪悪感を押し隠す。盗みに手を染める子どももいるでしょう。お金があれば愛されると思うからです。そして、世界を征服する子どももいる。こうして罪悪感が生まれ、その報復として罪を犯し、さらに罪悪感が増す——その繰り返しです。

——ジョン・スタインベック

読むくらいなら、お風呂のカビ掃除をするほうがいいや。

——あるディスレクシアの子ども

ディスレクシアを見直す

スコットランドのレーシング・ドライバー、ジャッキー・スチュワートは、二七歳でグランプリのタイトルを獲得し、チャールズ皇太子からナイトの称号を授与され、引退するまで世界有数のレーシング・キャリアを誇ったドライバーの一人だ。彼はディスレクシアでもある。先頃、ディスレクシアに関する国際科学会議に出席した彼は、こう言ってスピーチを締めくくった。「ディスレクシアであるとはどんな気持ちがするものか、皆さんにはけっしてご理解いただけないでしょう。この分野でどれほど長く研究を続けておられようと、ディスレクシアのお子さんをお持ちだろうと、子ども時代を通して屈辱感に耐え、毎日、おまえは何をやっても絶対に成功しないと言われ続けて暮らすのがどんな気持ちか、おわかりになるはずがありません」。

ディスレクシアの子どもを持つ親として、私はまさにジャッキー・スチュワートの言うとおりだと知っている。ディスレクシアの物語の筋書きは、世界中どこでも、ほとんど手を加えないで通用する。一人の利発な子ども――ここでは、男の子ということにしよう――が、元気いっぱい、やる気満々で登校する。みなと同じように一生懸命読み方を習おうとするのだが、ほかの子どもたちとは違って、どうすれば覚えられるのかわからない様子だ。両親には、もっと一生懸命がんばりなさいと言われる。教師には、〝やる気がない〟としかられる。クラスメートには〝バカ〟とか〝脳たりん〟とそしられる。役立たずという言葉が頭のなかで鳴り響く。こうして、入学した時の熱心な子どもとは別人のようになって、学校を去ることになるのだ。読み方を覚えられないばかりにもたらされるこの悲劇がどれほど繰り返されていることか、想像もつくまい。

悪戦苦闘している幼い読み手も、運がよければ――ただし、ものすごく幸運ならの話だが――、途中で誰かに〝思いがけない才能〟を発見してもらえる。ジャッキー・スチュワートは、もし自分にモーター・レースの才があると気付かなかったら、間違いなく〝刑務所行きか、もっとひどいこと〟になっていただろうと言う。銃の使い方はマスターしていたからだ。自分の子ども時代のことについて得心がいったのは、ずっと後、二人の息子がディスレクシアと診断されてからのことである。息子たちにはけっして自分と同じ思いはさせないと、彼は心に誓ったそうだ。診断が遅れるというのも、ディスレクシアの物語に付き物のもうひとつの現実である。金融業界で活躍を続けるチャールズ・シュワブ、作家ジョン・アーヴィング、法廷弁護士デイヴィッド・ボイズ（訳注：アメリカ司法省がマイクロソフト社を独占禁止法で訴えた反トラスト訴訟の際には、政府側検事として活躍した人物）は、自分たちの子どもがディスレクシアと診断されて初めて、自分もディスレクシアだと気付いたという。ラッセル・コスビーは、兄ビル・コスビー（訳注：アメリカの人気黒人俳優）の息子で甥に当たるエニスが大学に通うようになってから、教育学者でディスレクシアのエキスパートでもあるキャロライン・オリビエにディスレクシアと診断されたのがきっかけで、自分の障害を発見した。

時には、ディスレクシアの物語もハッピーエンドを迎えることがある。ポール・オルファレアはいくつかの高校を体よく追い出された末にキンコーズを設立したし、デイヴィッド・ニールマンはジェット・ブルー航空の最高経営責任者になり、ジョン・チャンバーズはシスコシステムズ（訳注：アメリカのIT関連ネットワーク機器のトップメーカー）の最高経営責任者の地位を手中にした。しかし、いつもハッピーエンドとは限らない。私も含めて、ディスレクシアの研究に携わっている大勢の者がやりきれない気持ちにさせられるのは、この障害の連鎖が、大部分は回避できるものであることを知っているからだ。今では、読字障害の恐れがある子どもたちの大半を、彼ら自身がそれと悟り始めるよりもかなり前に特定できる方法がある。幼い者たちにとって、自分がこの種の障害を抱えていると知ることは衝撃的だ。障害を何とかしようと何年も無駄にあがいたあげく、一生消えない傷を抱え込むことも少なくない。ジャッキー・スチュワートは、大人になってからも、何回表彰台に上がろうと、乗り切れないほど車や飛行機を持っていようと、本当の意味で自分に満足したことはないと打ち明けている。屈辱にまみれた少年時代が長すぎたのだ。彼の物語は、ディスレクシアをバネにした成功物語ではあるものの、初期の読字学習で拒絶された恐ろしい影響が今も続いていることを示す物語でもある。

書記言語を習得できない脳の原因を探れば、その働きを別の角度から見ることができるようになる。素早い泳ぎを習得できないイカの中枢神経系が、泳ぎに必要なものを教えてくれるのと同じだ。その逆も言える。文字を読む脳について理解すれば、ディスレクシアを別の観点から見直すことができるのだ。こうして両面から検討を進めるうちに、知能の進化に対する視野が広がっていく。そうすれば、読字をはじめとする文化的発明は、脳が秘めている驚くべき可能性のひとつの表れに過ぎないことが見えてくる。

ディスレクシアの研究に取りかかったとたんに気付くのは、これがとてつもなく厄介な大仕事であることだ。理由は少なくとも三つある。文字を読む脳に求められる条件の複雑さ、ディスレクシアの研究には実に多くの学問分野がかかわってくるという事実、そして、ディスレクシアの人々は、研究者を困惑させるほどに非凡な長所と圧倒的な弱点を兼ね備えていることだ。ディスレクシアの歴史には、この複雑さがすべて反映されている。また、言語学を一変させたノーム・チョムスキーの改革や、社会階級がディスレクシアと診断におよぼす影響など、ここ百年のあいだに人間の文化史と社会に起きた数々の変化も見て取ることができる。欠けているのは、皮肉なことだが、世界的に通用するただひとつのディスレクシアの定義そのものである（アメリカと英国で用いられている定義数種と関連問題については、注記を参照されたい）。研究者のなかには、〝ディスレクシア〟という用語をいっさい避けて、もっと一般的な用語〝読字障害〟や〝学習障害〟を使う者もいる。そればかりか、プラトンを筆頭とする古代ギリシャ人も脳が読字と綴りを習得できない現象を承知していたという事実があるのに、いまだにディスレクシアなど存在しないと主張する者もいる。私は歴史的な理由から、〝ディスレクシア〟という用語を気に入っているが、ディスレクシアから得られる興味深い洞察と、ディスレクシアを放置した場合に生じうる無駄な悲劇を解明することができるならば、結局のところ、この現象が何と呼ばれようといっこうに構わない。

ディスレクシアになる四つの原因

込み入ったディスレクシアの物語は、人間の進化の昔に、始まるべくして始まった。その背景を最もよく把握しているのが、英国の神経生理学者アンドリュー・エリスである。ディスレクシアの正体は、何であろうと、〝読字障害〟だけではないと断言したのだ。エリスが注意を促したのは、人間の進化という観点から言うと、脳はけっして文字を読むように作られたわけではないという事実である。ここまで見てきたとおり、脳には読字専用の遺伝子もなければ、生物学的構造物も存在しない。それどころか、文字を読むためには、本来、物体認識やその名称の検索など、他の作業のために設計され、遺伝子にもプログラムされている古くからの脳領域を接続し、新しい回路を形成することを、一人一人の脳が学ばねばならないのだ。そうしてみると、ディスレクシアが脳の〝読字中枢〟の欠陥といった単純な問題であるはずがない。そもそも、〝読字中枢〟など存在しないのだから。ディスレクシアの原因を突き止めるには、脳の以前からある構造物と、それらの幾重にも層を成すプロセス、構造、ニューロンおよび遺伝子に目を向けなければならない。これらすべてが急速に同期して、読字回路を形成するからである。

言い換えるなら、第1章で紹介した読字のピラミッドをもう一度、今度はもっと詳細に見直す必要がある。図7-1（次ページ）に改めて示すとおり、このピラミッドは、単語や文字を読むという、最上層で行われる個々の基本的行動を支える活動を表している。これを別の用途に使いたい。つまり、読字回路の発達がうまくいかない場所と理由を図にしようというわけだ。ピラミッドの第二層、認知レベルを構成するのは基本的な知覚、概念、言語、注意および運動のプロセスで、多くの心理学者がこのレベルを研究対象としている。二〇世紀にさまざまな説を唱えた学者たちは、ほとんど

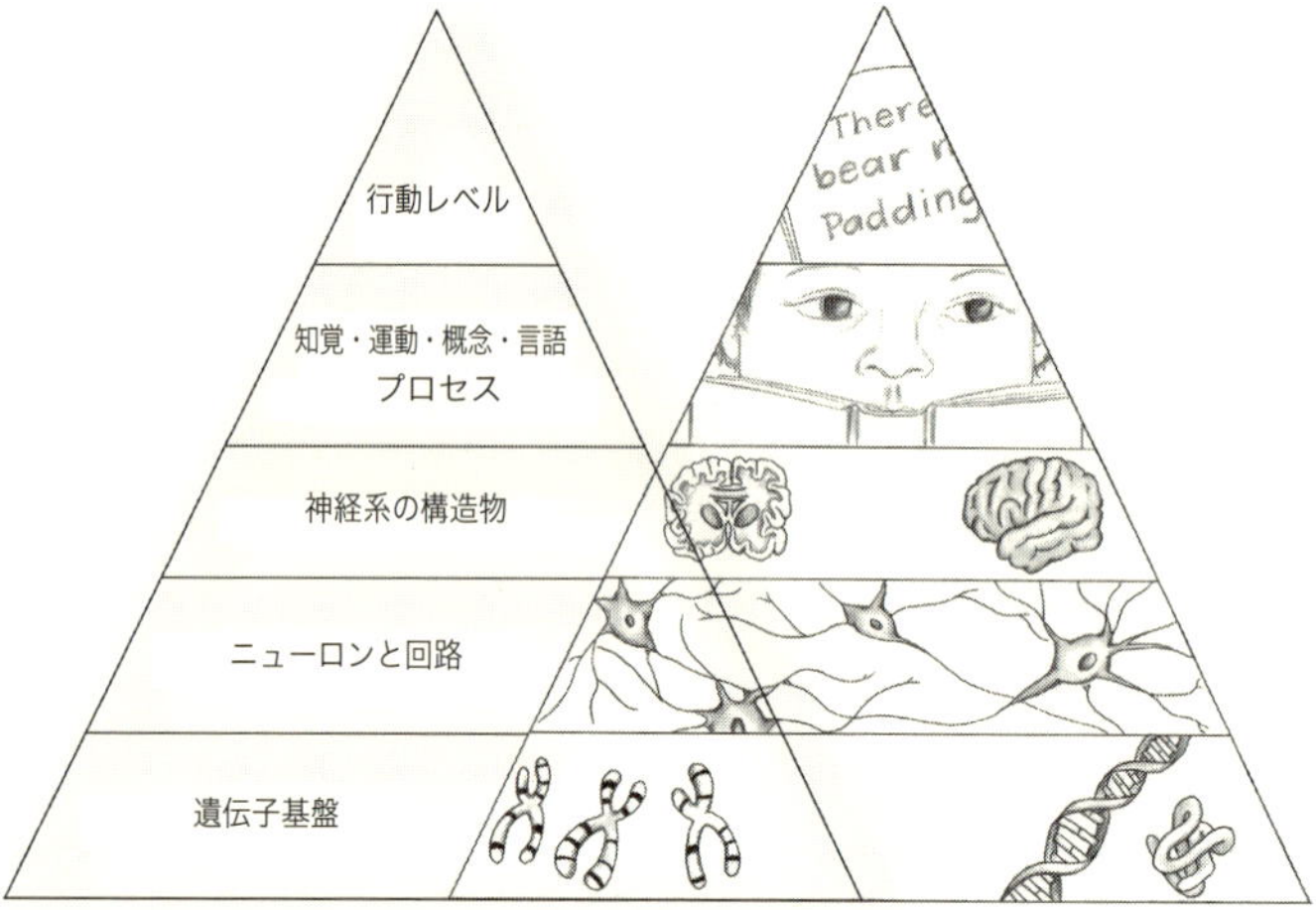

図 7-1 読字行動のピラミッド

が、この層の問題こそがディスレクシアの謎を解く鍵だと考えた。この層の数々のプロセス自体は、神経系の構造物を基盤としている。それらの構造物が接続されさえすれば、文字を読むための回路が形成されることになる。最近では、ディスレクシア解明のために、これらの構造物とその接続を調べるイメージング研究が盛んに行われている。この神経系構造物の層を支えているのがニューロンの機能集団だ。これらの機能集団がさまざまな形の情報から永続的な表象を形成できるからこそ、人間は、たとえば文字や音素を見たり聞いたりするスペシャリストになれるのだし、それを自動的に行うこともできるようになるのである。

ピラミッドの最下層を担っているのは、機能集団、神経系構造物、そして最終的に視覚や言語などの古くからあるプロセスのための回路を形成するようにニューロンをプログラムする遺伝子である。ディスレクシアに関する最新の研究のなかには、この最下層に焦点をあてているものもある。この遺伝子レベルの研究を複雑にしているのは、読字回路を次世代に伝えるための専用の遺伝子が存在しないという事実だ。つまり、上の四つの層は、一人一人の脳が読字を習得するたびに、必要な経路の構築の仕方を改めて学ばねばならないことになる。読字をはじめとする文化的発明が他のプロセスと異なるのはそのためである。こうした文化的発明は、言語や視覚のように、子どもに〝誕生の贈り物〟として与えられることはない。そして、それを一番つかみ損ないやすい立場にあるのが、幼い読字初心者なのだ。

本書では、文字を読む脳を進化という観点から見ているわけだが、その出発点となったのは、脳が最初のトークンを読めるようにした、三つの設計原理である。すべての書記言語に言えることだが、読字の発達には、古くからある構造物を再編成して新しい学習回路を形成する能力、これらの構造物内に存在するニューロン群を情報の表象形成用に特殊化する能力、そして、自動性——つまり、これらのニューロン群と学習回路がこの情報を自動的とも言える速度で検索・統合する能力——が必要である。これらの設計原理を読字障害にあてはめてみると、ディスレクシアの基本的原因と思えるものがいろいろ浮かび上がってくる。これは次の四点にまとめられる。①言語または視覚の基盤となる脳の構造物に発達上の、おそらくは遺伝子にかかわる欠陥がある（たとえば、それらの構造物内で特殊化することを学ぶはずのニューロン群の障害など）。②自動性を獲得する上での問題——つまり、特定の特殊化したニューロン群内での表象検索がうまくいかない、回路内の構造物の接続がきちんとできない、あるいは、その両方。③これらの構造物間の回路接続の障害。

④特定の書記体系に使用されていた従来の回路から、まったく異なる回路が再編成される。読字障害の原因のなかには、すべての書記体系に共通して見られるものもあれば、特定の書記体系に固有と言えそうなものもある。

ディスレクシアの研究の歴史は一二〇余年にわたって整理されないままにきたが、どの説にもこの四タイプの問題のいずれかが顔を覗かせている。実のところ、ここに挙げた四つの基本的原因を踏まえて読字障害に関するさまざまな説を整理すれば、ディスレクシア研究の歴史もかなりすっきりとまとまるはずだ。それにも増して大きな意味があるのは、ディスレクシアに関する諸説から得られる総合的な情報を脳の設計原理に沿って整理することにより、読字障害の研究が文字を読む脳に関する知識の向上に役立つと、はっきり確信できることである。

第一の原理――古くからある構造物の欠陥

二〇世紀に提唱されたディスレクシアに関する説の大多数は、視覚システムに始まる回路の古くからある構造物のひとつに原因があるとしている。現在私たちがディスレクシアと呼んでいるものは、当初は〝語盲（word-blindness)〟と呼ばれた。これは一八七〇年代のドイツ人研究者アドルフ・クスマウルの研究に端を発する。小児ディスレクシアは先天性語盲と呼ばれるようになったが、これはクスマウルの研究に加えて、ムッシュXという奇妙な症例の存在があったからだ。ムッシュXはフランス人実業家でアマチュアの音楽家でもあったのだが、ある日、自分がほとんど一語も読めなくなっていることに気付いた。フランスの神経科医ジョゼフ・ジュール・デジュリンはムッシ

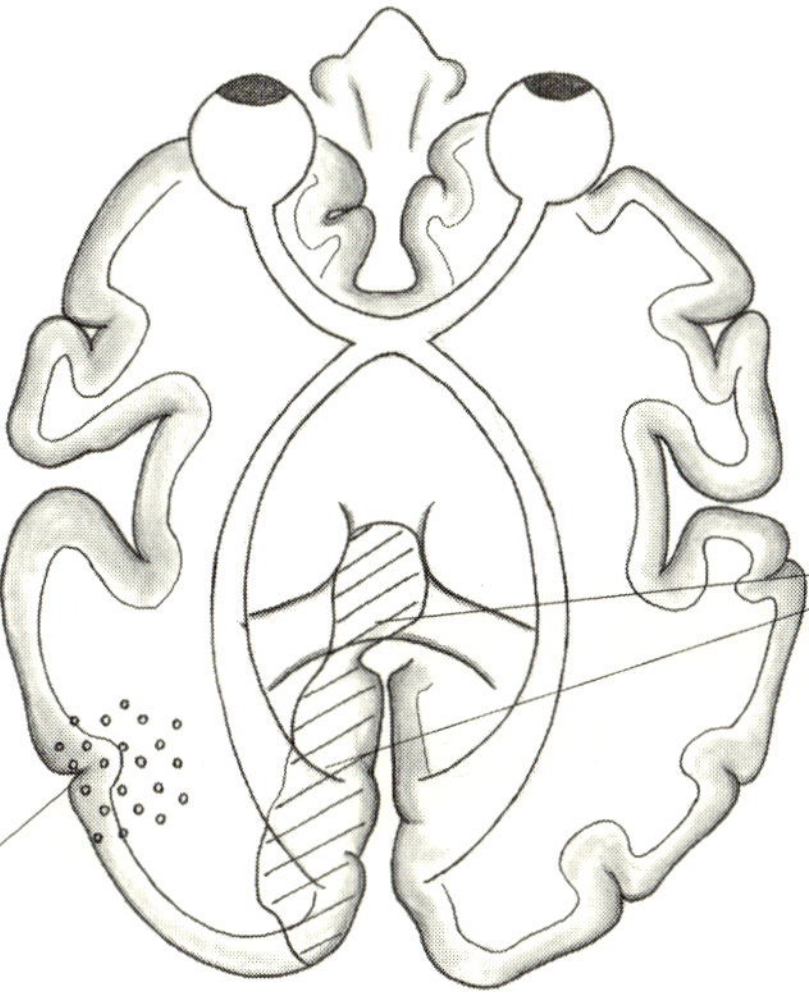
脳梁膨大
斜線部は最初の卒中による損傷部、付点部は二度目の卒中による損傷部。
角回

図 7-2 失読症の脳

ュXが、視力にはまったく問題がないにもかかわらず、単語を読むことも、色の名前を言うことも、譜面を読むことも本当にできなくなっているのを確認した。その数年後、ムッシュXは脳卒中に見舞われた。これで、読み書きの能力を完全に失ったばかりか、命まで落としてしまった。

ムッシュXの検視解剖では、卒中は二度にわたって起きており、それぞれ異なる脳領域を侵していたと判明した。デジュリンはこの情報を足掛かりとして、読み書きに関する新説を打ち立てた。最初の卒中で損傷を負ったのは左視覚野と脳梁後部だった。脳梁というのは、脳の二つの半球をつないでいる線維の束である（図7-2を参照）。この最初の卒中により、ムッシュXの視覚野が〝接続を切られてしまった〟ために、右半球でものを見ることはできても、見たものを左半球の言語野や左半球視覚野の損傷部に伝えることができなくなってしまったわけだ。最初に読めなくなった原因はここにある。読み書きの能力を完全に奪い去った二度目の卒中は、角回に損傷をおよぼしていた。デジュリンが報告したこの〝語盲〟の症例が、後天性ディスレクシアの研究の本当の意味での幕開けとなり、視覚の役割と接続の重要性を提唱する初めての説の根拠となったのである。

二〇世紀の神経科医ノーマン・ゲシュヴィントはデジュリンの症例を、書記言語などの特定の機能に必要とされる脳の異なる部分が相互に切り離されたことが原因で機能できなくなったために起こる〝離断症候群〟と解釈した。だとすれば、ムッシュXの症例は、実際には二種類の説を反映していることになる。ひとつは、古くからある構造物、視覚システムの損傷、もうひとつは、読字回路の接続障害である。

読字障害を論理的に説明した初期の説はもうひとつある。聴覚システムに問題があるとする説だ(図7-3を参照)。読字研究者ルーシー・フィルズが一九二一年、読字に問題を抱えた子どもたちは文字が表す音の聴覚イメージ(現在の音素表象の概念に近い)を形成できないと主張したのだ。一九四四年には、神経科医にして精神分析家のパウル・シルダーが、読字障害者とは文字をその音と関連づけることと、話し言葉を音に分解することができない者であると鋭い分析をしている。シルダーの洞察とフィルズの音響イメージに関する初期の研究は、現代のディスレクシア研究を方向付けている最も大切な要素のひとつ、すなわち、単語に含まれている音素を処理する能力の欠如を、いち早く見抜いていたのだ。

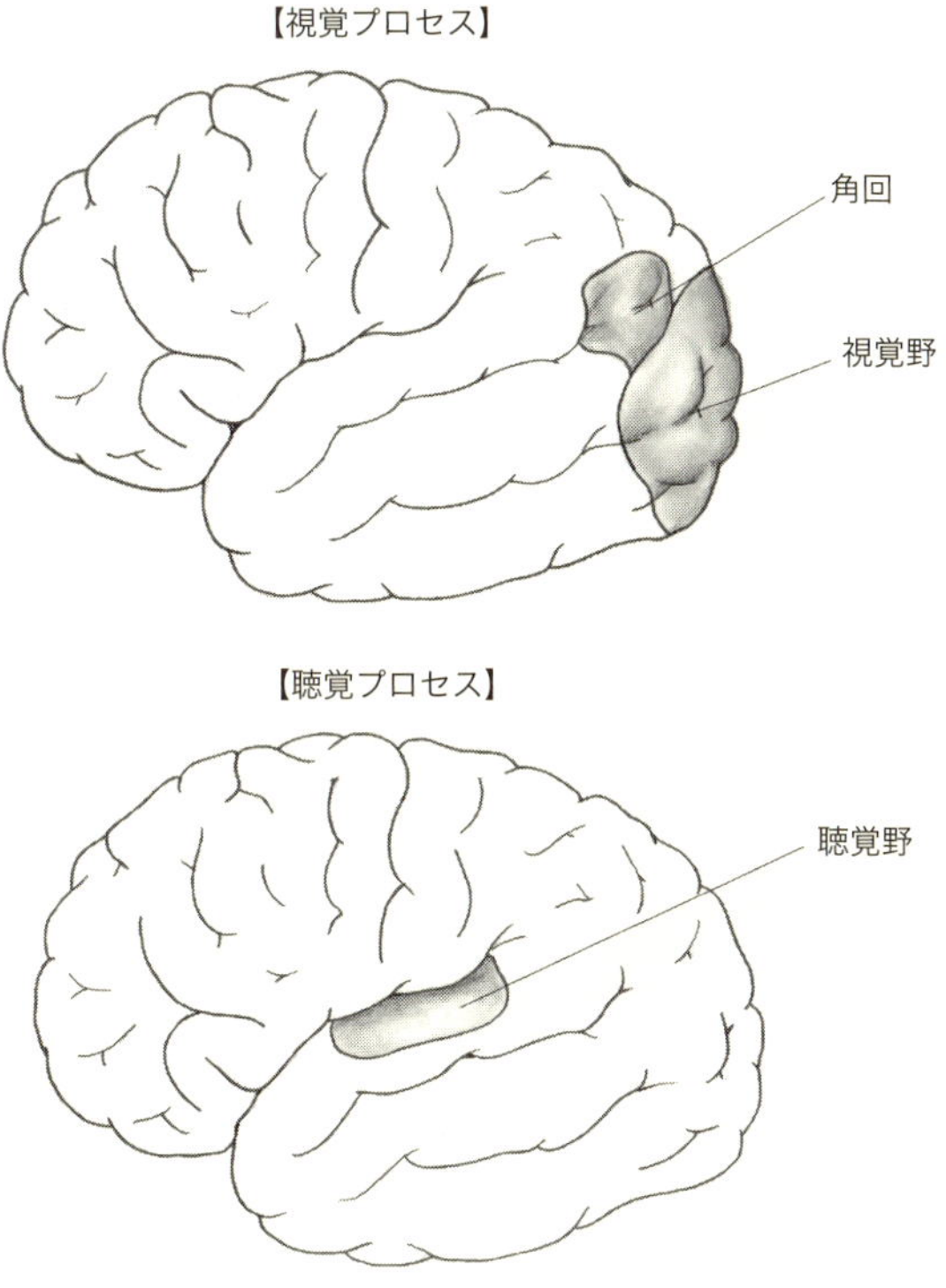

図 7-3 視覚プロセスと聴覚プロセス

一九七〇年代の幕が開けるとともに、言語学者ノーム・チョムスキーの優れた影響力を基盤とした新興分野、心理言語学（言語を人間の心理的過程と結びつけて研究する分野）が、読字研究に新たな道を示した。初期の心理言語学者たちの目的は紛れもなく、発話、言語、読字発達および読字障害の関係を系統立てて理解することにあった。ディスレクシアを言語に根差した障害だとする彼らの見解は、それ

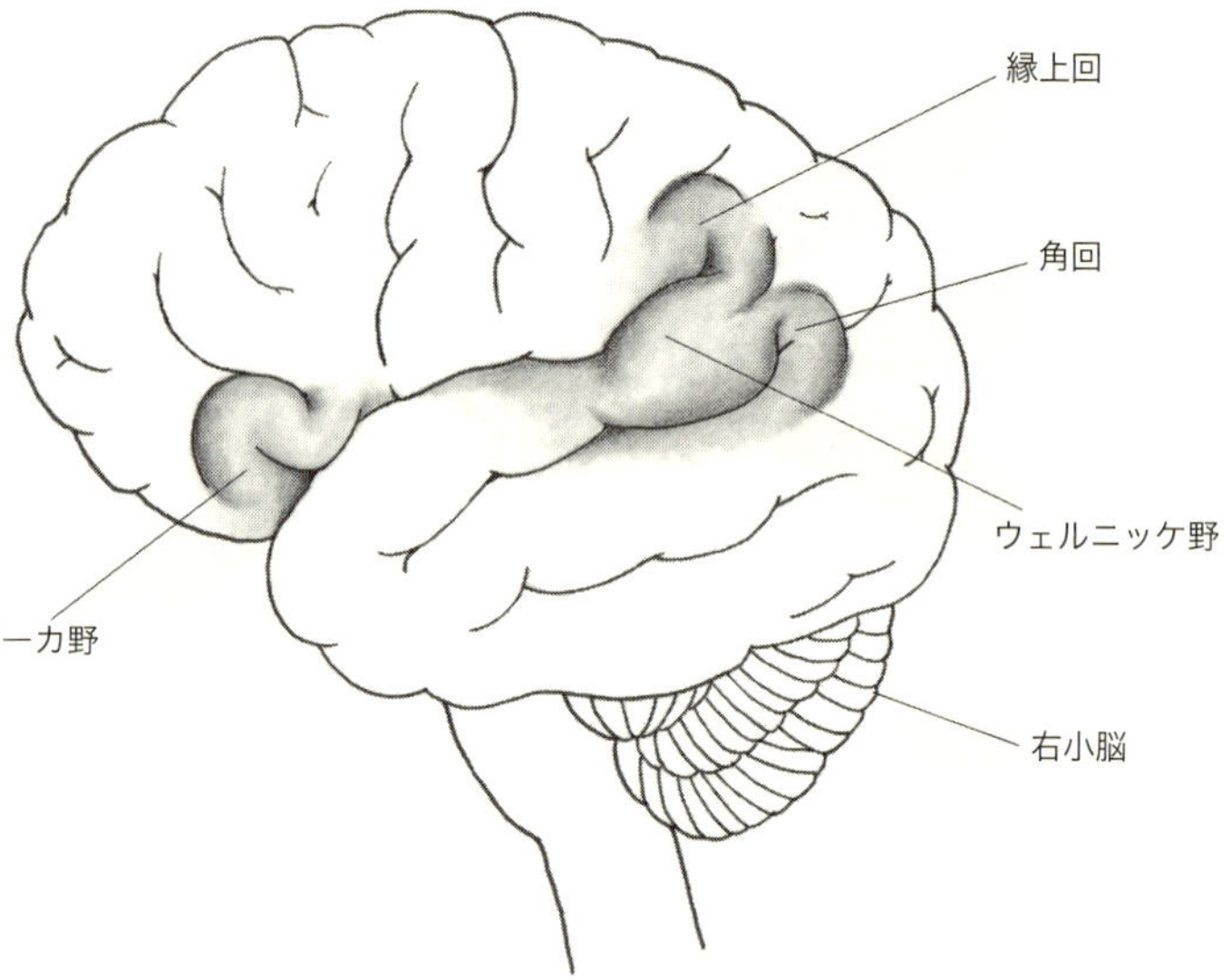

図 7-4 言語の仮説と音素処理

以前の知覚と視覚を問題視する説を根底から覆した。この観点から、特に示唆に富んだ研究をひとつ挙げるなら、心理学者イザベル・リーバーマンとドン（ドナルド）・シャンクワイラーの研究がある。彼らが研究対象としたのは重度聴覚障害児で、言うまでもないが、話し言葉を聞き取ることはできなかった。研究の結果、十分な読字能力を持つ子どもはごくわずかで、彼らと他の子どもたちとの違いは単語に含まれている音の音素表象を有していることだとわかった。リーバーマンとシャンクワイラーは、これらをはじめとするさまざまな研究所見を得て、読字は感覚主体の聴覚による言語音の知覚よりもむしろ、言語学的に高度な音素分析スキルと認識スキルに負うところが大きいと解釈した（図7‐4）。

読字障害の原因は知覚構造物にあるとする考え方から読字障害の研究分野の目を完全に転じさせたのは、実験心理学者フランク・ヴェルティノである。ヴェルティノの研究グループは、ディスレクシアに最もよく見られる知覚の問題、例の有名な〝視覚〟の反転（bがd、pがqと、左右反対に見える）が、知覚の欠陥ではなく、当該の音を表す正しい言語ラベルを検索できないことに原因があると実証したのだ。彼らが行ったのは、実に頭のよい研究だ。まず、読字障害のある子どもたちに典型的な反転文字の対（bとdなど）を数種見せてから、その文字を書く（視覚プロセスを始動させる非言語課題）、あるいは、読む（言語課題）という課題を与えた。子どもたちは、書く分には実に正確に書いたのだが、読むと必ず文字の名前を間違えた。つまり、障害の原因は言語スキルにあることがはっきりしたわけだ。

現在では、何百もの音韻研究により、読字障害のある子どもたちは、個々の音節と音素を、平均的な読字能力を持つ子どもたちと同じようには知覚、分割または操作していないと証明されている。この所見は広範囲に影響をおよぼすほど重大なものであった。〝bat（コウモリ）〟という単語が分離できる三つの音からできていることを認識できない子どもたちにとっては、教師がせっかく子どもたちにわかりやすいようにと考えて、「この言葉をそれぞれの部分_b_－_a_－_t_、に分けて発音してごらんなさい」というところから授業を始めても、かえってそれがちんぷんかんぷんなのだ。彼らにとっては、そもそも、単語の頭や終わりから音素を取り除くのが難しいのだし、単語の真ん中の音素となるとなおさらで、それを発音するなどとんでもないことなのである。脚韻パターンの認識（″fat：ファット：脂肪″と″rat：ラット：ねずみ″などの二つの単語が脚韻を踏んでいるか否かを判断すること）の発達には、さらに時間がかかる。それにも増して問題なことがある。今では、こうした子どもたちが読字学習で一番苦労するのは、文字と音の対応の規則を自力で見つけ出せるはずと思われているからということがわかっている。

実際、ディスレクシアを音韻論の観点から説明することの最大の効用は、それが初期の読字指導と改善におよぼす影響にある。フロリダ州立大学のジョセフ・トーゲセンとリチャード・ワーグナーをはじめとする研究グループは、読字障害に取り組むためには、幼い読み手たちに音素認識と書記素と音素の対応を系統立てて明示的に教えるプログラムに勝るものはないと実証している。初期の読字スキルの育成における音素認識と解読の明示的指導の有効性を示す証拠を全部集めたら、図書館の書棚を埋め尽くすことになるかもしれない。つまり、音韻研究は、最も研究が進んだ読字障害構造原因説と言える。

そこまでは研究されていないものの、やはり重視するに足る構造原因説はほかにもあって、注意・記憶の形成や読解のモニタリングを含む前頭葉の実行プロセスに関する説から、言語プロセスのタイミングのさまざまな面にかかわっている小脳後部に関する説、運動の協調性と観念化の結びつきに関する説に至るまでと幅広い。これらの構造原因説は二重の意味で重要だ。ワシントン大学のヴァージニア・バーニンガーが証明しているとおり、読字障害の原因が注意や記憶などの実行プロセスの重大な問題にある子どももいれば、注意と読字の問題が併存している子どももいるからである。さらに、後で詳しく述べるように、タイミングにかかわる問題を抱えている子どももいる。これに

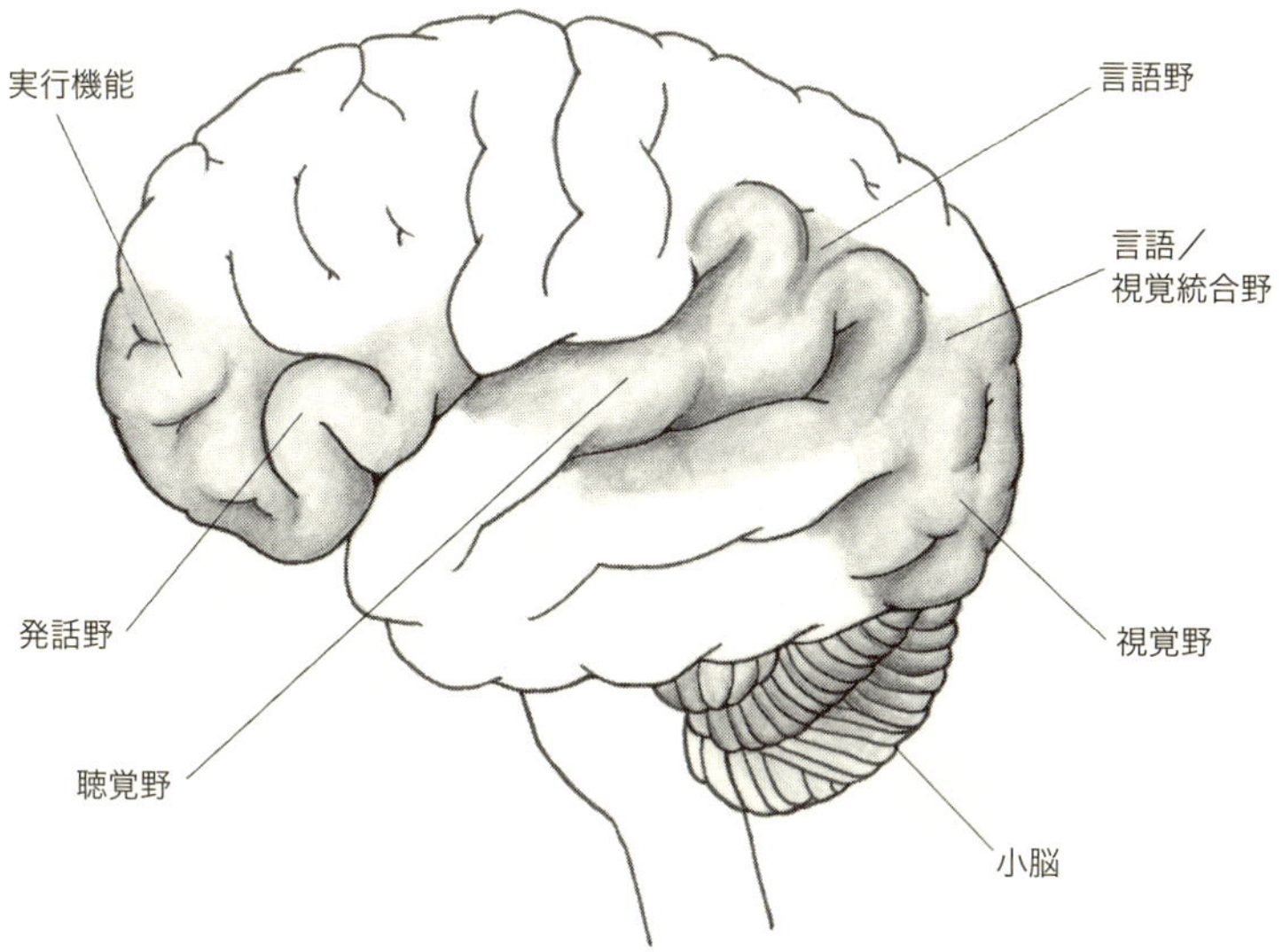

図 7-5 ディスレクシアの仮説をまとめてみると

ついて、少なくとも一部の子どもの場合は小脳機能障害が関与しているという英国の研究者もいる。

ただし、このセクションの全体的なポイントは、構造原因説タイプの仮説をすべて検討した結果を総合的にとらえることにある。二〇世紀初頭から半ばに至るまで、まじめ一方の研究者たちは、ひとつの脳領域を機能障害のある部分としてやり玉に挙げ、ほとんどの読字障害はこれで説明がつくはずだと主張する傾向にあった。ディスレクシアの分野では散々使い古されたたとえと言われればそれまでだが、ディスレクシアの研究の多くをたとえて言うなら、やはり象と盲人の話がしっくり来る。

当然のことながら、大勢の理論家た

ちは独自に打ち立てた読字障害の解釈に新しい名前を付けた。これまでに登場したプロセス・構造レベルの障害という説すべてをジグソーパズルのピースのように人間の脳のマップにはめ込んだらどうなるか、考えてみていただきたい（図7-5）。汎用読字システムもどきの一丁上がりだ。これらの仮説を寄せ集めると、汎用読字システムの主要部分がほとんど覆い尽くされることになる。つまり、ディスレクシアの原因と言われるものをまとめてみると、その多くは、文字を読む脳の主要構成要素ときれいに重なるのである。

第二の原理――自動性獲得の失敗（処理速度の不足）

第二のタイプの仮説は、自動性獲得の失敗、つまり、読字に必要な構造物内での処理速度の不足に焦点をあてている。その根拠となる前提は、ニューロン、構造物、いずれのレベルであろうと、自動的と言えるほどの処理速度が得られない場合は、結果として、読字回路のさまざまなパーツが流暢に機能しないため、読解に割ける時間がなくなるというものだ。

第一の原理としてまとめた仮説同様、ディスレクシアについては流暢さに関連した説明も数多くあり、読字のピラミッドの各層とさまざまな構造物における流暢さを問題視している。もちろん、そのいくつかは、第一の原理で挙げた仮説と同じく、まず視覚に矛先を向けている。たとえば、スタンフォード大学のブルーノ・ブライトマイヤーとオーストラリアの研究者ウィリアム・ラブグローヴは、ディスレクシアの人々の視覚情報処理速度が普通とはかなり異なることを確認している。星の映像が次から次へと現れる様子を想像してほしい。多くのディスレクシアの人々の脳には、相次いで現れる二つの視覚的〝フリッカー（ちらつき）〟が融合して、ひとつの視覚刺激として認識される。視覚情報を処理する速度が遅いため、二つの刺激としてとらえることができないからだ。

同じような方法で子どもたちの聴覚情報の処理速度を調べても、平均的な読み手と比較すると、視覚情報の場合と似たような差が認められる。どちらのプロセスでも、最も基本的な検出レベルでなら、読字障害者も平均的な読み手と変わらない。視覚刺激や音をやすやすと知覚する。ところが、少しでも複雑になったとたんに、差が生じてくる。一部の読字障害児や多くの言語障害児は、視覚映像の場合同様、二つの短い音を処理するのに、同じ年頃の子どもたちよりも長い間隔を必要とするのだ。研究もいよいよ高度になってきて、この差を生み出すのは単語に含まれている音素や音節の微妙な違いに影響をおよぼす要素であると証明されている。たとえば、ケンブリッジ大学のウーシャ・ゴスワミは、英国、フランス、フィンランドの三か国で研究対象としたディスレクシアの子どもたちが、自然音声のリズムに鈍感であることを確認している。ちなみに、この自然音声のリズムは、強勢や〝ビート（拍）・パターン〟をどう変化させるかによっても影響される。こうしたことすべてが音素表象の乏しさにつながり、やがては読字障害を引き起こすのである。

ディスレクシア児における運動プロセスの速度の遅さを示す証拠は、今なお最も関心をそそられるもののひとつだ。いずれは、発話に関するゴスワミの所見と関連づけられることになるかもしれない。ボストン小児病院（ハーバード大学医学部小児科）の精神科医ピーター・ウォルフは、メトロノームのリズム・パターンに合わせて足拍子をとろうとする子どもたちを観察して、ディスレクシア児において運動野の自動性が問題になるのは、読み手がひとつの行動を構成する個々の要素を組み合わせて〝時間的に正しい順序に並べた大きな集合体〟にしなければならない場合だと結論づけた。言い換えると、ディスレクシアを抱えた多くの子どもたちは、ある課題の構成要素を正確かつ順序よく、しかも迅速に接続する必要に迫られると、最も基本的な知覚処理のレベルではなく、運動機能や目、耳のレベルで破綻をきたしてしまうのだ。

イスラエルの心理学者ツヴィア・ブレズニッツはこの説に変わった捻《ひね》りを加えている。二〇年にわたって多種多様な課題を用いてディスレクシア児の研究を続けてきたブレズニッツは、処理速度に関連したさまざまな障害を目にしてきた。そして、ここに至るまでに、普通では気付かないような発見をした。何をするにも処理速度が遅いのが読字障害児の特徴と見抜いたところまでは、他の研究者と同じだ。しかし、それだけではなく、読字障害児の視覚プロセスと聴覚プロセスのあいだには〝時間のギャップ〟──彼女はこれを〝非同期性（asynchrony）〟と呼んでいる──があるらしいことにも気付いたのだ。まるで、読字の際の文字と音の対応に不可欠な二つの脳領域が十分にシンクロしていないために、それぞれの情報を統合できずにいるようだ。これが将来ずっと、読字に影を落とすことになるのである。ブレズニッツが言う非同期性の概念は、数年前にチャールズ・ペルフェッティも確認したとおり、今も、ディスレクシアのジグソーパズルの最も取り組みがいのあるピースのひとつである。

確かに、研究されているどの言語でも、ディスレクシアを予測する最良の判断材料のひとつとされているのが、〝命名速度〟と呼ばれる、制限時間付きの課題だ。これは読字のピラミッドの第二層に含まれる認知プロセスをほぼすべて盛り込んだ課題である。命名速度の来歴は、脳卒中によって損傷された脳領域の組み合わせがまれなものであったために、読めなくなったばかりか、色の名前までわからなくなった、ムッシュXの症例にさかのぼる。ムッシュXの症例を検討したゲシュヴィントは、色の命名と読字のシステムは同じ神経系構造物をいくつか使用しているうえに、多くの認知・言語・知覚プロセスを共有しているに違いないと推論した。そこからさらに発展させて、子どもが幼稚園に上がるまでに十分発達する、色を命名する能力は、読字習得の成否を占う優れた判断材料になると考えたのである。

ジョンズ・ホプキンス大学の小児神経科医マーサ・ブリッジ・デンクラはこのテストを行い、ディスレクシアのある読み手は色の名前を完璧に言えること、彼らにできないのは素早く答えることだと確認した。つまり、色（または文字と数字）の名前を言うために脳が視覚プロセスと言語プロセスを接続するのに要する時間が、読字を習得できない子どもを予測する判断材料となったわけである。デンクラのこの発見と、彼女がマサチューセッツ工科大学の神経心理学者リタ・ルーデルと共同で行った研究は、子どもたちに多数の反復文字、数字、色または物の名前をできる限り速く言わせる〝高速自動命名（RAN：Rapid Automated Naming）〟課題の基盤となった。私の研究室はもちろん、世界中で行われている幅広い研究でも、RAN課題は試験対象としたすべての言語において〝最も優れた読字能力の予測因子のひとつ〟と確認されている。そして、この研究自体が、新しい命名速度課題〝高速交互刺激（RAS：Rapid Alternating Simulus）〟課題の基礎となった。これは私が、RANの命名要件に注意プロセスと意味プロセスを追加するために考案した課題である。読字の発達はすべて、脳が外部から送られてくる情報を検討できる時間を作るために速く解読することだけを目指しているのだと考えれば、こうした命名速度に関する所見にどれほど深い意味があるか理解できるはずだ。多くのディスレクシアの症例において、脳が読字発達の最高レベルに到達できずに終わってしまうのは、このプロセスのごく初期の要素をつなぎ合わせるのに時間がかかりすぎるからである。多くのディスレクシア児は、活字のまっただなかにあっては、文字通り、考えている時間がないのだ。

ただし、ここで命名速度の不足を挙げたのは、ディスレクシアの原因を説明するためではない。むしろこれは、読字プロセスの速度を遅らせている根本的な問題の指標だ。ゲシュヴィントが推測したとおり、命名の基礎をなす脳のプロセスと構造物は、読字の根幹をなす主要なプロセスと構造物のサブセットであることを、私たちは発見したのだ。命名速度にかかわっている重要なプロセスと構造物のどれに、相互接続や自動性、別の回路の利用などの障害があっても、命名障害ないし読字障害につながりうるということだ。

命名速度の裏には進化にまつわる話が潜んでいて、最初の文字を読む脳の進化物語にかかわってくる。図7‐6に示したカリフォルニア大学ロサンゼルス校の神経科学者ラス・ポルドラックと私の研究グループが命名速度について調べた脳画像を見れば、驚くほど明確に見えてくることがある。以前に他の研究者らも仮説として取り上げたことがあるのだが、これらの画像の脳は、文字と物体のいずれに命名する際も、側頭‐頭頂領域（37野）にある古くからの物体認識経路を使用しているのだ。その研究者たちが唱えた、人間は〝ニューロンのリサイクラー〟だという仮説を、これらのfMRI画像は裏付けていることになる。しかし、これらの画像が語ってくれる、もっと大きな意

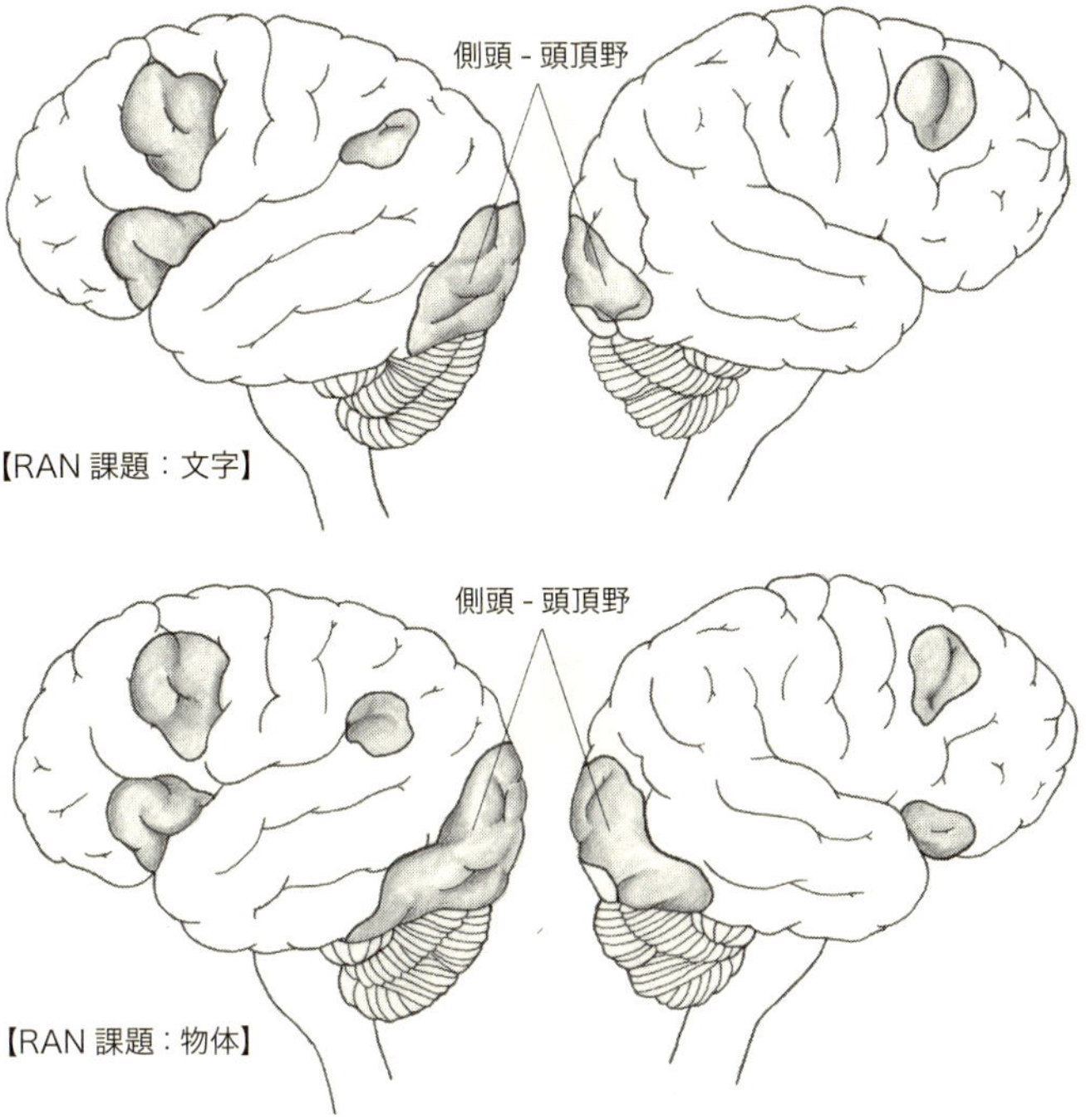

図 7-6 RAN 課題に取り組んでいる際の fMRI 画像

味を持つ側面は、文字と物体の三つの相違に関係している。

第一の相違は、文字命名の時より、物体の命名を行う時のほうが、重要な側頭-頭頂野がはるかに活発に活動することだ。物体命名の際は普通、ひどく特殊な能力を必要としない（バードウォッチャーが鳥の命名を行うような興味深いケースは例外だ）。それと言うのも、物体は数限りなく存在するからである。つまり、物体認識は完全に自動化されることはないため、多くの皮質スペースを必要とするのだ。物体認識回路は、リテラシー獲得前の私たち全員の姿である。

第二の相違は、文字のほうが側頭‐頭頂野を合理的に使用することである。これは、読み書きできる脳に視覚情報処理を特殊化し、特殊化した情報を自動的に処理する能力があるということにほかならない。どんな読み手でも、RAN課題で物体命名より文字命名のほうが必ず短時間でできる理由がここにある。

第三の相違は、とても重大な相違だ。文化的な発明である文字は、汎用読字脳における読字に使われる他の〝古くからの構造物（特に、側頭‐頭頂言語野）〟も、物体より活発に賦活させるのである。RAN課題やRAS課題などの命名速度計測が、既知のどんな言語の読字能力でも予測できるのはそのためだ。また、物体命名時と文字命名時の脳画像を並べてみると、読めるようになる前の脳と読めるようになった脳の進化の写真を比較しているように見えるのも、そのためである。

最後に付け加えると、命名速度の研究の話には、読字学習前の子どもたちのディスレクシアを早期発見するための、大切な発達上の意味合いが潜んでいる。幼稚園に入ったばかりでも、ディスレクシア児の大多数は文字と物体の名前の検索が共にかなり遅いが、やがて、ディスレクシアの予測因子としては文字のほうが圧倒的に役立つようになることはご存じのとおりだ。しかし、物体命名と文字命名がそれぞれ、文字を読めるようになる前の脳と文字を読む脳とを象徴しているとすれば、わずか三歳の幼児の発達途上にある脳でも、物体の名前の検索が苦手ではないか、調べることはできるだろう。つまり、ある脳が物体と色を認識するために発達させている回路の処理速度が著しく遅いのではないか、それどころか、普通とはまったく異なっているのではないかを確認することができれば、将来の読字障害をはるかに早い段階で予測しうる判断材料ができて、早期の取り組みに踏み切る機会も生まれるはずなのである。たとえば、イメージング研究で、右半球の回路のような相違が認められれば、それは動かぬ証拠となる。将来を担う研究者たちが、子どもたちが読み方を学ぶ前から物体命名時の脳をイメージングできるようになってくれればと願うばかりだ。それが可能になると、ある回路の特定の構造物のみを使用しているのはリテラシーという新しい課題に順応できないことの原因なのか、それとも結果なのかを研究する糸口をつかめるからである。

こうした時間に関連した弱点を掘り下げていくと、疑問は処理速度と自動性から、その根本原因へと移っていく。考えられる原因のひとつは回路の接続にかかわるものである。

第三の原理——構造物間の回路接続の障害

第三の原理としてまとめられる仮説は、脳の構造物内の問題ではなく、構造物間の接続の重要性に着目したものである。デジュリンが初めて扱った古典的失読症の症例を改めて検討したノーマン・ゲシュヴィントは、どの認知機能にも、その構成要素であるシステムすべてが協調して働くことがいかに重要であるかを説明するため、一九世紀の神経科医カール・ウェルニッケが提唱した〝離断症候群〟という概念を復活させた。つまり、ムッシュXの脳の機能障害においては、右半球の視覚情報が脳梁を介して左半球の視覚・言語プロセスに伝達されないことが、左半球の構造的損傷に劣らず重大な意味を持っていたのである。読字回路内の接続も、構造物そのものに匹敵するほど重要ということだ。

一九世紀半ばの理論家たちはこぞって、読字回路内の構造物とプロセス間の接続について頭を絞り、この第三のタイプの仮説を主張した。圧倒的に多かったのは、視覚・言語プロセスないしは視覚・聴覚システムに障害の原因があるとする二通りの考え方である。現代の神経科学は、それらの説明の根幹に迫るべく、読字に重要なかかわりを持つさまざまな構造物間の機能的接続性や相互作用を探っている。機能的接続性に目を付けた神経科学者たちが研究の対象としているのは、読字回路を形成している主要構成要素間の相互作用の効率と強さである。

このタイプの研究で一貫して研究対象とされている離断には、少なくとも三種類の形がある。それらの情報を重ね合わせると、やはり、もっと大きな視野が開けてくる。第一の形の回路機能障害の一例を発見したのは、イタリアの神経科学者たちだ。彼らが研究した、ディスレクシアを抱えたイタリア語の読み手たちの場合は、前頭葉と後頭葉の言語野のあいだに離断があると思われた。根拠は、〝島《インシュラ》〟と呼ばれる広い接続領域の活動が不活発だったことにある。この大切な領域は脳の比較的離れた領域を仲介している、自動処理の要である。

エール大学とハスキンズ研究所（エール大学の言語研究センター）の研究者たちは、これとは違うが、関連はあると思われるタイプの離断を確認した。どの言語でも、文字の読み始めに賦活されると考えられる、きわめて重要な側頭‐頭頂領域を研究していて、37野と呼ばれるこの領域の接続の仕方がディスレクシアの読み手の場合は普通と異なっていることを発見したのだ。障害のない読み手の場合は、左半球のこの後頭野と前頭野のあいだ、つまり37野に、最も強力で最も自動性に優れた接続が構築される。ところが、ディスレクシアの場合は、最も強力な接続は左側頭‐頭頂野と右半球の前頭野のあいだに生じるのだ。これに加えて、順調な読字初心者が頼りにする左角回が、ディスレクシアでは読字中と音韻情報の処理中に、左半球の他の言語野と機能的につながっていないらしいことを確認した神経科学者もいる。

イメージング研究で確認された第三のタイプの離断は、第一と第二のタイプに関する所見を総合的にとらえるのに役立つ。ヒューストン大学の研究グループが研究に使用したのは、脳磁気計測(MEG)と呼ばれるイメージング法だ。この方法では、文字を読んでいるあいだにどの領域がいつ賦活されるかを、おおよそ見て取ることができる。この研究の結果、ディスレクシア児の脳の活動は、左右の後頭葉の視覚野から右角回を経て、前頭野に移動すると確認された。言い換えるなら、ディスレクシアの子どもたちはまったく別の読字回路を使っていたわけだ。この予想外の所見はたくさんの謎を解明するのに役立つ。私のマサチューセッツ工科大学の共同研究者たちが得た、ディスレクシアでは左角回の活動が乏しいうえに、普通ならば当然賦活されているはずの左側頭 - 頭頂野がほとんど活動していないという所見も、これで説明できるはずである。こうした所見が出てきたところで、話を回路内の明らかな離断から、四タイプの仮説のなかでも最も議論を呼んでいる説、脳が普通とは異なる再編成を遂げる可能性に移すことにしよう。

第四の原理——異なる読字回路の使用

歴史を振り返ってみると、ディスレクシアについて、最も意表を突いた、大局的な説明を導き出したのが、異才の神経科医サミュエル・オートンと共同研究者アンナ・ギリンガムの研究である。

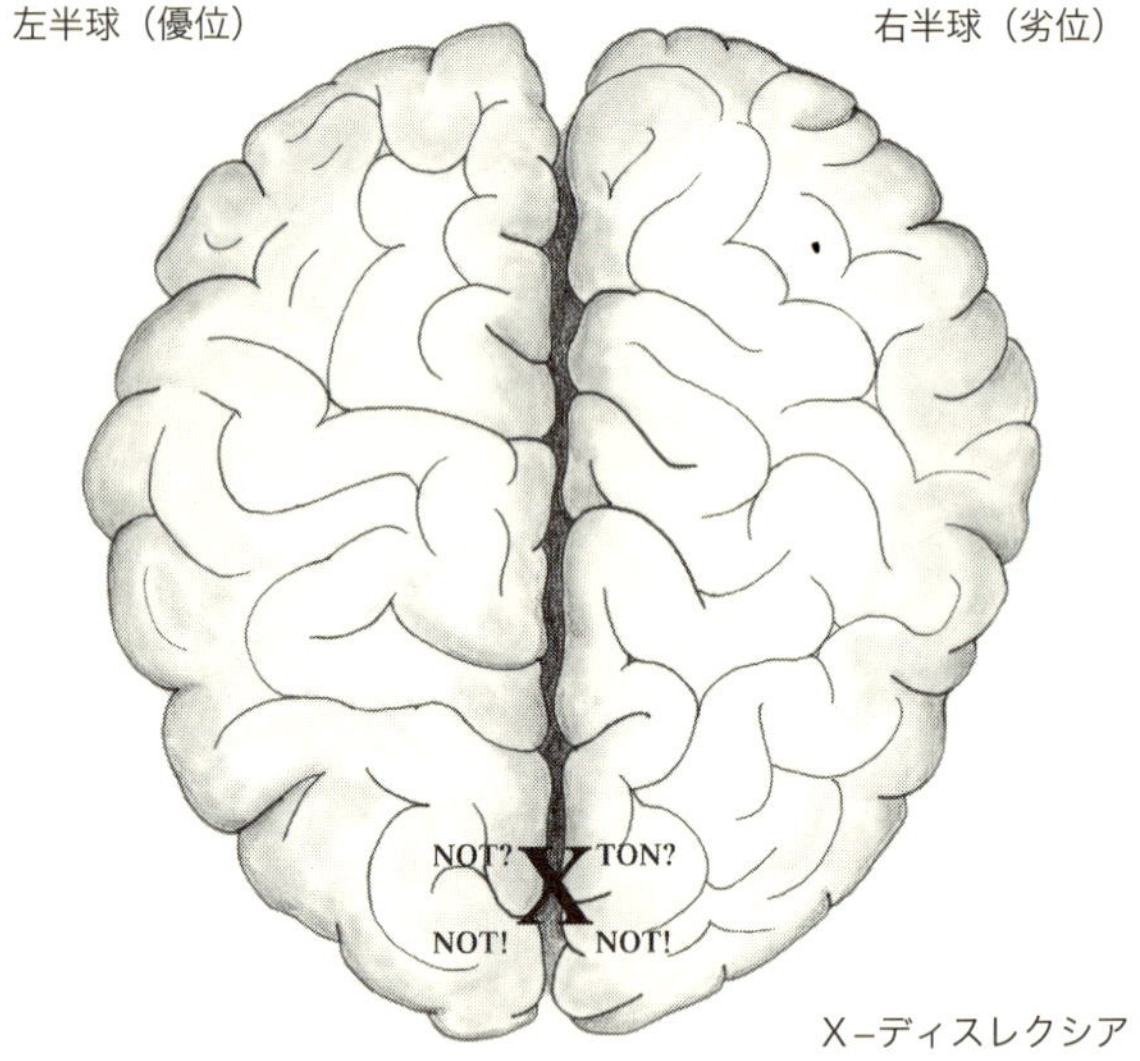

図 7-7 オートンが提唱した象徴倒錯症

オートンは一九二〇年代から三〇年代にかけて行った臨床研究を踏まえて、読み書き障害を〝象徴倒錯症(strephosymbolia)〟、つまり〝ねじれたシンボル〟と呼び改めた。彼の説によると、脳の作業分布が正常であれば、普通は優位にある左脳半球が、文字（bかdか）や文字列（〝ton〟ではなく〝not〟）の正しい向きを選択する。ところが、ディスレクシアの場合は、このパターンの半球優位性が生じていないか、著しく遅れている。左右脳半球の情報交換がうまく行かないために、一部の子どもたちは文字の正しい向きを選択できないのだと、オートンは書いている。これが、視覚空間の混乱や文字の反転、読み、綴り、書きの障害――つまり、ディスレクシアにつながるというわけである。

一九六〇年代、一九七〇年代の研究者たちは、ディスレクシアの場合、左半球は右半球に比べて読字関連のさまざまな課題を処理するのが苦手らしいという、オートンの説に相通じる着想に夢中になった。たとえば、子どもの左右の耳にさまざまな方法で刺激を与えて聞き取らせる課題（両耳分離聴課題という）では、決まって、読字障害児の聴覚プロセスにおける左半球の使い方が平均的な読字能力を持つ子どものそれとは異なるという結果が得られたからだ。一九七〇年には、ボストン退役軍人病院の神経心理学者たちが、平均的読字力を持つ人々とディスレクシア群を対象として一連の視覚、聴覚、運動課題による検査を行い、いずれの課題でも読字障害者の処理速度が有意に劣っているばかりでなく、両耳分離聴課題ではディスレクシアの人々の右半球が優位にあることをも確認している。

同様に、一九七〇年代の研究者らも、ディスレクシアの人々においては視覚野の働きが意外にも左右対称であるうえに、左半球が言語情報処理を驚くほど苦手としていることを、単語認識検査で確認した。この時期に行われた側性化検査（訳注：多様な課題を与えて、左右の脳半球のどちらが得意の担当分野としているかを調べる検査）では、ディスレクシアの人々がさまざまな課題で異常なまでに右半球に依存しているという結果が、次から次へと得られたのだ。これらの所見は長年にわたり、右脳処理と左脳処理を単純にとらえすぎたことによる結果とみなされてきたものの、ここで簡単に紹介するとおり、脳のイメージング研究者らは今、オートンの考え方と、半球処理に関するこうした旧来の諸説を見直し始めている。

ジョージタウン大学の研究グループが現在も継続して行っている、典型的な読字神経回路の発生に関する研究では、右半球の大きな視覚認識系が単語の読みに〝次第に関与しなくなる状態(progressive disengagement)〟が時とともに進む一方で、左半球の前頭、側頭および後頭側頭領域の関与は強まってくることが確認されている。これは、左半球が発達するにつれて単語処理の役割を担うようになるという、オートンの見解を裏付けるものだ。

しかし、読字回路に徐々に起こるはずのこうした変化もまた、ディスレクシアには同じ形では見られない。そう言えるのも、サリーとベネット・シェイウィッツが指導するエール大学の研究グループが、単純な視覚課題から複雑な押韻判定課題（訳注：目標となる絵または単語を示して、それと韻を踏む絵または単語を選ばせる課題）に至るまでの一連の読字にかかわる課題に取り組んでいる子どもたちにおいて、予想外の回路を初めて観察したからである。この子どもたちが活発に働かせていたのは前頭領域であって、左後頭領域、それもとりわけ神経回路の発生に重要な役割を担う左角回の活動は、それとは比較にならないほど不活発だった。なによりも重要なのは、普通なら左半球の諸領域がより効率よくこなしているはずの機能を、おそらくは機能代償という形で右半球の〝補助〟領域が受け持っているのを、このチームが確認したことだ。このエール大学の研究グループが、つい最近、読字障害のない成人と、読字障害のある成人2群を対象とした研究を行っている。読字障害の2群とは、正確さの面では代償が認められるものの、流暢性障害が残っている1群と、代償が認められないうえに、環境による影響を受けていると思われる持続性障害の1群である。誰もが驚いたことに、障害のない者と、代償が認められず、どちらかと言えば環境に原因がありそうな読字障害者の基本回路は、同じような構図を示した。ところが、代償が認められる群、つまり古典的ディスレクシアのプロフィールに近い読字障害者は、後頭側頭領域も含めた右半球の諸領域を活発に働かせる一方で、他の2群が使用した左後頭側頭領域は十分に賦活させていなかった。しかも、持続性障害のある者は障害がない者以上に左後頭側頭領域を使用していたことから、この持続性障害群では分析ストラテジーより記憶ストラテジーが活用されていることが示唆された。

近い将来にどんな研究が行われることになるか、読者の関心をかき立てようと、アーティスト、キャサリン・ストゥッドレーが、ディスレクシアの人々の視覚情報、綴り情報、音韻情報および意味情報の処理のしかたに関する主な脳画像のイメージ図を一枚のスケッチにまとめてくれた（図7-8：次ページ）。この図に描き出された傾向を見れば、現在、ディスレクシアにおける自動的な能力と流暢性について行われている研究から十分予測できることが何であるかは、一目瞭然だ。視覚・綴り認識から意味処理に至るまでの、あらゆる処理段階に見られる遅延がそれである。ディスレクシアのある人は、遅れが150ミリ秒を超えると、それ以降のどの時点でも、どうにも追いつけなくなるのだ。もうひとつ、少し前だったらまったく思いもかけなかったようなことが、このスケッチから見て取れる。ディスレクシアの脳は、視覚連合野と後頭側頭領域はもとより、右角回、縁上回、側頭領域に至るまで、一貫して、左半球より右半球の構造物を多用しているのである。きわめて重要な役割を担っている前頭領域は両側とも使用しているものの、その賦活にも遅延が見られる。

この時間軸は、米国、イスラエル、フィンランドをはじめとする世界各地の幾多の研究所が積み

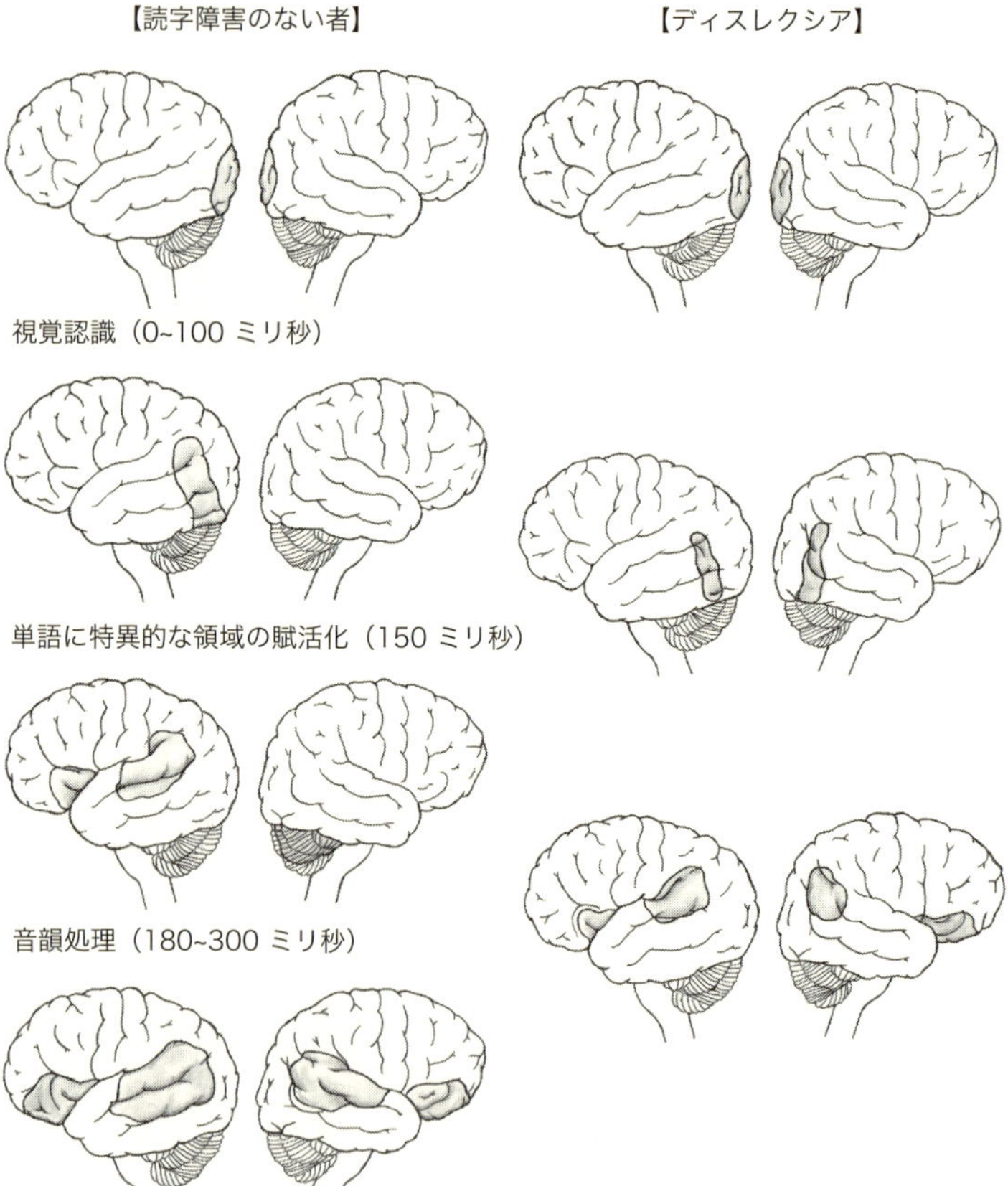

図 7-8 ディスレクシアの時間軸

重ねてきた研究の成果である。もっとも、完璧なタイムラインとはとうてい言い難い。よくても、示唆に富むといったところ、まかり間違えば、誤った方向を指し示しかねない。イメージング研究と教育研究に携わるならば、ソクラテスが文章について語った戒めが、脳画像にもそのまま当てはまることを心に刻むべきだ。「水も漏らさぬように思われることは、真実であるかのごとく錯覚させる」。現に、どの研究結果も、これまでに検査した限られた数の被験者から得た統計的平均を、最善を尽くして解釈したものに過ぎないのだから。別の脳半球が秘めている能力について真実を語ってくれるのは、時とより多くの証拠だけである。しかし、もし、ディスレクシアでは右半球優位の読字回路が働いているという、この新しい考え方が一部の子どもたちには当てはまるとしたら、そうした子どもたちのディスレクシアの脳は、綴り、音韻、意味、統語、推論のプロセスを普通よりゆっくりと見、聞き、検索し、統合しているだけではなく、それらすべてを、時間的な精度とは無縁に設計された脳半球にある構造物から成る、普通とは大いに異なる回路を使って行っていることになる。

著明な研究者、オービッド・ツェンとウィリアム・ワンが何年も前に主張したとおり、左半球は人間の音声言語と文字言語に必要とされる絶妙な精度とタイミングを処理できるように進化した。一方、右半球は、創造性やパターン推測、文脈認識スキルのように、規模の大きな作業を得意とするようになった。右半球優位の回路を描いた示唆に富むスケッチ（図7-8）は、一世紀にわたってさまざまな仮説が次々に誕生した理由を説明するのに役立ちそうだ。どの仮説も、確かに、広範な症候群に含まれるひとつひとつの症状を正確にとらえてはいる。それらを〝読字のピラミッド〟

に当てはめ、本章で紹介した脳の基本的な設計原理に分類してみれば、ディスレクシアに関する仮説の歴史の最も重要なポイントが見えてくる——いずれかひとつの仮説で、考え得るあらゆる形の読字障害を、それも、さまざまな言語の壁を越えて説明することなど、けっしてできはしないのだ。

そのため、今、私たちは、ディスレクシアについて、差し迫った問題を抱えることになった。異なる言語間のみならず、同じ言語・書記体系のなかでも見られる読字障害者の多様性という問題である。読字にかかわる脳の設計原理を理解したうえで、読字障害を一次元的に説明するのも確かに重要なことだが、そこからさらに、読字障害の多次元的な把握へと歩を進めなければならない。読字障害にはさまざまな原因が考えられる。この事実は、ディスレクシアに関わろうとする者にとって、ありとあらゆる厳しい意味合いを持つものだ。だからこそ、研究の焦点が、ディスレクシアの〝根本原因〟の発見から、ディスレクシアを抱えた人々の最も一般的な類型の確認へと移りつつあるのだ。

厄介な原理——言語によって異なる、障害の表れ方

類型という考え方を受け入れるのは、発達の過程で変化するさまざまな特徴を併せ持った、生きている子どもたちを、経験に基づいて定義した分類体系に無理やり押し込むよりもはるかに容易だ。私はカナダの共同研究者パット・バウアーズとともに、意図的に単純なアプローチで複数の障害を検討してみた。つまり、読字障害を持つ子どもたちが、ディスレクシアの最も優れた二つの予測因子の欠陥に基づいて定義した類型にあてはまるか、調べたのである。類型一は音素認識の障害（構

造原因説）、類型二は（処理速度と流暢さの代わりとしての）命名速度の緩慢さ、類型三は両方の欠陥の併存である。英語を母国語とする読字障害児のおよそ四分の一には、音素認識障害しか見られなかった。非常に重要なのは、流暢さの障害のみが認められた読字障害児が、全体の二〇パーセントにわずかに届かなかったことである。この〝流暢さの障害のみ〟というディスレクシアの類型は、英語ではどちらかと言えば少数派なのだが、ドイツ語やスペイン語などの規則性の高い言語でははるかに大きな割合を占めている。英語の場合、この流暢さの障害の類型のよい例として挙げられるのが、第6章で紹介したルークである。彼の読字速度は、アリアを歌うには不十分だったにもかかわらず、教師たちが読字障害と考えるほどではなかった。彼のような生徒たちはたいていの学校で見落とされている。最初の解読の段階ではまったく問題がないのに、後になってから、流暢さの障害や読解力の不足が現れてくるからだ。

私たちが英語圏で発見した類型のなかで、最もありふれているが、最も厄介なのが類型三である。命名速度と音素認識の障害という二重苦を背負っていて、読字のあらゆる面で最も深刻な障害を抱えた子どもたちだ。構造的な障害と処理速度の不足に悩むこうした子どもたちは、歴史のなかでは、古典的ディスレクシアと呼ばれてきた。

興味深いことに、読字障害児の一割ほどは、この分類方法では漏れてしまう。これは、心理学者ブルース・ペニントンが述べているとおり、いつの日か構造的データと遺伝子情報も分類要件として組み込むことができるような、もっと網羅的な、多数の類型を含めた分類システムが必要であることを示唆している。ジョージア州立大学のロビン・モリス率いる研究グループは、それを踏まえて高度な分析を行い、ディスレクシア児のなかでも最も障害が重い被験者群には、私たちが調べた二重の障害だけでなく、短期記憶障害もあることを実証した。

すべての類型をより包括的なものにしようとするなか、国際的に通用するようになりつつあるこの二重障害の枠組みを数種の方言と書記体系にあてはめてみると、いくつか役に立つことも学んだ。たとえば、英語を対象として行われた研究の大半では、それぞれの類型に分類できる子どもの割合に大差はなかったのに、標準アメリカ英語以外の方言を話す子どもたちには、その割合に大きな開きが認められた。私たちの研究グループが確認したところでは、知能、読字指導、社会経済的状況に関してはあらゆる点でヨーロッパ系アメリカ人と同等である、アフリカ系アメリカ人英語を話す読字障害児の分類割合が、実に独特だった。二重障害と音韻認識障害の類型に分類されるアフリカ系アメリカ人の子どもたちが飛び抜けて多く、読字障害児集団の均衡を大きく傾けていたのである。

これについてはひとつ、有望な仮説がある。いくつもある英語の方言のひとつ、アフリカ系アメリカ人特有英語（AAVE: African-American Vernacular English）を使用しているアフリカ系アメリカ人の子どもたちが多いことに関連した仮説だ。タフツ大学の社会言語学者チップ・ギドニーと私の研究グループは、標準アメリカ英語とAAVEの微妙な差を解き明かすための研究を行っている。生まれて初めて覚えた方言に長く慣れ親しんだ子どもたちが、第二の方言の形態素と音素の対応の規則を学ぶことになった時、その差が影響をおよぼすものか、知りたいのだ。つまり、方言間の微妙な差のほうが、スペイン語やフランス語のようにまったく異なる音素を持つ言語を話す場合よりも、子どもの音素認識の大きな障害となる可能性を探りたいと思っているわけである。

もっとはっきりしているのは、AAVEを操る子どもたちには普通よりも音韻障害が多いらしいことである。この点で、彼らはスペイン語や中国語などの別の言語を話す子どもたちと著しく異なっている。それを考えると、文字を読む脳の設計と、異なる言語におけるディスレクシアの症状の相違に関する普遍的な問題に立ち戻らねばならないようだ。

遺伝子原因説の検討

ドイツ語訛りはあるものの完璧な英語を操るオーストリアの心理学者ハインツ・ヴィンマーが、ドイツ語やオランダ語をはじめとするさまざまな正字法におけるディスレクシアの症状のきわめて本質的な相違を説明する語り口は、ヘンリー・キッシンジャーを彷彿させる。どの言語でも、何に重点が置かれているかによって(ドイツ語では流暢さ、中国語では視空間記憶、英語では音素認識スキル)、ディスレクシアは幾分違った顔を覗かせるし、読字障害を予測するための判断材料も異なっている。文字を読む脳の進化について見たとおり、書記体系が異なると、読字回路に関連のある主要構造物の使い方にも幾分相違が見られる。したがって、中国のディスレクシアが多少異なる性質を備えているのも偶然ではない。香港の研究者たちは中国語を母国語とするディスレクシア児の類型のなかには英語圏の二重障害タイプの類型もあるものの、さらに実に興味深い類型が存在していることを確認している。その最大の特徴は、当然のことながら、正字プロセスの障害である。

スペイン語を母国語とする子どもたちのあいだでは、マドリッドの研究者たちが、私たちの二重障害タイプに似た類型を発見している。ただし、ひとつ、目立った相違がある。最も障害が重い類型においても、スペイン語を話すディスレクシア児の読解力は、英語を話すディスレクシア児ほど大きく損なわれていないのだ。ヘブライ語についても同様のデータが得られている。あらゆる条件が同等になるように入念に調整したヘブライ語の話者と英語の話者を比較したハイファ大学の研究者たちが、ヘブライ語の話者のほうが読解力に支障が少ないことを確認したのだ。スペイン語やヘブライ語は英語ほど解読に時間がかからないため、読解に長い時間を割けるからだと思われる。

これらの言語間研究が教えてくれるのは、ひとつの書記体系が持つ特定の主要特徴が障害の現れ方に影響をおよぼすということである。英語やフランス語などの規則性が乏しい言語の場合のように、読字習得に音韻スキルが特に重要な役割を担う場合は、音素認識と解読の正確さが著しく不足することが多い。つまりはそれが、ディスレクシアのよい予測因子となる。これらのスキルが読字をそれほど大きく左右しない場合（ドイツ語のように正字法がわかりやすい言語や、表語文字の要素が強い書記体系）は、処理速度が読字能力を判断するうえでの最強の予測因子になり、ディスレクシアのプロフィールを特徴づけるのは読字の流暢さと読解力の障害ということになる。こうした英語よりも平明な言語、つまり、スペイン語、ドイツ語、フィンランド語、オランダ語、ギリシャ語、イタリア語では、ディスレクシア児は単語の解読にはそれほど困らないものの、脈絡のある文章を優れた読解力で読むことのほうに問題を覚えるのである。

それでは、音節文字のようにアルファベットとは異なる書記体系を使うだけでなく、漢字、片仮名、平仮名と三種類の書記体系を同じ文章中で使いこなす術を習得しなければならない日本の子どもたちの場合はどうか？　仮名と漢字の読字習得には、長短両面がある。仮名文字の平明さと単純さに加えて、視覚的にとらえられる五十音図を使って学習できるため、読字発達の過程で効率性の向上につながるうえに、アルファベット体系に必要とされる徹底した音素処理に代わる視覚的なストラテジーをとることもできるものと思われる。定籐規弘の研究チームが指摘しているように、こうしたストラテジーは、音素認識に根差した読字障害の素因を持つ一部の子どもたちにとっては、大いに役立つと考えられる。それでも、日本語の書記言語のように複雑な書記体系においては、読字初心者にとって読字が難しいものとなってしまう要素はほかにも多々あるという事実に変わりはない。たとえば、視覚情報処理、注意配分、ひとつの書記体系から別の書記体系への切り換え、記憶負荷量、音素の表象と自動性の問題などはいずれも、子どもによっては読字障害の原因になりうるものである。

このように、一世紀にわたって積み重ねられてきた研究を、読字発達のための脳の設計原理によって分類し、さまざまな方言と言語について見ていけば、文字を読む脳について知る実に重要な機会をつかむことができるのだ。書記体系の進化と子どもの読字習得の発達から得た知識を活かすことができ、読字において重要ではないことなどひとつもないとわかる。視覚プロセスと聴覚プロセスにおけるほんの些細な特徴を検出する能力、書記体系によって異なるさまざまなプロセスの接続に要する時間の相違、どちらの脳半球がどんな役割を担うかという問題。すべてが読字にとっては大切なのだ。

こうした知識をすべて身につけた二一世紀の研究者たちは今、象と盲人の話のようなディスレクシアの歴史のなかで得られた数々の所見が、突き詰めていくと、脳の古くからある構造物の発達とそれらが効率よく協調して働く能力とを支配する、かなり限られた数の遺伝子に原因があるのではないかという説の検討に取りかかろうとしている。第8章で紹介するこれらの説は、結局のところ、これまで見てきた四タイプの仮説が融合したものになりそうだ。少数の遺伝子が読字に必要な構造物におけるニューロンの発達パターンに異常をもたらし、その結果として、本来は文字を読むためのものではない、効率の悪い新しい回路が丸ごと構築されてしまうという説である。

ディスレクシアの歴史からわかること

百年前には、ディスレクシアの存在を知っていた人など一人もいまい。その頃には、私の曾々祖父が手押し車を押してインディアナに向かい、小さいながらも住みよい一国一城を築いていた。一九世紀のインディアナ州南部に関するある郷土史本に書かれているように、彼も一年に何百万キロものタバコを英国に向けて船で出荷していた。ただし、彼にはなんとも興味深い特徴があった。「ベックマン氏は読み書きができなかったそうだ。そこで、勘定書には数字の代わりに、在庫数分、線を引いた。たまに数字を使おうとすることもあったのだが、ごちゃ混ぜになって、10が01になってしまうのだった」。この私の祖先、ベックマンが文字を読めず、数字を逆に書いてしまいがちなことをどう思っていたかは知る由もないが、ジャッキー・スチュワートのように感じる瞬間があったことは賭けてもいい。物質的には大いに成功を収めていたにもかかわらず、悔しく、惨めに感じていたに違いない。

幸いなことに、最近では、重度の読字障害も、すべての教師が教室で経験するありふれた出来事のひとつになった。読字障害の予測の仕方がわかってきたために、教育の現場にも情報が届くようになってきた。ジャッキー・スチュワートやポール・オルファレア、ラッセル・コスビーなど、大勢の人々が、自分の人生に影響をおよぼした知識と応用のギャップについて、雄弁に証言してくれたおかげである。しかし、ディスレクシアの歴史を十分に知っている教師はあまりにも少ないし、現在の傾向に気付いている教師はさらに少ない。世界中の教師と親全員に向けて話せる時間を五分もらえるとしたら、二〇世紀の複雑なディスレクシアの歴史が意味するところを次のようにかいつまんで話すつもりだ。

・読み方の勉強はレッド・ソックスの試合ぐらい素敵なものですが、いろいろな理由でうまくいかないこともあります。子どもが、これという理由（たとえば、視力障害や適切な読字指導を受けていないなど）もなく、読み方をうまく学べないようならぜひ、読字のスペシャリストと臨床医に相談してください。

・ディスレクシアに決まった形はありません。読字の数多くの構成要素と特定の言語に特有の書記体系の特徴を反映して、人それぞれに少しずつ異なる発達性の読字障害です。ですから、読字障害を持つ子どもに見られる欠陥は多種多様です。こうした欠陥のなかにはとらえにくく、学校に入ってからようやく、流暢さと読解力の問題となって現れてくるものもありますが、英語を母国語とする子どもたちに限って言えば、たいていの場合はまず解読がうまくいかず、形態素と音素の対応の規則を理解できないというところから始まります。この欠陥は綴りや書字の形で現れてくることも珍しくありません。

・最もよく知られている欠陥のうち二つは、音韻と読字の流暢さを支えるプロセスに関係しています。したがって、英語の場合は、音素認識と命名速度のプロセスの尺度が読字障害を予測する最も優れた判断材料となります。多くの言語に共通する判断材料は語彙の豊富さです。音韻障害のある子どもたちは普通、文字と音の対応に関する規則と解読の習得を苦手としています。音素認識の尺度を調べれば、幼稚園から小学校一年の段階で、こうした障害のある子どもたちを見つけ出すことができます。これに対して、流暢さだけが問題の子どもたちには、初期の段階で、命名速度の不足が認められます。このような子どもたちは、ゆっくりでもちゃんと解読できるので、見逃されてしまうことがよくあります。この子どもたちが高学年になり、大人になって、読まなければならない量に読字速度が追いつかなくなると、問題が出てくるわけです。ドイツ語やスペイン語などの英語より規則性が高い言語を話す、流暢さと読解力の障害だけが見られるディスレクシア児によく似ています。こうした子どもたちの大半は、幼稚園から小学校一年の段階で、RAN や RAS 課題のような命名速度の測定によって見つけ出せます。音素認識と命名速度の両方に障害がある子どもたちには、最初から私たちが手を貸す必要があります。少数ではありますが、読字障害を抱えているのに、命名速度にも音素認識にも問題はないという子どももいます。この子どもたちについてはまだまだ研究が必要です。

・重度の読字障害を持つ子どもたちのなかには、言語的に恵まれない環境で育った子どももいます。この場合、問題の焦点は語彙にあります。第二言語として英語を習っている子どもや、教室で使われている英語の方言とは異なる方言〝AAVEやハワイのピジン英語（訳注：英語と現地語の混成語）〟を話す子どものなかにも読字障害に陥る子どもがいますが、この場合の最大の原因は第二言語や方言を学習しなければならないことにあります。英語を母国語とする子どもたちのように英語の音素を処理できないからです。標準アメリカ英語の学習以外にも読字障害の原因があるのか、それとも、第二言語ないし方言が読字の問題の原因であるのかを見きわめることが非常に大切です。

・ディスレクシア児への取り組みは、読字にかかわる個々の構成要素、つまり、綴りや音素から語彙、形態素に至るまでの発達と、それらの結びつき、流暢さ、読解のための統合にまで、焦点を合わせる必要があります。

・どんな形のディスレクシアを抱えている子どもも、〝頭が悪い〟わけでも〝強情〟なわけでもありません。もちろん、〝やる気がない〟わけでもない。三つとも、最もよく使われる謂われのない表現です。しかし、彼らは、自分自身も含めて、大勢の人々に何度となく、誤って、こう決めつけられています。親と教師としては、あらゆる形の読字障害を背負った子どもたちすべてがすぐにも集中的な取り組みを受けられるように、また、子どもも大人もけっして読字障害を知的障害と同一視しないように、働きかけることが何よりも大切です。読字障害の最初の徴候が現れてから独立した流暢な読み手になるまで子どもを支えるサポート・システムが必要です。さもないと、読字障害が学習障害、落ちこぼれ、非行という悪循環につながることもあるからです。何にも増して重大な問題は、こうした子どもたちが秘めている多大な可能性を、彼ら自身はもちろん、社会も失ってしまうおそれがあることです。

私の息子、ベンがそのよい例だ。母方の曾々々祖父が文字を読むのに四苦八苦してから一世紀の後、ベンも、大勢のディスレクシアの子どもたちと同じく少なからぬ知能と才能に恵まれていたにもかかわらず、文字を読むには苦戦し、両親を巻き込んだ。この本の執筆中にあった、最も心に残る出来事のひとつを紹介しよう。ちょうど、サミュエル・T・オートンのややこしい側性化説について書いていた時のことだ。ベンは高校時代によくしていたように、私と並んでダイニングルームのテーブルに向かっていた。オートンが当時、おそらく間違っている

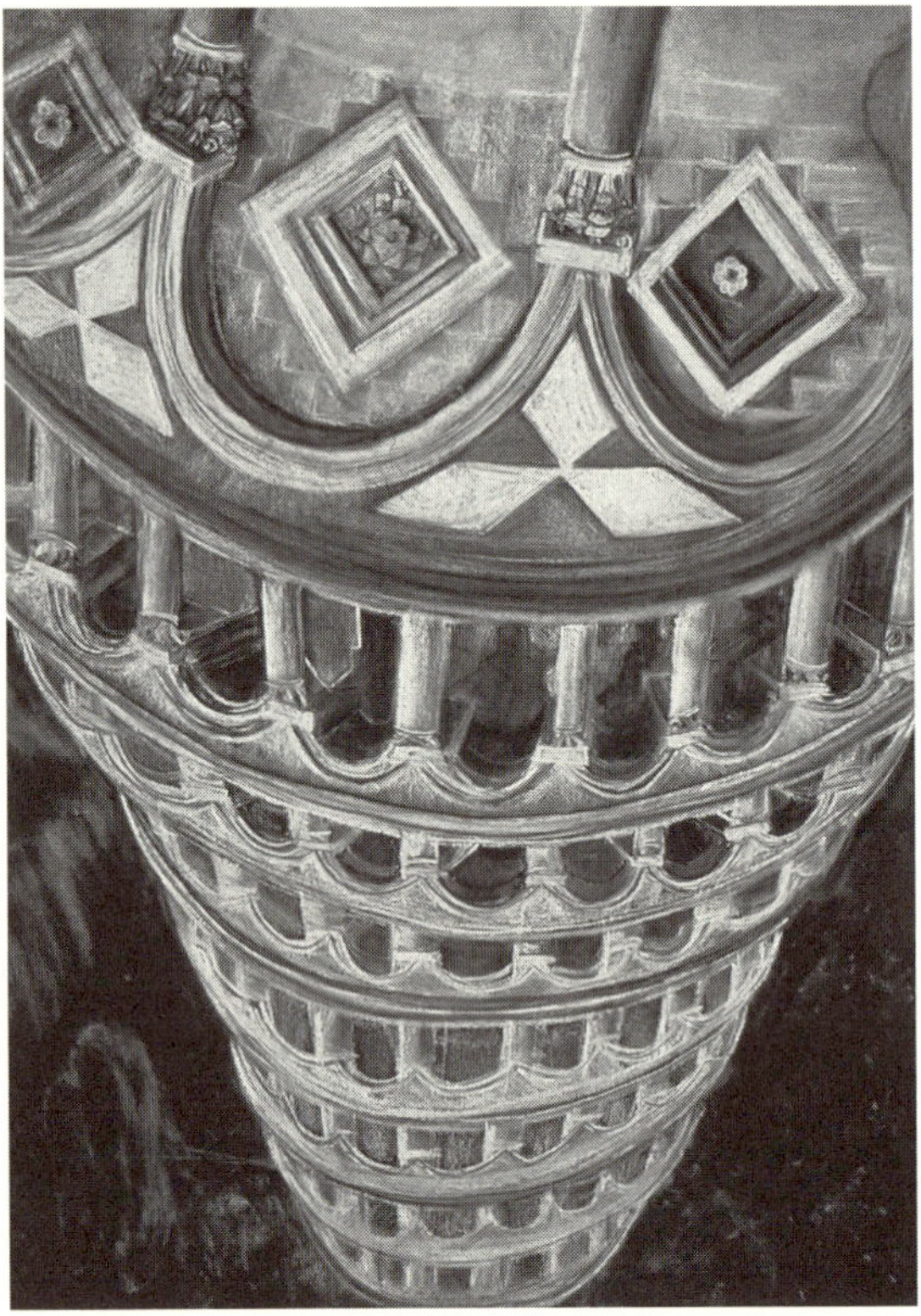

図7-9 ベン・ノームが19歳の時に描いたピサの斜塔

説にたどり着いてしまったのはなぜかという個所にさしかかって、ふと目を挙げると、ベンはピサの斜塔の全体像を細部に至るまで実に精緻に描いている。それが何と、上下逆さまなのだ（図7-9）！　なぜ逆さまに描いているのと尋ねると、そのほうが簡単だからという答えが返ってきた。私たちは研究者でありながら、誰一人、現在の知識でこの現象を説明することはできない。ディスレクシアの歴史と謎のなかには、わかっていることもたくさんあるが、いまだ説明のつかないことも数多くあるのだ。大変な議論を呼んでいる、右半球優位の読字回路が構築される可能性を示唆する所見については、まだ決着が付いていないものの、ベンの普通とは違う空間認識能力を説明するのに役立つかもしれない。

去年、ベンが一八になり、ロード・アイランド・デザイン大学に通うために一人暮らしをすることになった時、私は彼の空間認識に関して立てたこの右半球優位説について、ベンと一緒に考察してみることにした。私たちはフローチャートを描いていった。まずは、典型的な読み手の脳が左右の半球をどのように多様な目的に使い分けているかを示すフローチャート、次は、経路が使用されるにつれて増強され、自動的になっていく過程を示すフローチャート、そして最後に、ディスレクシアではこの回路がまったく異なっている可能性があることを示すフローチャートである。私も夫のギルも、ベンに驚かされるのはとうに慣れっこになっていた。それでも、最初に彼の口をついて出た質問にはびっくりした。「それって、ほかの人より右半球をたくさん使っていて、右の経路が増強されたんだから、僕のほうがクリエイティブっていうこと？　それとも、ディスレクシアの人は生まれた時からクリエイティブな脳を持っていたっていう意味？」――ベンの質問に何と答えたらいいのか、私にはわからない。右半球の読字回路は文字の命名と単語の読みがうまくいかない原因なのか、それとも結果なのかという、新しい研究の多くが繰り返し取り組んでいる疑問と、密接に結びついている質問であることを知っているからだ。

今にも解けそうな謎が、二一世紀に生きる私たちには、すぐ手の届くところにある。ディスレクシアのこれまでの歴史が示しているよく知られた手がかりと無視されてきた手がかりとを最近のイメージング研究から得られる情報とつなぎ合わせるなかで、文字を読めない脳では何が起きているのか、二〇世紀とは比べものにならないほど総合的に理解できるようになってきたからだ。新しい研究が始まって白紙に戻ったディスレクシアの物語がどのような結末を迎えるか、まだわからないし、私も研究者であるからには、当て推量で書くのは潔しとしない。しかし、もし私が正しければ、ディスレクシアは脳が代償のために用いた戦略の素晴らしい例だと判明することだろう。脳がひとつの方法で機能を果たせない場合は、文字通り、別の方法を見つけるために自らを再編成するのだ。なぜそうなのか？　その答えを見つけるには、読字のピラミッドの最後の二層と、私たちの遺伝子構造という興味をそそられる問題に話を移す必要がある。

第8章 ■ 遺伝子と才能とディスレクシア

「あなたが読むと、文字がページから舞い上がってくるんでしょ？　あなたの心が古代ギリシャ人と接続されるからよ」。灰色の瞳をした寄宿仲間のアナベスが説明してくれる。「それから、ADHD　──あなたは衝動的で、教室でもじっと座っていられない。これは戦場の反射神経よ。本当の闘いになったら、そのおかげで生き延びられるんだわ。注意障害はね、パーシー、ものが目に入らないからじゃなくて、何でも見えすぎてしまうから。あなたの五感は普通の人間より優れているの……現実を認めて。あなたは人間とポセイドンのハーフなのよ」。

──リック・リオーダン

私たちも知ってさえいれば。
あの彫刻家は知っていた……
木材の傷が
彼の鋭い彫刻刀を
どうやって核心に導いてくれるかを。

——デイヴィッド・ホワイト

エジソン、ダ・ヴィンチ、アインシュタインもディスレクシアだった

トーマス・エジソン、レオナルド・ダ・ヴィンチ、アルベルト・アインシュタインは、ディスレクシアだったと言われる三大有名人だ。小児期に読字障害を抱えていたうえに、健康面も優れなかったトーマス・エジソンは、正式な学校教育をほとんど受けられなかった。それにもかかわらず、アメリカの特許庁から一人の人物に授与された特許としては最高件数の特許を次々と取得し、驚くべき発明を生み出し続けた。そのひとつは文字通り、世界を照らすことになった。

レオナルド・ダ・ヴィンチは史上最高の創造力に恵まれた人物の一人である。発明家にして画家、彫刻家、音楽家、エンジニア、科学者と、いくつもの顔を持つ。手を染めたものには何であれ非凡な才能を示した彼だが、ディスレクシアであったと目されることが多い。この結論に至った根拠は、彼の膨大な量の奇抜な手稿（ノート）にある。右から左に向かって〝鏡文字〟で書かれている彼のノートには、綴りの間違いや統語ミスなど、奇妙な言語の間違いが山ほどあったからだ。彼の伝記

作家のなかにも、ダ・ヴィンチは言語に対してよい思いを抱いていなかったとか、自分には読字能力がないとよく口にしていたと言及している者もいる。ダ・ヴィンチ自身が記した画家の理想的な生活に関する軽妙な一文によると、自分のために朗読してくれる人がいつもそばにいることが絶対条件だったようだ。神経心理学者P・G・アーロンは、レオナルドの読み書きの問題は強力な〝右半球の代償メカニズム〟の産物と断言している。

三歳になるまで言葉を話さなかったアルベルト・アインシュタインは、外国語のように、単語の検索を必要とすることは何をやっても人並み以下だった。かつて、こう言ったこともある。「私の最大の弱点は記憶力が弱いこと、とりわけ、言葉と文章の記憶力は最悪」。しかも、自分の論理的思考は〝ほぼ鮮明なイメージ〟として浮かんでくるのだから、言葉なんて〝何の役にも立たない気がする〟とまで言っている。アインシュタインが、彼自身と後述するノーマン・ゲシュヴィントが考えていたような、一種のディスレクシアの診断基準を満たしていたかどうかはわからない。しかし、私たちの時間と空間の概念を一変させた理論家にタイミングの障害があったということになれば、何とも意外な展開だ。この謎を解く手がかりのひとつは、彼の脳にありそうだ。カナダの神経科学者たちは、興味をそそられるものの、いまだに是非を問われているアインシュタインの脳の解剖を行い、彼の頭頂葉が異常に発達していて、普通ならば非対称のパターンを示す左右脳半球が思いがけず対称になっていることを発見した。

ディスレクシアの人々の大半はエジソンやレオナルドほどの壮大な才能を持ち合わせていないが、非凡な才能に恵まれた人ならかなりいるようだ。以前、それぞれの分野で名をなしたディスレクシアの人々のリストを作ったことがある。リストが際限なく長くなるので、分野だけのリストに切り替えた。医学分野では、パターンを読み解く能力がものをいう放射線科が、ディスレクシアの人々の活躍の場らしい。エンジニアリングとコンピュータ技術の分野では、設計とパターン認識に人気が集中している。実業界では、ポール・オルファレアやチャールズ・シュワブをはじめとするディスレクシアの人々が、巨額の金融取引や財テクに辣腕をふるっている傾向がある。大規模なデータ・パターンから傾向を予測し、推論を立てる分野である。建築士である義理の兄から聞いたところによると、彼が元いた会社では、建築士が書いた書簡は、スペルチェックを二回しないと出せないことになっていたそうだ。ディスレクシアであった芸術家には、ロダンをはじめとする彫刻家や、アンディ・ウォーホル、ピカソといった画家がいる。俳優には、ダニー・グローバー、キーラ・ナイトレイ、ウーピー・ゴールドバーグ、パトリック・デンプシー、ジョニー・デップといった面々が顔を揃えている。

身近にも二人ばかり例がいる。妊娠中のことだが、ボストンの有名な女性放射線科医を紹介されて、超音波検査を受けに行った。横になって順番を待っている私の耳に、最高の放射線科医だけに世界中の人々がこのクリニックに押し寄せて来るという放射線技師たちのおしゃべりが漏れ聞こえてきた。私のアンテナが反応した。できる限り控えめに、どうして彼女はそれほどすごいのと尋ねたところ、技師たちは即座に、誰も見分けられないパターンをものの数秒で間違いなく見つけ出せるからと答えてくれた。後に、彼女のみならず彼女の父にもディスレクシアの家族歴があることを知った。

先頃、バルセロナに旅行した時も、同じような体験をした。偉大なるスペインの建築家アントニオ・ガウディが設計した教会や建物の素晴らしいデザインや奇想の作品群、特異な色使いに魅せられて、五日間にわたって街を歩き回った。そして、ガウディはディスレクシアだったと確信した。ビンゴ。ガウディのどの伝記にも、子どもの頃、学習と読字にひどく苦労した話が詳しく書かれているのだ。学校はやっとの思いで卒業したのだが、建築家としてスタートを切ってからは、ずば抜けた世紀末スペインの芸術家への道をまい進し、バルセロナのパトロンとも言うべき建築家になったのである。

ディスレクシアを抱えた大勢の人々が備えている圧倒的な創造力と〝既成概念にとらわれないものの考え方〟を、いったいどう説明すればよいのだろう？ 私の息子のベンが尋ねたように、ディスレクシアの人の脳は、左半球に問題があるせいで右半球を使わざるを得なくなり、その結果として、右半球の接続すべてが増強されて、時には、何をするにも独自のストラテジーを展開するようになったのだろうか？ それとも、最初から右半球の接続のほうが優位にあって、創造力に優れていたために、読字などの活動を引き受けることになったのか？ 神経科医アル（アルバート）・ガラブルダは、どちらのシナリオにも一理あると考えた。「当初は、左半球タイプの回路が形成されないために、右半球の回路が空いているシナプスを装備できるようになる。しかし、これらのシナプスは文字を読むシナプスではないため、やがて読字以外のことを得意とするようになる。その理由は何よりも、読字以外のことをするための優れた機構を備えているからだ」。

予備的証拠から浮かび上がってきたこの疑問に対して、確たる答えは出ていないものの、ディスレクシアの人々の行動、認知、神経系構造物および遺伝的特徴に関する情報を統合する多層的なアプローチは、謎解きの手始めとしてもってこいだ。ここで肝心なのが遺伝的基盤である。〝読字専用〟の遺伝子自体は存在しないが、だからと言って、古くからある脳領域のいずれかの弱点と関連している遺伝子が存在しないというわけではない。それらの遺伝子が文字を読む脳を形成するのであり、おそらくは他の脳領域の強みとつながっているのだ。私たちが目指すこれからのディスレクシア研究は、行動面の長所と構造上の弱点に関する知識を遺伝情報と結びつけて、一部のディスレクシア児は生まれた時から大聖堂の建設に適した右半球を備えているのかを探る方向に向かうはずだ。

サミュエル・オートンは八〇年以上も前に、二つの半球がそれぞれ保存しているイメージを統合できないという脳の障害に関する興味深い説を初めて唱えた。ノーマン・ゲシュヴィントはそれから五〇余年を経て、『オートンが正しかった理由』とだけ題した論文を発表した。オートンと意見を同じくする、ディスレクシアに関する一三の結論を列挙したのである。いずれも、ディスレクシアの説明には例外なく盛り込んでしかるべき結論だ。ディスレクシアの遺伝的な根拠と、考え得る脳組織の構造的相違に始まるこのリストには、やはりディスレクシアである家族とディスレクシアではない一部の血縁者に見られる非凡な空間認識能力をはじめ、（私の息子やレオナルド・ダ・ヴィンチが実際にやってのけた）上下逆さまでも鏡文字でも同じようによく読めるという思いもよらない能力、ディスグラフィア（書字障害）などの読字障害以外の普通とは異なる特性、すべての症例に見られるわけではないが、もっと徹底した調査が必要とされる発話、感情および運動の異常所見（たとえば、吃音、両手利き、不器用、情動障害など）、発話・言語システムの獲得と発達の遅れも含まれていた。

ゲシュヴィントが行った、オートンが正しかった理由の考察を検討すれば、ディスレクシアのジグソーパズルを完成させる前に二一世紀の研究者が取り組まねばならない問題のチェックリストができあがる。ゲシュヴィントはある疾患、鎌状赤血球貧血（これの遺伝子は、貧血と引き替えに、マラリアに対する抵抗力を高める）を例にとって、今でも当時と変わらず明察と言える見解を示している。

ディスレクシアの人々は数多くの分野で優れた才能に恵まれていることが多い——これはけっして偶然ではないように思う。脳の左側に生じた何らかの変化が他の領域、それも特に脳の右側の優位につながるとすれば、そうした変化を背負うことになった者も、文字を使わない社会でなら、不利な立場に立たされることはほとんどないはずだ。その才能の故に、立派な市民として活躍できると思われるからである——したがって、文字を使う社会においてはディスレクシアという障害の原因になっている脳の左側の異常そのものが、同じ脳内の優位性をも決定するという逆説が成り立つことになる。

伝説となっているゲシュヴィントの着想の大半がそうであるように、この見解もまた、ディスレクシアの実証的研究の先駆けというべきものであった。私たちは今にしてようやく、彼に追いつこうとしている。早すぎる死を迎えたゲシュヴィント自身は、どれだけ多くの自分の洞察が、彼自らの直接的な貢献や、教え子たちの研究、そして彼とともに始まり、今日に至るまで行動をニューロンと、最終的には遺伝子とも関連づけようとしているニューロン・ディスレクシア研究プログラムという形で、この分野の確立に役立ち続けてきたか、自分の目で確かめることはできなかった。

ゲシュヴィントが構想したこの研究プログラムは、二〇年以上も前に、ボストン市立病院での偶然の発見がきっかけとなって始動した。発見されたのは、ていねいに保存されたディスレクシアの人の脳である。病院ではこれをどうしたものかと考えあぐねたあげく、ゲシュヴィントに任せることにした。ゲシュヴィントはなすべきことをちゃんと承知していた。すぐさま脳を神経科の若い教え子二人、アル・ガラブルダとトーマス・ケンパーの手に委ねたのである。二人は入念な研究に取りかかった。まずは、この脳の解剖学的領域のマクロ構造（訳注：肉眼的にとらえることのできる構造）を調べ、次いで、読字に重要な役割を担う領域のミクロ構造（訳注：原子や分子などの微視的な構造）を検討したのだ。

ほどなくして、もうひとつの重大な出来事があった。ゲシュヴィントとガラブルダが、オートン・ディスレクシア協会と協力して、脳バンクを設立したのだ。これはやがて、ディスレクシアの人々の脳標本を保管するベス・イスラエル病院の管理機関へと発展し、さらには、現在の右半球イメージング研究で得られる所見にも大きな影響をおよぼし続けている発見につながった。たいていの人では、側頭葉にある、言語にかかわっていて、ウェルニッケ野の一部を含んでいる三角形の領域、つまり、側頭平面（ＰＴ）が、右半球より左半球で大きい。ところが、ガラブルダとケンパーは、ディスレクシアの成人の脳にはこの非対称が見られないことに気付いたのだ。非対称どころか、右半球のＰＴが普通よりも大きいため、両半球が対称になっていたのである。

ガラブルダの研究グループはこの所見を、ディスレクシアにおいては側性化が完了していないか、普通の人々とは異なっていることを示すものと考えた。多くの言語プロセスの発達に影響をおよぼす解釈である。彼らが示唆したところによると、右半球の側頭平面が並外れて大きいのは、生前発育期に起こる細胞の自然な退縮（訳注：いったん形成された細胞が生理的に消失すること）が減少した結果らしい。これがPTのニューロン数の増加につながり、ディスレクシアの脳の右半球と新しい皮質構造全体に新たな接続を形成すると言うのだ。この説明は重要な意味を持つ可能性もあったのだが、fMRIを使って生きているディスレクシアの人々で同様の対称性を確認しようとしたところ、一貫した結果が得られず、根拠を失ってしまった。

構造物のレベルで決定的な結論が得られなかったことが、細胞レベルでの研究に拍車をかけた。ガラブルダの研究グループは、忍耐を要する細胞構築学（訳注：大脳皮質の各部位の神経細胞構成を調べて、それぞれの部位を定義・明確化する方法論）の手法を用いて、ディスレクシアの脳の異常が疑われる領域にある細胞のミクロ構造、数およびニューロンの移動について研究した。その結果、初期生前発育期に、言語と読字にかかわるいくつかの領域、すなわち、左側頭平面、視床の一部、視覚皮質野に移動した異所性（訳注：本来とは異なる場所に存在する）細胞を発見したのだ。これらの領域のいずれにおいても、ニューロン移動に変化が生じれば、読字回路の一部を構成する領域で行われるニューロンのコミュニケーション（情報のやりとり）の精度と効率に影響がおよぶはずだ。

たとえば、ガラブルダの研究グループは、大細胞系、つまり、高速処理ないし一時的な処理を行う細胞が、脳内配電盤である視床のなかの読字に重要な役割を担う少なくとも二つの中枢で、一貫して異常を示していることを発見した。この二つの中枢とは、視覚情報処理を調整する外側膝状体核（LGN）と、聴覚情報処理を調整する内側膝状体核（MGN）である。右半球のニューロン数が左側頭のそれを上回っていたことから、またしても、左右両半球に差があると認められたわけだ。ガラブルダは、こうした細胞の差は、書記言語の処理に必要な情報の速度に影響をおよぼしうるものであり、ディスレクシアにおいて別の読字回路が使われていることを示している可能性があると主張した。

ガラブルダが慎重を期して述べたように、これらの差が読字障害の原因と結果のいずれであるかはまだわかっていない。明らかになりつつあるのは、さまざまなニューロンの変化が重要な脳領域（すなわち、読字に必要な古くからある脳領域）で起きたら、読字に欠かせないニューロンの情報処理効率が低下して、まったく異なる読字回路の形成が促されると考えられることである。その観点から見れば、脳の構造物の欠陥や処理速度、回路の変化を根拠として展開された歴史的なディスレクシア説の多くをひとつにまとめることができそうだ。

この結論に光明を投げかける変わった研究が二つある。ひとつは、皮肉を込めてスーパーマウスと呼ばれる遺伝子操作によって誕生したマウスにおいて、ニューロン・レベルの機能障害がおよぼす影響を試験した研究だ。ベス・イスラエル病院の神経科学者グレン・ローゼンがこのスーパーマウスの聴覚皮質に小さな病変を人為的に誘発させたところ、以前にディスレクシアの脳で確認したのと同様のニューロンの異常が視床に形成されたのである。肝心なのは、病変が生じた結果、マウスが与えられた聴覚情報を迅速に処理できなくなったことだ。言い換えるなら、グレンの動物モデルは、重要な領域にある、周囲との調和が乱れたわがままな細胞が、情報処理の効率をどれほど損なうか示すものである。

ボストンの神経科医たちが行った研究では、発作を起こす珍しい遺伝性の疾患、脳室周囲結節性異所性灰白質の患者において、同じような一連の原理が浮き彫りになった。これは、生まれる前に、異常を起こした変質細胞が脳室近くのとんでもない場所に結節を形成してしまう疾患である。これらの結節は、スーパーマウスに誘発された病変に似ていて、そこにあってはならないものであり、ある時点で破壊的な影響をおよぼすようになる。この場合は、やがて発作を引き起こすのだが、それだけでは済まない。

この研究の論文を執筆した著者の一人、ドクター・チャンが、私と同僚のタミ・カツィールを訪ねてきた。すべての患者に共通して見られる行動特性、読字の流暢さの欠如に頭を悩ませていたのである。患者のなかには小児期にディスレクシアと診断された者もいたが、全員がそうというわけではなかった。音韻障害を抱えている者もいたが、これも全員にはあてはまらない。しかし、読字速度が遅いことは全員に共通していた。タミと私は、この患者たちが思いがけなくも、大人か子どもかを問わず、読字障害者が抱えている流暢さの問題の数々の原因を証拠立ててくれる存在であることに気付いた。

この二つの研究を考え合わせてみると、いくつかの重要な原理が浮かび上がってくる。どちらの研究も、流暢さと流暢さの障害とにつながる経路がいかに異なるものか、また、発達性ディスレクシアの原因がどれほど多様であるかを示しているのだ。この発作性疾患の患者たちからは、読字障害の原因となりうる機能障害が起こる脳の領域は、ひとつではないことが見て取れる。たとえば、視覚情報の処理効率に影響をおよぼすと考えられる領域にできた結節もあれば、音韻処理能力の低下を引き起こすと思われる領域を侵している結節もあった。そのいずれもが、読字障害につながったのだ。これらの患者は、ディスレクシアの症例のなかに右半球に過度に依存する者がいる理由こそ説明してくれないものの、実にさまざまな左半球の弱点が、右半球の類似した領域を使用せざるを得ない状況に脳を追い込むことを物語る存在である。

複数の遺伝子座の関与

この研究からひとつ、ゲシュヴィントの論理に沿った仮説を立てられる。右半球増強の基盤を形成する遺伝子は、文字を持たない社会でこそきわめて生産的であったかもしれないが、その同じ遺伝子が文字社会で発現すると、右半球の構造物に、時間に縛られる正確な読字の機能を背負わせることになるのだ。すると、読字の機能は、左半球の精度が高くて時間効率のよいやり方ではなく、右半球ならではの方法で果たされるようになる。読字の場合、そうした状況はいや応なく障害につながるのだ。

ある著明な遺伝学者が主張したことだが、読字に影響をおよぼす遺伝子は数多くあり、それが存在すると読字障害に陥る危険が高まるのだが、これは、ひとつの遺伝子が特定の疾患を引き起こすのとはわけが違う。たとえば、嚢胞性線維腫という疾患の場合は、たったひとつの遺伝子が表現型、つまり、遺伝子のもたらす結果を決定する。それに反して、読字はたくさんの古くからあるプロセスによって構成されるため、ひとつの遺伝子があらゆるタイプの読字障害を運命づけられるほど単純ではない。つまり、表現型はひとつだけではないのである。

エール大学の遺伝学者エレナ・グリゴレンコが強調しているのがこの点である。ディスレクシアと関連のある遺伝子領域に関する研究の徹底分析を行った彼女は、いずれの研究も単一の遺伝子ではなく、複数の遺伝子座（訳注：染色体やゲノムにおける遺伝子の位置）の関与を指し示していると結論づけた。次々に明らかになる読字障害の類型の存在に照らしてみれば、大いにうなずける結論である。ブルース・ペニントンとコロラド大学の研究グループが主張したように、音韻障害や流暢さの障害、〝二重障害〟、綴りの障害などの類型は、突き詰めていくと、数種の表現型が行動症状の形をとって現れたものと証明されることになるかもしれない。しかも、書記言語の種類によって要求されるものも異なっているため、ドイツ語のように規則性の高い正字法によく見られる表現型があれば、英語のように平明とは言い難い言語や、中国語をはじめとするロゴシラバリーに多く発現する表現型もある。

英語以外の言語のディスレクシアには遺伝子の違いがあるとする考え方も、いくつかの国際的な研究により、予備的ながら裏付けられている。フィンランドとスウェーデンの研究者らが発表したのは、DCDC2という遺伝子の遺伝子座に関するデータだ。これは六番染色体にある遺伝子で、大勢のドイツ語のディスレクシアの人々に流暢さの障害をもたらしている。英語を話す人々については、エール大学とコロラド大学の研究者たちが、この遺伝子の存在を立証するデータを得たものの、被験者としたディスレクシアの人々の一七パーセントに認めるにとどまった。興味深いことに、私たちが行った類型に関する研究でも、流暢さに関連した障害のみがあった被験者はおよそ一七パーセントだった。

ＤＣＤＣ２の話に関しては、ディスレクシアの異なる読字回路という考え方に通じる、なかなかおもしろい展開もある。エール大学の研究者らが動物モデルを使って、この遺伝子座の発現を抑制すると、産生されたばかりの若いニューロンは右半球の皮質に移動しないことを確認したのである。この研究者たちは、ディスレクシア児にも同様の遺伝的変異があって、〝文字を読むには効率のよくない回路〟を形成、使用するようになるという仮説を立てている。

これとは別の研究で、代々ディスレクシアを出しているフィンランドの大家族に、ＲＯＢＯ１という遺伝子に遺伝的変異が認められた。おもしろいことに、オートンの初期の仮説に照らしてみると、ＲＯＢＯ１は、〝発達過程で左脳と右脳のあいだに神経接続を形成する一助となるのだが、ディスレクシアにおいてはこれに損傷があるのかもしれない〟のだ。ここで紹介した研究では、二つの規則性の高い言語で二つの異なる遺伝子座の存在が確認された。これもまた、ディスレクシアを多次元的にとらえた説明と、単一の言語においてディスレクシアの類型を探ろうとする研究を後押しする事実である。

裏付けはほかにもある。アメリカで行われた最大規模の最も定評ある遺伝学的研究プログラムのひとつ、コロラド大学双生児研究だ。これは、心理学者ディック・オルソンをはじめとする研究者が二卵性双生児と一卵性双生児三〇〇組以上を幼稚園から追跡調査したもので、子どもたちの読字、音素認識および高速自動命名（RAN）の能力にかなりの遺伝的影響と幾分の環境的影響が確認されている。ディスレクシアに類型がある可能性を理解するうえで非常に重要なのは、音韻スキルと高速自動命名にそれぞれ別個の遺伝の可能性が認められたことである。

これらの研究結果に再現性があるならば、片や十分に立証されている英語の読字障害の類型を特徴付け、片や多くの言語におけるディスレクシアを予測することが確認されている二組のプロセスには、それぞれ別の遺伝子が働いているということになる。今後の研究でその異なる表現型と、それぞれの構造的・行動的特徴、欠陥および長所が突き止められれば、ディスレクシアの歴史から欠け落ちているジグソーパズルのピースの多くを見つけ出すことができるだろう。

また、複数の表現型が存在するなら、父方と母方の両方からディスレクシアの遺伝子を受け継ぐ子どももいる可能性がある。私自身の息子ベンの家系図に見え隠れする読字障害の遺伝的背景について考えると、ベンと兄のデイヴィッドはオートンとゲシュヴィントの説のよい例であるように思われる。デイヴィッドは文才があるうえに、熱心なサッカー選手で、おそらくディスレクシアではないと思われるのだが、彼の単語検索の障害とディスグラフィアにはどんな治療法もいっかな功を奏してくれない。デイヴィッドのプロフィールとベンの二重障害の元は、父方と母方の両方の遺伝子にあるらしい。夫の父エルンスト・ノームはドイツの法律に精通したヨーロッパの知識人だったが、ヒトラー時代のドイツでは一度として弁護士の職に就くことはできなかった。義父の学習歴を目の当たりにしていた夫の姉は、四か国語を読みこなした父ではあるが、何らかの形の読字障害を抱えていたはずと確信している。私自身の母方の曾々祖父は、インディアナ州の郷土史本に記載するに値するとみなされるほど派手に、文字と数字をひっくり返して書いた。ギルと私の兄弟姉妹、それに両方のいとこ、姪、甥たちはみなそれぞれに芸術家、エンジニア、弁護士、実業家、外科医として活躍しているが、ちょっとした、あるいはちょっとどころではない読字障害と付き合いながら暮らしている者もいる。

ゲシュヴィントは、〝読字障害のない〟血縁者でも、見えないところで遺伝的に何が起きているのかすべて知る必要があることについても、かなり筆を費やしている。たとえば、オートン自身は〝注目に値する空間認識の才能〟を備えていたと言うのだ。デイヴィッドのディスグラフィアと単語検索障害を見つけるのにはそれほど苦労しなかったが、自分自身の学習歴は、腰を落ち着けてこの章の執筆を始めるまで、振り返ったことがなかった。表面的には、私の読字プロセスにさしたることはないのだが、単語検索プロセスには少なからぬ努力を必要としている。ただ、文章が大好きで、単語検索に代わるどんな手段でも進んで利用しようとするから、それとわからないだけなのだ。

ほかにも、今まで読字障害と結びつけて考えていなかったことがある。数年前、私が密かに夢見ていたのはピアニストになることだった。しかし、それはつかの間の夢だった。普段は優しいピアノの先生に言われた一言で、粉々に砕け散ってしまったからである。あなたが弾くモーツァルトやショパンやベートーヴェンはいつもとても素敵だけれど、作曲家が意図したように弾いたことは一度もない。あなたには独特のタイミングがあって、それは必ず作曲家のタイミングから外れているの。これればかりはどうしようもないと思う、そう、彼女は言ったのだ。私がリサイタルでピアノの伴奏をしたかわいそうな子どもたちのテンポがいつも少しばかりずれているように聞こえていたわけが一瞬にしてわかった。問題は私のタイミングで、彼らのタイミングではなかったのだ！　今になってようやく、私が楽譜を読む時の時間のパターンが外れていたのは、私自身の遺伝子に原因がある処理速度の問題の表れだったのかもしれないと思うのだ。ディスレクシアの子どもが一人いれば、その家系に〝ディスレクシアではない〟血縁者は一人もいない。ディスレクシアの子ども、孫あるいは兄弟姉妹のいる人なら誰でも知っているように、私たちはみな、日々何らかの影響を受けている。それも、自分で気付いているよりも多くの形で影響されているのかもしれない。それを探っていけば、ディスレクシアの遺伝家系に属する私たち全員をこれほど多様性に富んだ集団にしている数々の特異性を理解するチャンスも出てくるはずだ。

遜色ない才能に恵まれた人々が綿花畑や搾取工場で生涯を終えているのをほぼ確信しているのに、アインシュタインの脳の重量だの痙攣《けいれん》だのに構ってはいられない。

——スティーヴン・ジェイ・グールド

最後に付け加えておくと、ディスレクシアの研究が持つ唯一最も重要な意味は、将来のレオナルドやエジソンの発達を妨げないようにすることではない。どの子どもの潜在能力も見逃さないようにすることである。ディスレクシアの子どもたちすべてが非凡な才能に恵まれているわけではないが、どの子どももその子ならではの潜在能力を持っている。ところが、私たちがそれをどうやって引き出してやったらよいかわからずにいるせいで、見逃してしまっていることがあまりに多いのだ。

こうした子どもたちとかかわっている私たちは、彼らの潜在能力を発掘する方法を見つけ出そうとしている。結局のところ、行動から遺伝子に至るまでのディスレクシアの研究は、わかっていることを、何をどう教えるか、それが特定の子どもに有効か否かということと結びつけていく以外にないのである。ここまで検討してきた理由からして、読字に苦戦している子どもたちには、どこの学校でも採用しているような、誰にでもぴったりというフリーサイズのアプローチは役に立たない。私たちが必要としているのはむしろ、さまざまなタイプの子どもたちに応用できる原理がたくさん詰まった道具箱を使いこなせるように訓練された教師である。また、米国国立小児保健発達研究所の政策決定を担っていたリード・ライアンが再三言っていたように、それぞれの置かれた条件や子どもごとに何が最も有効かを研究、理解しようとする教育研究も必要だ。どの子どもにも例外なく有効なプログラムなどあるはずはないが、私たちの手に届くところにも、すべてのプログラムに盛り込むべき、書記言語の指導法に関する原理は存在する。

最も重要な原理のなかには、書記言語自体に劣らず古いものもある。私は読字・言語研究センターの同僚たちとともに、長年にわたって、脳が単語や物語を読む時に何をするかという知識を駆使して、読字障害者が抱える数々の言語面の弱点に取り組むことのできる治療プログラム（RAVE-O）の考案と評価を行ってきた。それなのに、自分たちが、知られている限りで最初の読字教育法、つまり、シュメール人の読字教育法に使われていたのと同じ原理の一部を借用してプログラムを再発明しようとしていることには、全然気付かずにきた。シュメール人とはまったく異なる形の教育法をまとめようと、日々、力を入れて教えるのは、シュメール人と同じように、脳が文字を読むために使用するひとつひとつの主要な言語・認知プロセスだ。つまり、単語の意味の深さを理解させ、単語検索の能力を伸ばすために必要な単語の意味系をはじめとして、単語に含まれている音の認識とそれの文字表記との結びつき、正字法の文字パターンの自動的学習、統語に関する知識、語形に関する知識に重点を置いているのだ。シュメール人と違うのは、流暢さと読解力を伸ばすためのさまざまなストラテジーも使用していることである。読字に苦労しているすべての子どもたちに、言葉に関する知識をできるだけたくさん身につけて欲しいと思っているのはシュメール人と同じだ。ただし、どの子どもにも学ぶことを楽しんでもらいたいと願っている点は、シュメール人とは違うように思う。

子どもたちを相手に仕事をしている私たちが彼らに望むのは、学び方こそ違っても、誰もが読み方を学べるし、学ぶはずであることに気付いてくれることだ。彼らにとって最善の教え方を見つけるのは、彼らではなく私たちの仕事である。私の同僚ロビン・モリスとモーリーン・ロヴェットが一〇年にわたって続けてきたさまざまな取り組み方に関する研究は、まさにそのための努力を裏付けるものである。

私たちの研究所のみならず、アメリカ全土の研究センターが今後の課題としているのは、こうした取り組みを、それによる行動の変化のみならず、ニューロンの変化にも結びつけることである。たとえば、マサチューセッツ工科大学のジョン・ガブリエリと共同で行っている研究では、私たちのプログラムによってディスレクシアの子どもたちの指導を行う前と後では、脳の重要な領域に変化が見られるか否かを調べている。優れた教師なら、神経科学に頼らなくても、音声言語と書記言語が持つ重要な側面を承知していよう。しかし、神経科学を足掛かりとした教育研究なら、一人一人の子どもに最も効果のある指導法を確認することができる。なぜなら、特定の課題に取り組んでいる時、子どもの脳のどの構造領域が活動しているか、特別な要素に重点を置いた治療によって、その領域がどう変化するか、それとも変化しないかを教えてくれるのが神経科学であるからだ。

こうした新たな取り組みの方向は、私のディスレクシアに対する考え方を、研究者としても親としても変化させつつある。ディスレクシアにおける右半球への依存に関して次々に登場している説のいずれかが一部の子どもたち、あるいは大勢の子どもたちにあてはまるとわかったら、長所と欠点が独特に入り交じった、普通とは異なる編成の脳を指導するための、ほとんど未開の道が開けるかもしれない。最後に付け加えておきたいのは、普通とは違う方法で読み方を学ぶ子どもたちに関するこうした研究はすべて、私たち全員の読字習得に関する知識を広げるものだということである。長い年月の末にいかなる解釈にたどり着くことになろうと、過去二〇年間に学んだことを踏まえてさらに未知の領域に足を踏み込むことが、この研究分野のこだわりなのだ。ちょうどよいタイミングなので、ここで実際に、私たちの知っていることを超えて、本書の狙いである最後の大仕事に取りかかることにしよう。

第9章 ■ 結論——文字を読む脳から〝来るべきもの〟へ

世界が心なく移ろいゆくたびに、
今ここにあるものも、来るべきものも手にできぬ、
世に認められぬ、かような子どもたちが生まれる。
来るべきものは人類にとって遠大に過ぎるからだ。

——ライナー・マリア・リルケ

読書は純粋で単純な内面の行為だ。その目的は単なる情報の消費ではない……むしろ、読書は自我との出逢いの機会だ……本は人間がこれまでに成した最良のことである。

——ジェームズ・キャロル

本の伝統的な表現法とパソコン画面のプロトコルのせめぎ合いでは、画面に軍配が上がるだろう。今や地球上の一〇億の人々が眺めているこの画面上では、孤軍奮闘している本が、検索技術によって、すべての人知を収めた万能図書館に変換されてしまうからだ。

――ケヴィン・ケリー

〝より多く、より速い〟はよいことか？

世界中の社会が、子どもたちと彼らが直面することになる問題について心配している。人類が進化を続けている今この瞬間にも、そうした問題が加速度的に拡大していることを、未来学者で発明家のレイ（レイモンド）・カーツワイルほど端的に表現している者はいない。彼の先見的な著書は、人間の脳内にある一〇〇兆個の神経間結合部が人間自身の発明した非生物的人工知能によって指数関数的に拡張した時に起こる、信じがたい移行を克明に描き出している。

二〇二〇年までには、脳全体をモデル化し、シミュレートするのに必要なデータ収集とコンピューティングのツールを手にできるものと確信している。それを使えば、人間の知能の作用原理を、さまざまな形態の知的情報処理と組み合わせられるようになる。――大量の情報を保存、検索し、即座に共有できるという、機械が本来備えている長所も利用できるようになるだろう。そうなれば、アーキテクチャが比較的固定されている人間の脳の能力をはるかに凌駕したコンピューティングのプラットフォームに、人間の脳とこれらのツールのハイブリッド・システムを実装することも可能になる……

コンピューティング能力が毎秒一〇の一六乗〜一九乗に限られている今の私たちの脳で、毎秒一〇の六〇乗の計算ができる脳を獲得した二〇九九年の未来人が何を考え、何をしているか、どうして想像できよう？

ひとつ想像できるのは、望ましい結果を生む能力と破壊につながる能力のいずれも、指数関数的に拡大するだろうことだ。そうした未来に向けて備えなければならないとすれば、過去の世代の学習者たちも顔負けの厳しさをもって、思慮深い選択を下す能力に磨きをかけねばならない。その未来に向けた準備には、人類が真の意味で進歩することを望むならば、公共の利益への強い意志を秘めた、並外れた注意と意思決定の能力が必要になる。言い換えるなら、来るべき事態に備えるためには、現在の文字を読む脳の順応レベルで、今、絶対的に最高と言えるものが求められるということだ。なぜ、現在の順応レベルでかと言えば、文字を読む脳はすでに次世代に向けて変化を始めているからである。

カーツワイルは、思考プロセスの指数関数的加速はよいこと尽くめだというのを暗黙の前提にしているが、それには同意しかねる。音楽でも、詩でも、人生でも、全体を理解するには、休息をとり、いったん立ち止まり、緩やかに進むことも不可欠であるからだ。現に、私たちの脳には〝遅延数ミリ秒だけ遅らせることにある。その役割はただひとつ、他のニューロンの情報伝達速度をほんの数ミリ秒だけ遅らせることにある。私たちが直感的に把握した現実に順序と優先順位を与えて、サッカーの動きや調和のとれた運動を計画したり、同調させたりできるようにしてくれるこの数ミリ秒が、計り知れないほど貴重なのだ。

〝より多く〟、〝より速い〟ほうが絶対によいという前提には、大いに疑問を抱くべきだ。アメリカ社会では、この前提がすでに食や学習方法をも含めたあらゆるものに影響をおよぼし始めているうえに、その恩恵のほどは疑わしいのだから、なおさらである。たとえば、アメリカの子どもたちはもう、変化の加速化を体験しているわけだが、この加速した変化は、単語を思考に変え、思考を想像したこともないような可能性が詰まった世界に変えることのできる注意のあり方に、根本的な影響をおよぼす結果をもたらすことにはならないか？　次世代を担うこの子どもたちの、音声言語と書記言語に洞察と喜びと苦悩と知恵を見いだす能力が、激変してしまうことにはならないか？　子どもたちと言語との関係が根底から覆ってしまうのではないか？　現代の人々がコンピュータの画面上に表示される情報にすっかり慣れてしまったら、文字を読む脳が今備えている一連の注意・推論・内省の能力は、あまり発達しなくなるのではないか？　だとしたら、これからの世代はどうなる？　指導のないままに情報にアクセスすることに対してソクラテスが抱いた懸念は、古代ギリシャよりも今の時代にあてはまるのではないだろうか？

それとも、多重課題《マルチタスク》をこなし、膨大な量の情報を統合して優先順位をつけるために私たちが求めてやまない新しい情報テクノロジーは、今のスキルより貴重とは言わないまでも同じくらい大切な新しいスキルの発達に役立ち、そのスキルが人間の知的能力や生活の質、種としての衆知を向上させてくれることになるのだろうか？　そうした形で知能が加速化すれば、内省と人類にとって望ましい結果の追求とに割ける時間が増えてくるのだろうか？　その場合、この新たな一連の知的スキルは、現在のディスレクシアのように、普通とは異なる回路をもつせいで社会的に公認されない子どもたちの新たな集団を生み出すことにはならないだろうか？　あるいは、そうなった以上は、脳の編成パターンの相違による子どもたちの学習能力の差を、長所も短所ももたらす遺伝的変異（訳注：個人間のDNA配列の違い）のせいだから仕方がないと考える覚悟ができてしまうのだろうか？

ディスレクシアは、脳がそもそも、文字を読むように配線されてはいなかったことを示す最もよい、最もわかりやすい証拠である。私はディスレクシアを、脳の編成がまったく異なったものになりうることを日々の進化のなかで思い出させてくれるものだと考えている。文字を読むには不向きでも、建築物や芸術作品の創造やパターン認識に不可欠な編成もある。パターン認識の舞台が古代の戦場であろうと、解剖のスライドの上だろうと、変わりはない。脳の編成のこうしたバリエーションのなかには、近い将来、さまざまなコミュニケーション様式の必要条件となるものもあるかもしれない。

この二一世紀に入って、私たちはほとんどの人が予測どころか、きちんと理解することもできないような形で、重大な変化を急激に遂げようとしている。本書において、文字を読む脳の進化と発達とさまざまな編成の中心テーマとしているのも、この歴然とした推移感である。書字の進化と文字を読む脳の発達は、種として、数多くの音声・書記言語文化の創出者として、また、拡大を続ける多様な知能の形態を備えた個々の学習者としての自分自身を覗ける素晴らしいレンズであるからだ。

この最終章では、読字というレンズを通して、重要な洞察をいくつか振り返ったうえで、思い切って〝本文の意図するところを超えて〟みたい。その未知の領域で、本書にまとめた情報が現代の子どもたちと次世代の子どもたちにとって意味するところをじっくり検討するつもりである。そして、筆を置くまでには、文字を読む脳が次の再編成へと移行してしまう前に今の脳から失われないように全力をあげて守るべきものは何か、よく考えて答えを出すつもりである。

オンライン・リテラシーの進展によって何が失われるのか？

文字を読む脳の進化を私がどう感じているかと言えば、驚きの一言に尽きる。トークンに刻まれたほんのいくつかのシンボルが、人類史を通してみれば比較的短いあれだけの期間に、よくも本格的な書記体系として花開けたものだ。誕生してから六〇〇〇年も経っていない、たったひとつの文化的な発明が、脳内の回路の接続方法と人類の知的可能性をよくも変えられたものだ。それにも増して驚くことがある。脳が本来の実力を超えて、その過程で自らの機能と人類の知的可能性を拡大していけるとは、まるで奇跡ではないか。読字について考えてみれば、脳が新しいスキルを学習し、その知能を高めていく様が浮き彫りになってくる。読字は古くからある構造物間の回路と接続を再編成する。脳領域に専門の機能、とりわけパターン認識の機能を割り当てるという脳の能力をフルに活用する。新しい回路が自動化して、読字よりももっと複雑な思考プロセスに割ける皮質の時間とスペースを増やす様子を例証する。言い換えるなら、読字は、脳の編成の最も基本的な設計原理がいかにして、絶えず進化を続ける私たちの認知プロセスを支え、構築していくかを教えてくれるのだ。

脳の設計は読字を可能にした。そして、読字のための設計は脳をさまざまに、決定的な形で変化させ、今なお進化させている。この相互作用のダイナミクスが、人類史における書字の誕生に、そして、子どもの読字習得に、くまなく作用している。読字を学んだことで、人類はそれまでの数々の記憶の限界から解放された。私たちの祖先は、何度も繰り返して暗記する必要がないため、いくらでも拡大しうる知識を突然手に入れた。リテラシーにより、わかっていることを一からやり直す必要がなくなったおかげで、より高度な発明も可能になった。レイ・カーツワイルが発明した、読めない人のために朗読する機械もそのひとつである。

それと同時に、リテラシーの高速で作動する能力は、すべての読み手を記憶の制約のみならず、時間の制約からも解放した。事実上自動的と言えるまでになるリテラシーによって、読み手は最初の解読プロセスにかける時間を削って、認知に割く時間を増やし、最終的には、記憶した思考を深く分析する作業に多くの皮質スペースを割り当てられるようになったのだ。駆け出しの解読する脳と完全に自動化した読解する脳との回路システムの発達の差は、脳の両半球の至るところに認められる。特殊化と自動化という手段によって合理化できるシステムは、思考にいっそう多くの時間をかけられるからだ。これこそ、文字を読む脳の奇跡の贈り物である。

脳を自らの進歩に向けて準備させ、人類に発展を目指させたという点で、リテラシーを凌ぐ発明はないと言っても過言ではない。リテラシーが文化に広く根を下ろすにつれて、読むという行為は書かれた文章を凌駕する世界へと、一人一人の読み手を静かにいざなった。そうすることで、読み手の知的発達と文化の発達を促した。これこそが、生物学的に与えられ、知的に学習した、読字のジェネラティビティ、すなわち、次世代のために価値あるものを生み出し伝えていく能力であり、脳が贈ってくれた時間の計り知れない恩恵である。

この見解を裏付ける生物学的証拠として第一に挙げられるのは、現在の脳と四万年前の文字を持っていなかった人間の脳に、構造的な相違はほとんどないという認識である。私たちの脳の構造物はシュメールやエジプトの祖先のそれと変わっていない。しかし、ヒエログリフやアルファベットなどの異なる書記体系を読む脳の比較で見たとおり、これらの構造物をどう使用し、どう接続するかで、差異が生じてくるのだ。チャールズ・ペルフェッティ、リー・ハイ・タンと彼らの研究グループが行った先駆的な研究では、古代の書記体系か新しい書記体系かを問わず、およそ書記体系というものが使用する構造物の接続はおおよそ似通っていて、そのなかにそれぞれの書記体系に固有の接続がいくつか含まれていると証明されている。エジプトのヒエログリフや中国語の漢字を読むように配線されている脳は、ギリシャ語や英語のアルファベットを読む時にはけっして使用しない脳領域を賦活させるし、逆の場合にも同じことが言える。こうした順応の多様性は、脳が新しい機能を果たすために自らを編成し直す能力を備えていることを示す新たな証拠である。

書記体系の誕生とともに変化したのは、脳の回路だけではない。古典学者エリック・ハブロックが強く主張しているとおり、ギリシャ・アルファベットは人類史における心理・教育面の大変革と言える。文字を書くプロセスが、斬新な思考を実現するという未曾有の能力を解き放ったからである。現代の一流認知神経科学者のなかには、アルファベットだけでなく、すべての書記体系における この新しい能力の神経学的基盤を研究テーマとしている者もいる。彼らは、読字習得中に起きる脳の基本的計算能力の並べ替えが新しい思考法のニューロン・レベルの基盤になると説明している。つまり、脳が文字を読むために構築する新しい回路と経路が、今までとは異なる革新的な考え方を可能にする基盤になるというのである。

したがって、読字がもたらした変革は、ニューロンと文化の両方を足掛かりとしたものであって、その起点はアルファベットではなく、最初の包括的な書記体系の誕生にあったということになる。新しい思考法には、この包括的な書記体系がもたらした書字と記憶の効率の向上が寄与したのだが、読むために構築されたニューロンのシステムも大きな役割を担った。文字を読むために自らを再編成する術をすでに学習していた脳は、新しい思考法をすんなりと受け入れた。こうして、読字と書字によって高度化を促された知的スキルは私たちの知能のレパートリーを増やし、今もなお、増やし続けている。

これを理解するには、考えてみなければならない疑問がひとつある。リテラシーのおかげで向上した、口承文化にはないスキルとは何か？ 最初のクレイトークンのシンボルの創出とともに、知られている限りで初の会計システムが誕生し、それにともなって、意思決定のスキルも向上した。よりよい情報をより多く入手できるようになったからである。ということは、（洞窟の壁画以外で）わかっている最初のシンボルは、経済に、ひいては経済学に用いられていたということになりそうだ。やがて、最初の包括的な書記体系、つまり、シュメールの楔形文字とエジプトのヒエログリフが登場すると、単純な会計報告が系統立った記録文書となり、それが組織的な制度と法典を生んだ。それがまた、知能を大きく前進させることになった。紀元前二〇〇〇年紀までには、アッカド語の著作物により、既知の世界全体の分類が始まっていた。百科事典のような『万物についてわかっているすべての物事』、珠玉の法律書『ハンムラビ法典』、そして、各種の注目に値する医学文書などがそれである。科学的な方法自体も、私たちの祖先の文書化と体系化と分類の能力が発達したからこそ、生まれたのである。

言語に対する認識の高まりも、随所にはっきりと認められる。その筆頭に挙げられるのが、シュメール人の読字指導法だ。彼らがe-dubba（粘土板の家）で使用していた指導法は、単語のさまざまな特性に関する理解を深めるのに役立つものであった。ここで言う特性とは、単語間のたくさんの意味的関係、さまざまな文法上の機能、既存の語幹と形態素から新しい単語を作り出せるという、単語が備えている組み合わせの可能性、そして、方言と言語による発音の相違などである。

幼いシュメール人の生徒たちに与えられた、教師が粘土板の表に刻んだ書き言葉のリストを裏にていねいに写すという課題は、書き写している単語についてじっくりと考える時間を生み出した。これが、言語に対する認識を徐々に育んだだけでなく、熟考のプロセスそのものに磨きをかけたのである。数世紀の後、こうして成長した生徒たちの感情や思考、試練、喜びを描き出し、彼らの精神生活をつまびらかにしたのが、『ギルガメシュ叙事詩』や『厭世観に関する対話（Dialogues on Pessimism）』などのアッカド語（訳注：後者はアッカド語の方言であるバビロニア語）の著作物や、今も数多く遺されているウガリット語の文書である。これらの古代の著作物は、私たちが現代的な意識と思い込みがちなものが当時すでに生まれていたことを、時を超えて証言する存在となった。

古代世界における意識の発生にリテラシーが寄与したことを雄弁に指摘していることにかけては、イエズス会士である文化史家ウォルター・オングの右に出る学者はいない。オングはライフワークとした話し言葉とリテラシーの関係に関する研究で、読字が果たした特異な貢献という問題を新たな枠組みのなかで見直している。これは、現在の、よりデジタルなコミュニケーション様式への移行がもたらす影響を理解するうえでも役立ちそうだ。オングは二〇年も前に、人間の知能の進化において本当に問題なのは、ひとつの文化的コミュニケーション様式によって向上する一連のスキルが他のコミュニケーション様式の場合と比較してどうであるかということではなく、両方のコミュニケーション様式にどっぷり浸かった人間にもたらされる、意識構造の変化だと、主張していたのである。オングの先見の明を感じさせる一節を、ここで紹介しよう。

すべての人間が生まれた時から知っているオラリティ（声の文化）と、生まれたときから知っている者は誰もいない書く技術との相互作用は、心の深みにまで達する。口から発せられる言語によって最初に意識に光を当てるのも、主語と述語をまず分割した後、改めて相互に関連づけるのも、また、社会に生きる人間同士を結びつけるのも、話し言葉である。書くことは分裂と疎外をもたらすが、それと同時に個を高めることでもある。自意識を強め、人間間のより意識的な相互作用を促す。書くことは意識を育むのである。

オングが再認識した人間の意識は、音声言語と書記言語が限りなく近づいた時に生まれる本物の変化だった。人間の思考に対する考え方を変化させたのは、読むことだったのである。『アンナ・カレーニナ』のリョーヴィンの告白から、『シャーロットのおくりもの』でクモが思いついた苦肉の策にまで至る例に見られるように、他人の思考を理解できれば、汲み取れるものは二倍に増える。他者の意識と自分自身の意識である。三〇〇〇年の時をかけて他者の思考プロセスを考慮する術を身につけたからこそ、本来ならば想像もできない人間の意識を自分のものとして本当に理解することができるのだ。最も偉大なる口承伝統の擁護者、ソクラテスの意識も例外ではない。ソクラテスについて、また、彼が抱いていた懸念の普遍性について理解できるのも、プラトンが葛藤しつつも書き残した著書を読めるからにほかならない。

もちろん、突き詰めて言えば、ソクラテスが心から心配していたのは、若者たちが指導も受けず、批判する能力も持たずに情報を手にした場合に知識におよびうる影響であって、リテラシーそのものを目の敵にしていたわけではない。ソクラテスにとっては、真の知識の追求は、情報中心に回るものではなく、人生の神髄と目的を見きわめることであった。こうした追求を続けるためには、この上なく深遠な批判・分析スキルを発達させ、とてつもない記憶力と時間を惜しまぬ努力によって個人的知識を内面化すべく、生涯にわたって取り組む必要があった。これらの条件が満たされて初めて、弟子が師との対話のなかで探り出した知識から出発して、行動と徳、そして最終的には〝神の友〟へとつながる原理の道を歩み始めることができると、ソクラテスは確信していたのだ。ソクラテスは知識を、より優れた善につながる力と考えていた。それを危うくすると思われるものは何であれ、もちろんリテラシーも、呪われるべきものであったのだ。

知識とリテラシーが切っても切り離せない関係にあること、どちらも子どもたちの発達にきわめて重要であることをもっときめ細かく理解していたら、ソクラテスの懸念も少しは解消されていたかもしれない。皮肉なことに、現代のハイパー・テキストとオンライン・テキストは、コンピュータ・ベースのプレゼンテーションでバーチャルな対話を読む手段となっている。現代の英語学者ジョン・マクニーニーが主張するところによれば、「オンライン・リテラシーによる動的仲介は、読者と著者の従来の役割と文章の権威に対する挑戦」だ。こうした形の読む行為には、ソクラテスどころか、現代の教育者ですら理解が遠くおよばない、新しい認知スキルが必要だ。たとえば、ブラウザの〝戻る〟のボタンやURL構文、〝クッキー〟といったツールがあるが、これを使用することが認知スキルにどのような影響をおよぼすかという研究はいまだ緒についたばかりだ。こうしたツールは、ユーザーの知能の発達にとっては、きわめて頼もしいものである。とりわけ、個別の苦手分野があるユーザーたちの場合、応用教育工学ならばその苦手分野に直接、十分に対処できるからだ。応用教育工学のエキスパートであるデイヴィッド・ローズと彼の研究グループは、デジタル・テキストが教師と生徒に選択肢を提供できるものであることを、説得力のある形で証明している。「表示のタイプ、サポートのレベル、サポートのタイプ、対応方法、内容……などの選択肢がすべて、学習意欲の鍵となる」。そして、この生徒たちの学習意欲こそが、アテナイのあちこちの中庭でそうであったように、今もなお大切なのだ。

しかし、ソクラテスの懸念には、もっと深い意味がある。エデンの園の昔から、インターネットによって誰でも何にでもアクセスできるようになった現代に至るまで、誰が何を、いつ、どのようにして知るべきかという疑問は人類史を通して、今なお解決されていない。一〇億を超える人々が、これまでに蓄積されて未曾有の拡充を遂げた情報にアクセスできるようになった今、私たちは知識の伝達に対する社会の責任という問題に分析スキルを投じる必要がある。突き詰めていくと、ソクラテスがアテナイの若者たちのためを思って提起した疑問は、現代の子どもたちにも同じくあてはまるからだ。指導なくして与えられる情報は知識を得たという錯覚につながり、そのせいで、本当の知識を得るための、時間がかかって厄介な批判的思考のプロセスが削られてしまうことになるのではないか？ 検索エンジンのおかげで、コンマ何秒の早業で情報が得られるうえに、その量も半端ではないとなると、複雑な概念や著者の内的思考のプロセス、自分自身の意識に対する理解を深めてくれるとは言え、退屈な熟考のプロセスに、狂いが生じてくるのではないか？

本書の第1章で、科学技術のエキスパート、エドワード・テナーの言葉を引用した。現代の新しい情報テクノロジーが〝それを生み出した当の知力を脅かす〟のではないかという問いかけである。本書では数々の疑問を取り上げたが、それは科学技術の普及を阻止しようと無謀なことを考えたからではない。科学技術に価値があることは疑問の余地のない事実で、私たちの生活すべてにそれが反映されている。テナーの懸念は、ソクラテスの懸念と、これから考察する、文字を読む脳は人類と子どもの知能形成にどのように貢献するかという問題の科学技術版だ。まとめると、次のような疑問が浮かび上がってくる。文字を読む脳によって磨かれたスキルが、今、コンピュータの前に座り、画面に目をくぎ付けにして読んでいる新しい〝デジタル・ネイティブ〟（訳注：小さいときからデジタル機器に囲まれて育った子どもたち）世代のなかで形成されつつあるスキルに取って代わられることになったら、私たちはいったい何を失うのだろう？

書字の進化は、人類の知能の歴史の第一章を飾るきわめて重要なスキル、つまり、言語、自己と他者の意識、そして、意識自体の意識を文書化、体系化、分類、組織化、内面化するスキルが育つ、認知の基盤となった。読字は、これらのスキルを発展させる直接の原因となったわけではないが、文字を読む脳の中核を成す思考の時間を密かに生み出すという形で、かつてないスキル発達の推進力になった。〝読字の自然史〟を通してこれらのスキルの発達を検討してみれば、リテラシー出現以来の六〇〇〇年間に人類がどれだけのことを成し遂げてきたか、また、何を失おうとしているのか、スローモーションで見ることができる。

知的潜在能力を伸ばせているか？

先祖代々の読み手の脳はそれぞれに、シンボルとしての文字を読むために複数の脳領域を接続する術を学ばねばならなかった。現代の子どももみな、同じことを学ばねばならない。世界中の幼い読字初心者たちが、読むために必要な知覚システム、認知システム、言語システム、運動システムすべてを連結する方法を学習しなければならないのである。これらのシステム自体は、古くからある脳の構造物を利用せざるを得ない。そこで、それらの構造物の特殊化された領域は、順応し、無理やり働き、自動化するまで練習を積まねばならないことになる。

受け継ぐべき読字専用の遺伝子などひとつもないままにそれをやり遂げるには、明示的な学習と明示的な指導が必要で、しかも、すべてを比較的短い期間でこなさなければならない。私たちの祖先はアルファベットの記号を生み出すのにおよそ二〇〇〇年の時を要したというのに、英語を話す子どもたちには普通、約二〇〇〇日（つまり、五歳〜七歳までに）でこの記号をものにすることが期待される。その期待に背くと、教育構造全体――教師や校長、家族、クラスメート――の不興を買うことになる。社会が決めたスケジュールどおりに読字を習得できない子どもたちは、突然社会からつまはじきにされるようになり、自分のことを今までと同じように感じることができなくなってしまう。自分はみなとは違うと思い知らされるのに、それには進化的にちゃんとした理由があるということを誰も教えてはくれないからだ。

幼い脳が読字習得のために、ニューロンに綱渡り的な至難の業を強いることが認識されれば、社会としても、子どもたちの個別指導に踏み切ることができる。読字習得のプロセスのどこかで、ほかの子どもたちよりも多くの手助けを必要とする子どもがいる。そうした手助けを要する部分について理解が進めば、すべての子どもたちをよりよい形で指導できるようになるはずだ。そうした考え方に立ってみれば、誰にでも合うフリーサイズの指導法などあるはずがない。読字発達に関する知識の拡充は、きわめて重要な二つの目標に貢献する可能性がある。ここで言う目標のひとつは、文字を読む脳が達成しなければならない課題の重大性を理解すること、もうひとつは、次世代の子どもたち全員の読字学習の機会を改善することである。

読字の熟達につながる発達の変化は、小学校時代ではなく、幼児期に始まる。親やその他の大好きな人々に読み聞かせてもらった時間の長さは、後の読字能力を予測する最良の判断材料のひとつである。象のババールやガマくん、子ざるのジョージ、それに『おやすみなさい、おつきさま』などの物語を毎夜読み聞かせられるうちに、ページに記されている得体の知れない記号は単語を作り、単語は物語を作り、物語は自分を取り巻く世界を造り上げているありとあらゆる物事について教えてくれることを、子どもたちは徐々に悟っていくのだ。

物語と単語と魔法の文字の世界は、読字に備えつつある幼い脳の発達につながる、幾千もの単語と概念と知覚の小宇宙だ。幼い子どもたちは会話に加わるほど、たくさんの単語と概念を身につけていく。読み聞かせてもらう機会が多いほど、本に書かれている言語をよく理解し、語彙と文法の知識、そして、単語に含まれているちっぽけだが大切な音に対する認識を増やしていく。〝ヒッコリー、ディッコリー、ドック〟に含まれている似た音や、〝bear〟という単語が持っているたくさんの意味、子豚ウィルバーの恐怖など、無意識的な知識がすべて積み重なって、幼い子どもの脳に視覚的シンボルを蓄積しているすべての知識と結びつける準備をさせるのである。

つまり、読字の発達は二段階に進むということだ。まず、理想的な読字習得の基盤として、音韻、意味、統語、語形、語用、概念、社会、感情、構音および運動と見事に勢揃いしたシステム一式と、これらのシステムを統合・同期させて読解力の流暢さを向上させていく能力とが発達する。次いで、読字の発達につれて、これらの能力ひとつひとつがさらに伸びていくのである。〝単語に含まれているもの〟を知ることが、その単語をきちんと読むのに役立つ。単語を読むことが、その単語が知識の連続体のどこに位置するかという理解を深めることになるのだ。

ここに、脳が読字に寄与し、読字が脳の認知能力に寄与するというダイナミクスの関係が存在する。子どもたちの音韻システムは単語に含まれている音に対する認識の発達を助ける。この認識は、子どもたちが文字と音の対応の規則を学ぶのに役立つ。その規則は、子どもたちの読字学習を容易にしてくれる。やがて、子どもたちの読む量が増えていくと、単語の音素という側面に見事に対応できるようになる。それがまた、読字を容易にするのだ。同様に、意味システムを十分に発達させた子どもたちは、より多くの単語の意味を知り、すでに知っている単語をそれまでより速く解読できるようになる。すると、書き言葉のレパートリーが増えるため、ひいては話し言葉の語彙も充実し、より高度な物語を読む準備が整ってくる。これが文法と形態論と単語間の関係についての知識を豊かにする。〝豊かな者はいっそう豊かになり、貧しい者はいっそう貧しくなる〟のである。こうした発達と環境のダイナミクスが、〝読字学習〟から本物の読字への大いなる移行の基盤を形成するのだが、これが形成されないこともある。

読字発達の段階も進むと、声に出さずに流暢に読解が行われるようになる。これはソクラテスにとって、リテラシーの最も危険な瞬間を象徴するものであろう。こうした読解力は読み手を自立へと向かわせるからだ。読字初心者たちはこれにより、予測し、新しい思考を構築し、書かれた文章の枠を超えて、独立した学習者になれるだけの時間を獲得する。イメージング研究では、流暢に文字を読む脳が、推論、分析や批判的評価などの読解プロセスのあいだに、左右両半球の前頭葉から頭頂葉、側頭葉におよぶ新たに拡大した皮質領域を賦活させることが確認されている。リテラシーが広まるに任せたら、失われてしまうのではないかとソクラテスが懸念した知的スキルの一部がまさにこれなのだ。

さらに発達が進んで〝熟達した読み手〟へと移行する段階に入ると、ソクラテスが抱いていたその他の懸念はいよいよ解決から遠ざかる。まず、大半の若い読み手たちは、本当に、自分の創造力、つまり、独自の徹底した分析プロセスを、十分使いこなせるようになるのだろうか？　それとも、こうした時間のかかるスキルは、子どもたちが今パソコンの画面から入手している無限と思えるような情報によって、次第にむしばまれてしまうのだろうか？　パソコンの画面に向かっている時間が本のページを繰っている時間に比べて不釣り合いに長い若い読み手たちは、ジェーン・エアや『アラバマ物語』のアティカス・フィンチ、『カラー・パープル』のセリーを自分と重ね合わせる能力を、私たちが知っているのとは異なる形で発達させるようになるのだろうか？

私は、デジタル世界が他の人々や文化の現実とものの見方を伝える驚くべき方法を疑問視しているわけではない。ただ、一般の若い読み手たちは、画面に表示される情報の即時性とうわべの包括性にすっかり慣れてしまって、批判的な努力も、与えられた情報以上のものを得ようとする必要もなく、すべてを手に入れられるようになってしまったために、文章の分析やより深いレベルの意味を探ることを時代遅れと思い始めているのではないかと思っている。だからこそ、問いかけているのだ。私たちの子どもたちは、文章の枠を超えて、読字のプロセスの神髄を学んでいるのかと。

先日、『ウォール・ストリート・ジャーナル』誌で、〝どこまで落ちる？〟という題のエッセイを読んだ。アメリカの大学進学適性試験ＳＡＴの英語のスコアの低下傾向に関するエッセイである。著者は、最近ＳＡＴが変わって、語彙よりも読みのスキルが重視されるようになったため、分析スキルに長けた生徒は報われるが、文章の裏に隠されている意味を汲み取って判断する力がついていない生徒は泣きを見ることになると書いている。この試験形式なら、四〇年前の生徒たちのほうがよい成績をとれるだろうと彼は言う。今の生徒は批判的に読む力がかなり劣っているようだ。この責めは、試験ではなく、学校にあるというのが彼の見方だ。

責めがきちんと分担されることはまれだ。このエッセイの著者の言うとおりかもしれないが、英語力低下の原因は、社会的、政治的、認知面など、数多く存在する。文章を読むことに比べれば楽なインターネットへのアクセスに味を占めてしまった大勢の生徒たちは、自分の頭で考えるということをまだ知らないのかもしれない。視野が狭まって、素早く簡単に目と耳に入ってくるものしか見聞きしないので、このコンピュータという最新の高性能な箱の外でものを考えねばならない理由がないからである。こうした生徒たちは、読み書きできないわけではないものの、本物の熟達した読み手になることはまずあるまい。読字発達の過程で批判のスキルが引き出され、形作られ、訓練され、磨かれる時期に、完全に発達した文字を読む脳の究極の能力、つまり、自力でものを考える能力を引きだそうとしなかったのではないだろうか。

子どもたちの教育にかかわる者は、親も教師も学者も政策決定者もみな、子どもが誕生した時から一人前の大人になるまで、読字プロセスのあらゆる構成要素の準備ないし指導が理にかなった形できめ細かく、明示的に行われるよう、最善を尽くすべきである。就学前に獲得する単語の最も小さな音に関する知識から、T・S・エリオットが『リトル・ギディング』に込めた実に鋭い推論を解釈する能力に至るまで、読字発達の過程で習得できて当たり前と思ってよいものなど、何一つないのだ。流暢に読解する読み手へと移行する段階の子どもたちはとりわけ影響を受けやすいため、デジタル資源に熱中するあまり、あらゆる情報の裏に潜んでいる意味を評価、分析し、優先順位をつけ、吟味する能力の発達に支障をきたすことのないように、最大限の注意を払わねばならない。指導の狙いは、子どもたちを〝バイテクスチュアル〟ないしは〝マルチテクスチュアル〟に育てるということにある。つまり、文章を違った角度ないしさまざまな角度から読んで、分析できるようにするということだ。そのためには、読字発達のどの段階でも、あらゆる文章の、推論を要する難解な側面について、もっときめ細かく指導していくことが必要である。熟達の域に達した完全な読字を庶民に普及させるプロセスを促進しようと思うなら、書き記された言葉に宿っている目に見えない世界の発見の仕方を、明示的にも、また、教師と生徒との対話のなかでも、教えていかなければならない。

発達の途上にある読み手について検討を続けるなかで私が得た最大の結論は、警告である。今の子どもたちの多くはまさに、ソクラテスがそうなって欲しくないと思ったもの、つまり、自分には知識があると錯覚しているために知的潜在能力を伸ばせずにいる情報解読者集団になる寸前ではないかと心配なのだ。私たちがしっかりと指導さえすれば、そうならずに済む。これはディスレクシアの子どもたちについても言えることである。

〝超越して思考する時間〟という贈り物

文字を読む脳をテーマにした本なら、読字に適さない脳にわざわざページを割くこともなかろうにと言われそうだ。しかし、素早く泳げないイカは、それを埋め合わせる方法の学び方について、たくさんのことを教えてくれる。確かに、素早く泳げないイカは完璧な例とは言い難い。イカが泳げるのは遺伝子のおかげだし、素早く泳げないイカはまず生き残れないからである。しかし、もし、泳ぎの下手なイカが死なずに済んだだけでなく、イカの個体数の五〜一〇パーセントにのぼる子孫を増やし続けたとしたら、ハンディをものともせずにそれほどうまくやれたのはいったいなぜかと、問いただしたくもなるだろう。読字は遺伝で受け継がれるものではないし、読字を習得できない子どもが生き残れないわけでもない。それより重大なのは、ディスレクシアに関連した遺伝子はしぶとく生き残るということである。

その理由のひとつは、ロダンやチャールズ・シュワブをはじめとする、ディスレクシアでありながら優れた才能に恵まれた人々のリストを見れば、わかるはずだ。もうひとつの理由は、人間の多様性に関係している。ノーマン・ゲシュヴィントが口癖のように主張していたとおり、人間がさまざまなニーズを満たせる社会を形成できるのは、ひとえに、遺伝子が与えてくれる長所と短所が多様だからである。一見、遺伝的な才能と文化的な弱点が乱雑に入り交じっているようなディスレクシアも、人間の多様性の一例だ。人間の文化があらゆる才能に恵まれているのも、この多様性のおかげである。ピカソの『ゲルニカ』、ロダンの『考える人』、ガウディの『ラ・ペドレラ（カサ・ミラ）』、レオナルド・ダ・ヴィンチの『最後の晩餐』は、あらゆる書かれた文章同様、人間の知能の進化を表す本物の象徴だ。これらを創造したのが、ディスレクシアであった可能性が高い人物たちというのは、偶然ではない。

ディスレクシアの本当の悲劇は、優れた知能に恵まれているのに、しかも、それが人類にとってきわめて重要なタイプの知能であるにもかかわらず、年を重ねても屈辱的なことに読字を習得できずにいる子どもたちに、彼らがディスレクシアであると公然と告げる者がいないことだ。また、子どもたちのクラスメートに、ディスレクシアのことを説明する者もいない。こうした姿勢は、ディスレクシアを抱えるすべての子どもが読字学習において直面する問題を最小限に食い止めることにはならない。むしろ、ディスレクシアの子どもたちが社会にとっていかに大切な存在であるかということ、彼らの普通とは異なる編成の脳に読み方を教えるよりよい方法を見つけ出すのは私たちの責任であることを、彼らに告げることが重要なのだ。

神経科学の大いに有望な用途のひとつがここにある。ディスレクシアへの取り組みにおいては、文字を読む脳とディスレクシアの脳の発達に関する理解が深まるほど、一部の子どもたちの発達が遅れている特定の脳領域ないし接続に的を絞った対策を講じられるようになる。ディスレクシアへの取り組みでは、平均的な発達を示している読字の場合と同じく、自動性と読解力が一応のレベルに達するまで、読字を構成する個々のシステムの明示的指導を、熱意と創意をもって続けることが必要だ。多くの書記言語において、脳の配線の処理効率が悪く、順応の仕方も普通とは異なっていることを特徴とするディスレクシアの脳が相手では、これは通常よりもかなり難しく、多くを要求される課題である。

私たちの社会にとって最大の利益となるのは、社会に貢献してくれる可能性があるディスレクシアの子どもたちの潜在能力を守ることだ。ハーバード大学の学者ギル・ノームの論文にあるように、私たちの手で、ディスレクシアの子どもたちが困難を乗り越え、立ち直るのを助けることが必要だ。そうして時期が来れば、彼らの頭のなかに新しい電球が灯ることになる。ディスレクシアをはじめとする数々の学習障害が長年無視されてきたために、多くの潜在能力が無駄にされてしまったことを、今さらくどくどと論じるつもりはない。これは、素晴らしいものを建築、創造し、他の人々とは異なる考え方をし続ける者を尻目に、私たちのなかから読字を習得する者が出た時に始まった、より大きな物語の悲しい一章なのだから。幸いなことに、文字を読む脳とディスレクシアの脳の物語は、大きな人間家族の伝説のなかの対になった物語としてとらえられるようになりつつある。

近い将来に向けて私たちが変わろうとしている今、知的な特性とスキルにこうしたあらゆる差異を生じさせる遺伝的多様性を正しく理解することがとりわけ大きな意味を持つ。態度を決めかねていたプラトンと五十歩百歩だが、本書も二つの観点から執筆した。ひとつは、文字を読む脳による知能のレパートリーへの貢献を熱烈に擁護する者の観点、もうひとつは、次に再編成される脳の形成に役立つと思われる科学技術の変化の一翼を担いながらも、慎重な姿勢を崩さないオブザーバーの観点である。現代人が白黒どちらかのことしか考えられない人間になってしまうようでは困るし、それは次世代についても間違いなく言えることだ。ウィーンにうってつけのことわざがある。「目の前に二つの選択肢があるなら、たいてい三つめもあるものだ」。

知識を伝えるうえで、将来の子どもたちと教師が、本か画面か、新聞かインターネットの要約版のニュースか、あるいは、活字か他の媒体かといった、二者択一を迫られるようなことがあってはならない。私たちの後を継ぐ世代には、いったん足を止めて、最も優れた熟考する能力を働かせ、思いのままにあらゆるものを駆使して、来るべきものの形成に備える機会がある。それをとらえさえすればよいのだ。分析と推論ができ、自分の考え方で文字を読む脳に、人間の意識を形成するあらゆる能力と、敏捷、多機能、視聴覚を含む複数のコミュニケーション・モードを利用するマルチモーダル、情報統合を特徴とするデジタル思考の能力が備われば、排他的な世界に住み着く必要はない。私たちの子どもたちの多くは二つ以上の音声言語のあいだでコード切り替えする術を学ぶ。私たちは彼らに、書記言語の異なる表象間、異なる分析様式間の切り替えも教えてやればよい。紀元前六〇〇〇年に見られた、シュメール語の筆記者がアッカド語の筆記者の隣で根気よく楔形文字を刻むという印象的な光景のように、私たちも二つのシステムの能力を保存し、それぞれが貴重である理由を正しく評価できるようになれるはずなのだ。

要するに、読字発達の自然史は、読字の至高のレベルと最も深遠なレベルへの到達を目指す、希望に満ちた、それでいて警告も含んでいる物語と言える。数千年の昔に、ほんの一握りの人間の祖先が債務と切なる思いとを粘土板やパピルスの巻物に書き残す勇気とニューロンの順応性を備えていたおかげで、辛うじて私たちの知るところとなった文化のなかで始まった、壮大な、時には胸を打つ、謙虚な気持ちにさせられる物語である。

それに劣らぬ勇気を持って、ソクラテスは何にも増して、この永久不変に思われる書記言語によって伝えられる〝うわべだけの真実〟が真の知識の追求に終止符を打ってしまうのではないか、この損失は私たちが知っている人間の徳の死を意味するのではないかという懸念を表明した。ソクラテスは読字の核心を成す秘密、つまり、文字を読むことによって脳がそれまでよりも深く思考する時間が生まれることを知らなかったのだ。プルーストはそれを知っていたし、私たちも知っている。超越して思考する時間という不思議な目に見えない贈り物は、文字を読む脳の最大の功績だ。この天与の数ミリ秒が、知識を向上させ、徳について熟考し、かつては表現できなかったことを明確に表現する能力の基盤を形成する。そうして表現された時、それは新たな土台を構成する。私たちはそこから深遠なる淵に潜ることもできれば、高みへと舞い上がることもできるのだ。

読者へ——最後に考えていただきたいこと

人類が文章を超越する術をいかにして学んだかという本に、最終章はない。結末はあなた、読者の筆次第だ……

謝辞

本書の完成には七年の時と、一〇〇人の友、同学の士を要した。この間、何とも嬉しいことに、読字・言語研究センターのメンバーたちが一二人を超える素晴らしい子どもたちに恵まれた（まだ、誕生を待っている子どもたちもいる）。その一方で、八人の友を失った。いずれも、実にさまざまな形で本書の研究に貢献してくれた友人たち——著明な認知科学者で、生涯の友であったデイヴィッド・スウィーニー、熱意あふれる心理学者にしてヒューマニストの教育者だったマイケル・プレスリーとスティーブ・スタール、学習障害者の美しくも精力的な擁護者として活動を続けたジェーン・ジョンソン、才気あふれる若手神経科学者レベッカ・サンダク、ボストンで最も優れた読字教師の一人に数えられたメリル・ピーシャ、二〇世紀の最も優秀な神経精神学者に名を連ねたハロルド・グッドグラス、そして、有能な経済学者で親友でもあったケン・ソコロフである。彼らが、それぞれの分野はもちろん、私の研究にも大きく貢献してくれたことをここに記し、長く記憶にとどめたい。

個人的にはまず、一〇年来所長を務めさせていただいている、タフツ大学読字・言語研究センターに感謝の意を表したい。千人を超える子どもたちの指導、個人教授および検査と、ディスレクシア児の治療から文字命名児の脳イメージングに至るまでのありとあらゆる研究に一意専心してきたスタッフが集う、常に進化を続けている本拠地である。スタッフは私がこれまでともに働いたなかで最高の面々だ。私が就任以来、机を並べたことのあるメンバーをここで紹介したい。キャサリン・ダネリー・アダムス、マヤ・アリヴァサトス、ミリット・バージライ、サリナ・バショー、テリー・ジョフィ・ベナリー、アレクシス・ベリー、キャスリーン・ビドル、キム・ボグラースキー、エレン・ボアセル、ジョアンナ・クリストドーロー、コリーン・カニンガム、テリー・ディーニー、キャロライン・ドネラン、ウェンディ・ギャランテ、イヴォンヌ・ジル、ステファニー・ゴットヴァルト（リサーチ・コーディネーター）、アラーナ・ハリソン、ジェーン・ヒル、ジュリー・ジェフリー、マノン・ジョーンズ、タミ・カツィール、レベッカ・ケネディ、アン・ナイト、クリスティン・コーツ、シンシア・クリュッグ、ジル・ラドマー、エミリー・マクナマラ、ラリーナ・メタ、マヤ・ミスラ、リン・トーマー・ミラー（副所長）、キラン・モンタギュー、キャシー・モーリッツ、エリザベス・ノートン、ベス・オブライエン、アリッサ・オローク、マーガレット・ピアス、コニー・スキャンロン、エリカ・シモンズ、キャサリン・ストゥッドレー、ローラ・ヴァンダーバーグ、キム・ウォールズ。

当センターの名誉メンバーには、特別研究休暇を私たちのために費やしてくれたパット・バウアーズとツヴィア・ブレズニツ、そして、ジンジャー・バーニンガーがいる。三人とも、生涯の友人である。センターの大勢の人々が本書に関連した〝さまざまな面〟で手助けしてくれたことには、いくら感謝しても足りない。転載許可取得にはパスカル・ブーシコーとアンドレア・マーカン、参考文献に関してはクリスティン・コーツ（素晴らしい調査力で八面六臂の活躍をしてくれた彼女には米海軍の航空記章がふさわしい）とキャサリン・ダネリー・アダムス、校正には私のゼミの学生であるミリット・バージライ、キャシー・モーリッツならびにエリザベス・ノートン、概念的洞察には元教え子で、現在はハイファ大学で尊敬すべき研究者として活躍しているタミ・カツィールが尽力してくれた。技術面では、当センターの素晴らしい言葉の魔術師、ステファニー・ゴットヴァルトの協力を得た。ユニークな脳のイラストは、元教え子で、現在はオクスフォード大学の才能豊かな神経科学者にしてアーティストであるキャサリン・ストゥッドレーの作品である。とりわけ、当センターのプログラム・コーディネーターであるウェンディ・ギャランテには感謝している。原稿と格闘する私を倦まずたゆまず支え続けてくれた彼女の存在はきわめて大きく、彼女がいなければ、本書を書き上げることはできなかったことと思う。

次に、私が一五年にわたって共同研究を続けてきた別のセンターの研究者二組に感謝の意を表したい。一人はパトリシア・バウアーズで、彼女の二重障害説と多大な洞察および好意は、私の学識を計り知れないほど広げてくれた。もう一組は二人の素晴らしい同僚、モーリーン・ロヴェットとロビン・モリスである。彼らとは一〇年にわたり、ディスレクシア児の治療に関する研究を行った。これらのプロジェクトに、私たちのセンターを含めた三センターのメンバー全員が知的にも個人的にも同じレベルの仲間意識を持ち続けられたことは、この上ない喜びである。このことが私の学究活動の方向を一変させたと言える。

過去数年にわたって私の研究をさまざまな面から資金的に援助し、本書における洞察の多くを可能にしてくださった次の財団法人ならびに政府機関にも、変わらぬ感謝の意を表する。アメリカ国立小児保健・人間発達研究所、アメリカ教育科学研究所、ハーン児童基金、ディスレクシア研究財団、ヴァージニア・パイパー財団、リコーディング・フォー・ザ・ブラインド・アンド・ディスレクシック、オールデン信託基金、ストラットフォード財団、タフツ大学学部研究助成金、ならびに、ティッシュ・カレッジ・フォー・シティズンシップ・アンド・パブリック・サービス。さらに、私の所属するエリオット・ピアソン小児発達学部のメンバーと、当センターの研究をひとかたならず惜しみなく支援してくださったタフツ大学の元ならびに現経営陣、とりわけ、ローレンス・バコウ、ソル・ギトルマン、ジョン・ディビアッギオ、ロバート・スターンバーグ、ロブ・ホリスター、そして、特にウェイン・ブシャールに感謝する。タフツ大学と上記政府機関ならびに財団法人のご支援が結集したからこそ、私たちのグループは一研究センターを、地域社会の親、家族、学校が交流を図り、私たちの研究を日常的なレベルで推進、実施できる場所に変えることができたのだと考えている。これに関連しては、当センターが子ども、親、学者を等しく迎え入れられる場所へと成長させるのを独創的な方法で見事にご援助くださったアンならびにポール・マーカスと両氏の財団にも感謝申し上げる。

当センターの使命とその研究に対して惜しみない支援をくださっている人物として真っ先に挙げるべきは、元教師でエリオット・ピアソン小児発達学部の卒業生でもあるバーバラ・エヴァンスであろう。彼女は夫君ブラッド・エヴァンスとともに、当センターにおける研究のみならず、エリオット・ピアソン小児発達学部の読字および言語研究に従事している大学院生が結成した新研究グループ、エヴァンス・リテラシー・フェローズの現在および今後の研究をも通して、私たちの今の研究方針を維持し、今後も地域社会に役立てていけるように、尽力してくれている。バーバラ・エヴァンスと彼女の家族の個人的な支えと思いやりがなければ、本書が今年中に完成することはなかったことだろう。

同じ感謝の言葉を、私の著作権代理人アン・エーデルスタインにも捧げたい。このプロジェクトに対して彼女が抱いたビジョンは、いかなる研究関係をも凌ぐものであった。七年の長きにわたって、専門的にも概念的にも個人的にも支え続けるというのは、彼女だからこそできたことと言える。彼女が私と本書の有用性とを疑わずに信じ続けてくれたことが、私の士気を高め、一年また一年と原稿を書き続ける力の源となった。同じく、担当編集者のピーター・グッザルディにも感謝している。本というものと人生における最も重要なことに関する彼の知恵と知識のおかげで、科学と研究心のどちらにも妥協を許さない形で本書をまとめ上げることができた。今回のプロジェクトに関して、ピーターを現代のヴェルギリウス（訳注：古代ローマ第一の詩人）と呼ぶなら、本書の文から全体的構成に至るまでに関して、知的なミラノ大公妃（訳注：ルネサンス期を代表する女性で、文芸の保護者）の役割を演じてくれたのがハーパーコリンズ社のゲイル・ウィンストンである。彼女は私が書きたいことを理解し、それを私が誰にでもわかる言葉で表現できるまで満足しなかった。うんちくのある見事なコピーエディティングを担当してくれたスーザン・ゲイマーと、デイヴィッド・コーラル、そして、ハーパーコリンズ社の出版部の全員に、心から感謝したい。

各章には、大勢の研究者に目を通していただいた。各氏に感謝申し上げるとともに、本書の内容に関する責任はすべて著者にあることを付け加えておきたい。次の方々に感謝の意を表する。

・言語学者レイ・ジャッケンドフ。第1章に入念に目を通してくださった（言語学的な内容の一章も読んでいただいた。これは本書では割愛したが、別の一冊にまとめるつもりである）。

・デイヴィッドおよびエイミー・エイブラムズとご子息のダニエルとマイケル。第1章を初めて朗読した時の聞き手になってくれたうえに、フィネアス・ゲージ（訳注：前頭連合野損傷の症例）の削除をアドバイスしてくれた！

・バーバラ・エヴァンス。第1章について、誰も気付かなかった洞察をいくつか提供してくれた。

・タフツ大学の同僚で、古典学者のスティーブ・ハーシュ。初期の歴史に関する部分について丸一学期近くも個人指導をしてくれたうえに、第2章と第3章にも洞察力のある修正を加えてくれた。

・テル・アヴィヴ大学のアッシリア学者ヨーリ・コーヘン。シュメール人の教授法について快く手を加え、理解を助けてくださった。

・スイス人学者ハンス・ダーン。ドイツ語のアルファベットに関する研究に関してお教えいただいた。

・パット・バウアーズとタミ・カツィール。ディスレクシアと読字の発達に関する章を中心に、本書全体について有用なコメントを提供してくれた。

・神経学者アル・ガラブルダとスザンナ・カンパサーノ。第1章と第8章の神経学的研究と遺伝学的研究に関する部分に重要な修正を加えてくださった。また、第8章については、遺伝学者エレナ・グリゴレンコからもコメントをいただいた。

本書のページを繰るごとに、私がこれまでに教えを受けたすべての先生方と私の家族の影響がほの見えてくる。小さな小学校で担任をしてくださったシスター・サレジア、シスター・ジョン・ヴィンセント、シスター・ローズ・マーガレット、そして、大好きだったシスター・イグナティウス、ハイスクールのドリス・キャンプ、セント・メアリーズ・カレッジとカレッジ・オブ・ノートル・ダムのジョン・ダン神父、エリザベス・ノエルならびにシスター・フランツィータ・ケーン、そして、ハーバード大学のキャロル・チョムスキー、ヘレン・ポップ、コートニー・キャズデン、ジーン・チャル、ノーマン・ゲシュヴィントならびにマーサ・デンクラ。とりわけ、今は亡きハーバード大学読字研究所所長で、私の良き師であり、プルーストの美しい本『読書について』を初めてくださったジーン・チャルの厚恩に感謝している。『プルーストとイカ』の着想を与えてくれたのが、この一冊だった。

どの章にも、この先生方の少なくとも一人が、目に見える形でとは限らないが、必ず登場している。一生のうちで出会える最高の先生方である。そして、最高の先生方のなかでも最高の師であったし、現在もそうであるのが、私の両親、イリノイ州エルドラド在住のフランクとメアリー・ウルフだ。揺るぎない徳と内なる寛容をもって日々を過ごす二人の生き方は、私のみならず、最愛の妹と弟たちカレン、ジョー、グレッグにも、人生の基盤のなんたるかを教えてくれた。家族全員に対する感謝の思いはけっして尽きることがない。

最後に、友人、我が子たち、夫に感謝の言葉を捧げる。ここ一年半は、あらゆる面で、我が人生の大きな試練の時だった。すっかり健康を回復し、本書の執筆に戻れたのも、ひとえに友人たちと家族の存在があったからである。特に、私を守り、慰め、安らぎを与えてくれた四人の友——妹のカレン、ハイディ・バリー、シンシア・コレッティ・ハーン、リン・トーマー・ミラーは、人間版の天使の役を務めてくれた。彼女たちと、ここに名前を挙げられなかった友人たち一人一人に、心から感謝している。最大の感謝は、我が夫ギルと、二人の息子ベンとデイヴィッドに捧げたい。ベンとデイヴィッドは耳寄りな話や、研究者にして母親である私だからこそ本書を書かねばならない理由を提供して、日々、私の筆を進ませてくれた。二人はあらゆる意味で、私の人生で最も大切な宝である。そして、ヘブライ語で〝喜び〟を意味する名前の夫ギル。本書の脱稿は、執筆中にあなたが私に与えてくれた喜びに劣らぬ喜び（と安堵）をもたらすことと思う。あなたと過ごす毎日に感謝している。

345 謝辞

以下、原著より、とくに邦訳文献のあるもの、また本文の補足的説明などが加えられている部分を選んで掲載する。なお、原著の膨大な「注・参考文献」については、下記サイトより全体がダウンロードできる。
www.intershift.jp/ps.html

■ PART 1 脳はどのようにして読み方を学んだか？

p15: 物事の起源を知ることが

T. Deacon (1997). *The Symbolic Species*. New York: Norton, p. 23. (T・ディーコン『ヒトはいかにして人となったか』金子隆芳訳、新曜社)

第1章 ■ プルーストとイカに学ぶ

p16: 学ぶことは天性を磨くことである

J. LeDoux (2002). *Synaptic Self*. New York: Viking Penguin. p. 9. (J・ルドゥー『シナプスが人格をつくる——脳細胞から自己の総体へ』谷垣暁美訳、みすず書房)

p20: 一九五〇年代の科学者たち

現代の認知科学者たちの研究対象はイカにとどまらない。ウミウシの一種のアメフラシ、ミバエ、小さな線虫の仲間シー・エレガンスなど、役に立つさまざまな生物を使って、神経細胞と分子と遺伝子が学習プロセスにどのように順応していくのか研究している。私たちの脳のなかでも、読字のために、こうした学習プロセスへの順応が行われているのだ。

視覚情報を表象する

p31:S. Pinker (1997). *How the Mind Works.*New York: Norton[S・ピンカー『心の仕組み 人間関係にどう関わるか（上中下）』椋田直子・他訳、日本放送出版協会]の心的表象に関する考察を参照。

p33: 少年時代の一日を描いたプルーストの一節を読んで

J. Rewald (1973). *The History of Impressionism*. New York: Museum of Modern Art. (J・ウォルド『印象派の歴史』三浦篤・坂上桂子訳、角川学芸出版)

p35: きわめて単純な生物種を起源として

ダーウィンの『種の起源』(1859)を締めくくっている、進化に関するこの素晴らしい考察については、Sean Carroll (2005), *Endless Forms Most Beautiful*.New York: Norton, pp. 281–283.（S・キャロル『シマウマの縞 蝶の模様』渡辺政隆・経塚淳子訳、光文社）を参照。

第２章 ■ 古代の文字は、どのように脳を変えたのか？

p45: さて、ここでいよいよ

A. Manguel (1996). *A History of Reading*. New York: Penguin, p. 22.（アルベルト・マングェル『読書の歴史 あるいは読者の歴史 』原田範行訳、柏書房）

p48: その働きを解明する

T. Deacon (2002). *The Symbolic Species*. New York: Norton. p. 23（T・W・ディーコン『ヒトはいかにして人となったか 言語と脳の共進化 』金子隆芳訳、新曜社）

p49: こうした銘板を眺めているだけでも

Manguel, *A History of Reading*, pp. 27–28.（アルベルト・マングェル『読書の歴史 あるいは読者の歴史 』原田範行訳、柏書房）

p53: より高度な感覚情報の処理と、情報を将来利用するための心的表象の形成を司どっている

S. Pinker (1997). *How the Mind Works*. New York:Norton. (Pinker gives excellent descriptions of representations.)［S・ピンカー『心の仕組み 人間関係にどう関わるか（上中下）』椋田直子・他訳、日本放送出版協会］

p55: その影響は偉大なるアッカド文字体系という形で

ある学者、ピーター・ミハウォフスキーは、シュメールの楔形文字は「一度に発明されたもの……〔であって〕先駆となった文字はない」と主張している。Michalowski, "Mesopotamian Cuneiform: Origin."

p65: このように形態素を組み合わせて用いるというきわめて重要な複合能力がなかったなら

スティーブン・ピンカーは言語と思考のこの創発的特徴と、それに劣らず重要なもうひとつの組み合わせの特徴、つまり再帰性について、次のように考察している。「人間の思考は組み合わせ的(モジュール化された単純なパーツが組み合わさる)かつ再帰的(パーツ内にパーツが組み込まれうる)であるため、限りある心的ツールでも知識の驚異的拡大を模索することができる」。S. Pinker (1994) *The Language Instinct*. New York: Morrow, p. 360.［S・ピンカー『言語を生みだす本能（上中下）』椋田直子訳、日本放送出版協会］

p68: 私は誰のために労苦を重ねてきたのだ？

J. Maier and J. Gardner, trans. (1981). *Gilgamesh*. New York: Vintage, Book 11. (J・ギルガメシュ『ギルガメシュ叙事詩』月本昭男訳、岩波書店)

p73: 神々からの賜物と考えられていた

文字を神聖視するのは、エジプト、シュメール、中国のみならず、ユダヤ教のカバラ（訳注：ユダヤ教の伝統に基づいた神秘主義思想。神から伝授された知恵、師から弟子に伝承された神秘という意味で用いられた）やイスラム教の祈祷にも古くから根付いていた伝統である。

第３章 ■ アルファベットの誕生とソクラテスの主張

p82: 白波うねる葡萄酒色の海のただなかに

Homer, *Odyssey*, Book 19. R. Eagles (trans. 1990). New York: Renguin, lines 194–199.（ホメーロス『オデュッセイア』呉茂一訳、岩波書店）

p84: ウガリット文字は特殊な型のアルファベット、アブジャドに分類されている

一方、エリック・ハブロックをはじめとする一部の古典学者は、ウガリット文字を音節文字と考えている。このように二通りに分類されている事実は、ウガリット文字が、まさにワディ・エル・ホル文字同様、アルファベットと音節文字という二タイプの書記体系をつなぐ存在であることを示すものである。

p86: トーマス・マンが聖書にヒントを得た短編を著している

Collected Stories of Thomas Mann (1943/1966). Katia Mann, 編 . (Sämmtliche Erzählungen, Band I）. Frankfurt, Germany: S. Fischer Verlag, pp. 329–395.（T・マン『掟』佐藤晃一訳、新潮社）

p90: ヴェントリスには、口語体のギリシャ語を解読するつもりなど、つゆほどもなかった

Steve Hirsh (2004). 私信。J. Chadwick (1958). *The Decipherment of Linear B*. Cambridge:（J・チャドウィック『線文字Ｂの解読』大城功訳、みすず書房)。Cambridge University Press も参照。

p91: 教養のあるギリシャ市民は……暗記しようと努めた

W. Ong (1982). *Orality and Literacy*. London: Methuen.（W・オング『声の文化と文字の文化』桜井直文訳、藤原書店）R. Scott (2003). *The Gothic Enterprise. Berkeley*: University of California Press.

p92: 学者ミルマン・ペリー
『声の文化と文字の文化』に引用。

p95: 少なくともひとつのバージョンは、カドモスが血まみれの龍の歯を大地に撒いて
R. Graves (1955). *Greek Myths*. New York: George Braziller（R・グレーヴス『ギリシャ神話』高杉一郎訳、紀伊国屋書店）

p97: この左右の脳半球の使い分け
R. S. Lyman, S. T. Kwan, and W. H. Chao (1938). "Left Occipito–Parietal Brain Tumor with Observations on Alexia and Agraphia in Chinese and in English." *Chinese Medical Journal*, 54, pp. 491–515.
Nakada, T., Yukihiko F., and Kwee, I. L.（2001）. Brain strategies for reading in the second language are determined by the first language. *Neuroscience Research*, 40, pp. 351-358.Ischebeck, A., Indefrey, P., Usui, N., Nose, I., Hellwig, F., and Taira, M. (2004). Reading in a regular orthography: An fMRI study investigating the role of visual familiarlity. *Journal of Cognitive Neuroscience*, 16:5, pp. 727-741.Seki, A., Okada T., and Sadato, N. (2004). Phonemic manipulation in Japanese: an fMRI study. *Cognitive Brain Research*, 20, pp. 261-272.
図 3-1 に示した、二種類の書記体系に堪能な日本語の読み手の脳に注目されたい。音節文字とアルファベットを読む脳に見られる最大の共通点は、前頭葉と側頭葉にある各領野である。これらの決まった領野は、"spaghetti（スパゲティ）"のような単語に含まれている音の認識から"despot（専制君主）"といった単語の強勢パターンに至るまでの音韻処理を補助する役割を担っている。音節文字とアルファベットのいずれを読む脳でも、これらの領野が他の領野より著しく賦活されるのは、どちらの書記体系も、単語に含まれている小さな音素や、それよりも大きな音節を処理するのにかなりの"準備"時間を要するからである。図 3-1 から見て取れるとおり、前頭葉のきわめて重要な領域（ブローカ野という）にも、脳の効率性向上に役立つ特殊化した領野がいくつか存在する。それぞれ、単語の音素と意味を処理する領野である。上側頭葉とこれに隣接する下部頭頂葉にまたがる同様の多機能領域も、音の分析と単語の意味に関与しているらしい。音と意味の分析のために特殊化したこの二領域も、アルファベットと音節文字を読む脳においては、中国語を読む脳より広範囲にわたって活性化される。

p101: 書記体系のシンボル数
第２章で、中国人のロゴシラバリーを読む脳についてみたとおり、古代シュメー

ルと現代の中国の生徒がそれぞれの文字を書いて覚えるために費やす時間は、彼らの脳の活性化パターンにはっきりと反映される。中国語の読み手が文字を読むたびに必ず賦活されるのは、前頭葉の運動記憶領域である。

p102: ベンジャミン・ウォーフやヴァルター・ベンヤミンをはじめとする哲学者たち
ウォーフによると、それぞれの言語には、その言語を使用する者の考え方に多大な影響をおよぼしうる単語があって、ある言語で命名された事物の概念が、別の言語を使用する者にとっては理解不能な場合もあるそうだ。そのよい例が、特定のタイプの雪を表すアレウト語（訳注：アリューシャン列島の先住民族の言語）のさまざまな単語である。これについては、レイ・ジャッケンドフが優れた考察を行っている。Jackendoff (2002). *Foundations of Language*. Oxford: Oxford University Press, pp. 292–293.

ヴァルター・ベンヤミン
20 世紀初頭のドイツの哲学者ヴァルター・ベンヤミンは、言語による考え方の相違が意味するところについて、叙情的な説を展開している。「田舎道がきわめている力は、それに沿って歩いている時と、その上空を飛行機で飛んでいる時とでは異なって感じられる。同じように、文章が発揮する力も、それを読む時と、書き写す時とでは異なってくる。機中の乗客の目に映るのは、眼下の風景のただなかを貫いている道、周囲の地形に逆らわずに延びている道の姿だけである。道の本当の力――乗客にとっては眼下に広がる平原に過ぎない景色のなかから、まるで戦場で兵士を配置する司令官のように、曲がり角ごとに遠景や展望台、森のなかの空き地、眺望を見せてくれる力――を知ることができるのは、自分の足で道を歩む者だけである。したがって、書き写した文章のみが、書き写すことに専念した者の魂を揺さぶることができるのであり、字面を追うだけの者は、文章、つまり、切り開いてもすぐに後ろで閉じてしまう心のジャングルを貫く道がこじ開けてくれる、内なる自己の新しい側面を発見するには至らない。読む者は空想の世界を自由に飛び回る心の動きに身を委ねるのに対し、書き写す者の心は文章の命ずるところにしたがって動くからである。すなわち、中国人の写本は、文学的教養を保証する比類ない習慣だったのである」。W. Benjamin (1978). *Reflections*. New York: Harcourt Brace Jovanovich, p. 66

p103: 古典学者エリック・ハヴロック
ハヴロックにとっては、口承文化は「それまで、口にしたり考えたりできたかもしれないことを言語で表現するのを著しく制限するものであった。それ以上に、覚えなければならないというだけで、心的エネルギーの知力をある程度使い果たしていたのだが、今や、その必要がなくなったわけだ……この記憶の節約によって自由に使えるようになった心的エネルギーはおそらく膨大なものであり、それ

が人間の心を豊かにする知識の著しい拡充につながったのだろう」。E. Havelock (1976).*Origins of Western Literacy,* p. 49.

p104: レフ・ヴィゴツキーが言ったように
L. Vygotsky (1962). *Thought and Language*. Cambridge, Mass.: MIT Press.（L・ヴィゴツキー『思考と言語』柴田義松訳、新読書社）

p107: ひとつの書記体系の文字を地域方言に合わせて変える
「この構造上の革新は書字の歴史における大きな前進であった。これにより、メッセージを構成する音の断片（セグメント）の音韻系列を漏れなく表現できるようになり、ひいては、読み手が文法的情報をいっさい持たなくても、あらゆる文章を直接、連続的に読めるようになったのである」。Swiggers, *Ancient Grammar: Content and Context*, p. 265.

p109: うっとうしいアブ
Plato. "Apology." In E. Hamilton and H. Cairns, eds.(1961). *The Collected Dialogues*. Princeton, N.J.: Princeton University Press, pp. 30E–31A.（プラトン『ソクラテスの弁明・クリトン』久保勉訳、岩波書店）

p110: アリストテレスは、すでに"読書の習慣"にはまりこんでいた
W. Ong(1982)., *Orality and Literacy*. Kenyon, *Books and Readers in Ancient Greece and Rome*, p. 25.（W・オング『声の文化と文字の文化』桜井直文訳、藤原書店）

p111：この徹底した学習方法
伝統的な信念に疑問を投げかけるという学習方法には、ソクラテス以前のソフィストと呼ばれる思想家たちのあいだにも先例があった。紀元前五世紀後半のこうしたギリシャの教師たちは富裕な市民に修辞法と論理学を教える傍ら、普遍的価値を文化によって生み出された信念と区別しようとする思考法の指導も行っていた。アリストパネスの喜劇『雲』では、ソクラテスは皮肉にも、ソクラテスとプラトンが一蹴したカリカチュア、御しがたいソフィストとして描かれている。

p112：人間にとっては最大の善なのだと言っても
Plato, "Apology," p. 38A.（プラトン『ソクラテスの弁明・クリトン』久保勉訳、岩波書店）

p113: 映画『ペーパーチェイス』(1973)
ジェームズ・ブリッジス監督、20世紀フォックス配給。

p114: 書き留められた言葉の“死んだ会話”とは違って
Plato, “Phaedrus,” p. 274.（プラトン『パイドロス』藤沢令夫訳、岩波書店）

ヴィゴツキーは代表的著作『思考と言語』のなかで
Vygotsky, *Thought and Language*.（L・ヴィゴツキー『思考と言語』柴田義松訳、新読書社）

p116: あたかも知的であるように“見えるため”
Plato, “Phaedrus.” In E. Hamilton and H. Cairns, eds. (1961). *The Collected Dialogues*. Princeton, N.J.: Princeton University Press, p. 275d.（プラトン『パイドロス』藤沢令夫訳、岩波書店）

現代のグァテマラでは
N. Ostler (2005). *Empires of the Word: A Language History of the World*. New York: HarperCollins, p. 85.

文字を学んだら
Plato, “Phaedrus,” pp. 274d, e.（プラトン『パイドロス』藤沢令夫訳、岩波書店）。この引用文は、最終的には個人の記憶力によって可能になったことを失わせないために、ソクラテスが語った見事な寓話の最後の部分からとったものである。この一節で、現代の学者なら慎重に区別すると思われる記憶力のさまざまな側面、つまり、教育の一手段としての暗記の役割、個人の長期記憶力の保持、一人一人の集合的・文化的記憶の保存を、ソクラテスが縮約して語っていることに注意されたい。教訓になる一節なので、ここで全文を紹介しておこう。

「私が聞いたのは、こんな話だ。エジプトのナウクラティス地方に、この国に古くからいる神々の一人が住んでいた。イビスという聖鳥を使役していたこの神は、自身の名をテウトという。数や計算、幾何学と天文学、将棋の駒やサイコロを発明したのがこの神だが、その発明の最たるものが文字なのだ。ところで、当時のエジプト全土の神々の王の地位には、太陽神タムスが君臨していた。テウトはタムスのもとを訪れ、自分が発明した数々の技術を披露したうえで、これらの技術をあまねくエジプトの民に広めるべきと思うが、と進言した。タムスはすべての技術の用途を尋ねて、悪いと思った点は非難し、よいと思った点は称賛した。それぞれの技術について、タムスはよいところはよい、悪いところは悪いと、言葉を尽くして自分の意見を述べたそうだ。さて、いよいよ文字の番になって、テウトはこう言った。「王よ、この文字というものを学べば、エジプト人の知恵は増し、記憶力もよくなることでしょう。私が発見したのは記憶と知恵の秘訣なのです」。

しかし、王タムスは答えてこう言った。「ああ、類い希なる頭脳の持ち主テウトよ、技術と呼ばれるものを生み出す能力に恵まれた者と、生み出された技術がそれを使用する人々にいかなる害と益をもたらすかを判断できる者は別なのだ。今の我が身を振り返ってみるがよい。文字の生みの親であるが故の思い入れのせいで、文字の真の効用に反することを謳ったではないか。人々が文字を学んだら、学んだ者の心に忘れっぽさが植え付けられよう。書かれたものに頼って記憶力を使うことをやめ、内なる記憶に刻んだものからではなく、外の自分以外のものに刻みつけられた印によって思い出そうとするようになるからだ。あなたが発見したのは記憶の秘訣ではなく、想起の秘訣なのだ」。

p119: パピルスの巻物のように
Plato, "Protagoras," p. 329a.（プラトン『プロタゴラス ソフィストたち』藤沢令夫訳、岩波書店）

p120: 物事をひとたび書き留めてしまうと
同上

第４章 ■ 読字の発達の始まり――それとも、始まらない？
p124: この世に初めて生まれた赤ん坊が初めて笑った時
J. M. Barrie (1904). *Peter Pan*. New York: Scribner, p. 36（J・M・バリ『ピーター・パン』厨川圭子訳、岩波少年文庫）

言語の天才になるようだ
K. Chukovsky and M. Morton (1963). *From Two to Five*. Berkeley: University of California Press, p. 7.（K・チュコフスキー、M・モートン『2歳から５歳まで』樹下節訳、理論社）

p126: 滑稽だがほほえましいシーンでは
Three Men and a Baby (1987). Leonard Nimoy, director, Touchstone Pictures.（レナード・ニモイ監督『スリー・メン・アンド・ベイビー』タッチストーン・ピクチャーズ制作）

数百万の子どもたちの心をとらえ
M. W. Brown (1947). *Goodnight Moon*. New York: Harper and Row.（M・W・ブラウン『おやすみなさい おつきさま』瀬田貞二訳、評論社）

p129: 言語の才能
K. Chukovsky and M. Morton (1963). *From Two to Five*. Berkeley: University

of California Press.（K・チュコフスキー、M・モートン『2 歳から 5 歳まで』樹下節訳、理論社）

p131: アーノルド・ローベルのシリーズ絵本
A. Lobel (1970). *Frog and Toad Are Friends*. New York: HarperCollins（A・ローベル『カエルくんとガマくん』シリーズ、三木卓訳、文化出版社）

ジェームズ・マーシャルの有名なシリーズ絵本
J. Marshall (1972). *George and Martha*. New York: Houghton Mifflin p256（J・マーシャル『ジョージとマーサ』シリーズ、安藤紀子訳、偕成社）

p135: 初期の類推スキルの魅力的な例
H. A. Rey (1941). *Curious George*. New York: Houghton Miffl in.（ハンス・A・レイ『ひとまねこざる』光吉夏弥訳、岩波書店）

p139: 正解は注・参考文献……にある
正解はイエス。同じ文字である。

p140: 単純なレベルで言うと
ブックハイマーらによると、対象物の命名には読字プロセスのサブセットが関与している。まさにそのとおりだが、対象物の命名と文字の音読の相違からは、それ以上のことがわかる。詳しくは、本書第 7 章で行っているこのテーマに関する考察を参照されたい。S. Y. Bookheimer, T. A. Zeffiro, T. Blaxton, W. Gaillard, W. Theodore (2004). “Regional Cerebral Blood Flow during Object Naming and Word Reading.” *Human Brain Mapping*, 3(2), pp. 93–106.

p143: 二六年前、タフツ大学の私の同僚で
D. Elkind (1981). *The Hurried Child*. Boston, Mass.: Addison-Wesley.（D・エルカインド『急がされる子どもたち』戸根由紀恵訳、紀伊国屋書店）

p144: 行動神経学者ノーマン・ゲシュヴィント
N. Geschwind (1965). “Disconnexion Syndrome in Animals and Man (Parts 1 and 2).” *Brain*, 88, pp. 237–294.［N・ゲシュヴィント『高次脳機能の基礎　動物と人間における離断症候群（パート 1・2）』河内十郎訳、新曜社］

p145: 私がアルファベットを読むと
H. Lee, (1960). *To Kill a Mockingbird*. New York: Warner, pp. 17–18.（H・リー『アラバマ物語』菊池重三郎訳、暮しの手帖社）

p153: 系統だった手段

研究者マリリン・イェーガー・アダムス、スーザン・ブレイディ、ベニータ・ブラッチマンおよびルイザ・クック・モーツは、批判的調査の仕方に関する実務指針を示し、思慮深い忠告を行っている。アダムスは読字に関する総合書『読字の第一歩：活字に関する考え方と学び方 (Beginning to Read)』で、ある重要な動向、つまり、幼稚園児全員に音素認識テストを行おうとする動向の推進を図っている。ただし、この音素認識テストの課題をこなせない幼稚園児は小学校に進ませないとする一部の教育者のやり方は誤りだと警告している。音素認識スキルの発達には時間がかかるうえに、読字習得によって促される部分もあるため、音素認識能力を理由に小学校入学を阻むのはまったく無意味だと言う。これについては、ベニータ・ブラッチマン、エド・カメエヌイ、デボラ・シモンズの他の研究と、サリー・シェイウィッツ（Sally Shaywitz）が著書『ディスレクシアの克服 (Overcoming Dyslexia)』で行っているプログラム概説も参照されたい。もうひとつの優れた情報源としては、ロビー・ステイシー（Robbie Stacy）の言語ゲームに関する著書『言語考（Thinking About Language)』が挙げられる。

第５章 ■ 子どもの読み方の発達は、脳の複雑化をもたらす

p164: プルーストの非凡な小説

M. Proust, 1981. *Remembrance of Things Past*, trans. C. K. Scott Moncrieff, Terence Kilmartin, and Andreas Mayor. New York: Random House, Vol. 1.（M・プルースト『失われた時を求めて』井上究一郎訳、筑摩書房）

p172: そこで、私は子ども用の寝台に腰掛けて

J.-P. Sartre (1981). *The Words*. New York: Vintage, p. 48.（J-P・サルトル『言葉』澤田直訳、人文書院）

p174: いずれのタイプも、私たちが読字発達のプロセスで無意識のうちに体験するダイナミクスの変化を表す

この概念化にあたっては、多くの理論家の見解を参考にさせてもらったが、特筆に値するのはジーン・チャル（J. Chall）が『読字発達の段階 (Stages of Reading Development)』に示した枠組みである。クルト・フィッシャーの読字の動的プロセスに関する研究と、ユタ・フリスならびにリネア・エーリの枠組みも検討したが、最終的に、形式的な発達段階を採用しないことにした点では、ペルフェッティの考え方に最も近い。ペルフェッティが示した無段階の枠組みでは、“数々の経験を通して、さまざまなタイプの知識を徐々に獲得していく”のである。チャルの『読字発達の段階』をはじめとして、次の文献も参照されたい。

L. C. Ehri (1998). “Grapheme-Phoneme Knowledge Is Essential for Learning

to Read Words in English." In I. L. Metsala and L. C. Ehri, eds., *Word Recognition in Beginning Literacy*. Mahwah, N. J.: Lawrence Erlbaum, pp. 3–40. U. Frith (1985). "Beneath the Surface of Dyslexia." In K. Patterson, J. Marshall, and M. Coltheart, eds., *Surface Dyslexia*. London: Erlbaum, pp. 301–330. K. Fischer and L. T. Rose (2001). "Webs of Skill: How Students Learn." *Educational Leadership*, 59(3), pp. 6–12. K. Fischer and S. P. Rose (1998). "Growth Cycles of Brain and Mind." *Educational Leadership*, 56(3), pp. 56–60. K. Rayner, B. Foorman, C. Perfetti, D. Pesetsky, and M. Seidenberg (2001). "How Psychological Science Informs the Teacher of Reading." *Psychological Science in the Public Interest*, 2, pp. 31–74.

p179: 読字初心者の音素認識と融合に役立つ有効な方法
Ehri, "英単語の読み方を学習するには書記素と音素の対応に関する知識が不可欠である"。

p180: 読字習得の必須条件
ハイファ大学の心理学者デイヴィッド・シェアが詳細に記述しているとおり、朗読による独習が読字の発達を促す理由はいくつも存在する。朗読することで、幼児は質の高い単語表象を早期に十分行えるようになり、ひいては、本に出てくる単語を自分のよく知っている単語のレパートリーにどんどん追加できることになる。子どもたちが初期の段階（基本的に "STOP" などの単語の視覚的形状を記憶する段階）の視覚をベースにした読字から、文字と発音の結びつきを形成するこの段階へと移行する厳密なプロセスについては、ここ二十年でかなり研究が進んでいる。リネア・エーリはこのプロセスを、いくつかの段階に分けて説明している。アルファベット習得前の段階では、読み手は視覚的合図によって単語を識別する（ユタ・フリスはこの段階を子どもの表語文字期と呼んでいる）。エーリの言う不完全なアルファベット期においては、子どもたちは単語の文字とその発音の "部分的関連づけ" を行うことを学ぶ。読字初心者にとっての最大の課題のひとつが、この部分的関連を確立することなのだが、ここに個人差が存在するのだ。これについては、次の論文を参照されたい。D. Share (1995). "Phonological Recording and Self-Teaching: Sine Qua Non of Reading Acquisition." *Cognition* 55(2), pp. 151–218. D. Share (1999). "Phonological Recording and Orthographic Learning: A Direct Test of the Self-Teaching Hypothesis." *Journal of Experimental Child Psychology*, 72(2), pp. 95–129.

p188: ルイザ・クック・モーツの計算によると
小学校登校初日の時点で、社会経済的レベルの高い一年生児が知っている単語の数は、平均して、社会経済的レベルの低い子どもの二倍から四倍にものぼる。L.

C. Moats (2001). "Overcoming the Language Gap." *American Educator*, 25(5), pp. 8–9.

p198: 本が私たちの人生に何かしら深い影響をおよぼすことがあるとすれば、子ども時代だけではなかろうか

G. Greene (1969). *The Lost Childhood and Other Essays*. New York: Viking, p. 13.（G・グリーン『失われた幼年時代』前川祐一訳、南雲堂）

p199: 流暢さについては、ずいぶんと筆を費やしてきた

M. Wolf and T. Katzir-Cohen（M・ウルフおよびT・カツィール・コーヘン）(2001). "Reading Fluency and Its Intervention"（読字の流暢さとその介入）. *Scientific Studies of Reading*, 5, pp. 211–238. (Special Issue.)。具体的に言うと、私の元教え子で、現在はハイファ大学の共同研究者となっているタミ・カツィールとともに、読字の初期の段階で起こるべきことの概要を示す、次のような定義を提案している。読字の流暢さは、初期段階においては、基本的副語彙（訳注：当該の語彙自体や、その直前・直後の文脈における語彙の意味に左右されない）プロセスと語彙プロセス、ならびに、それらの一語の読みと連接文への統合における初期の正確さの発達と、その後の自動性の発達の所産と言える。ここで言う副語彙プロセスと語彙プロセスとは、文字、文字パターンおよび単語レベルの認知、音韻、正字法および形態論的プロセスと、単語レベルと連接文レベルの意味および統語プロセスである。読字の流暢さが十分に発達すると、流暢さは正確さ、速度の面でかなり楽に解読できるレベルに達し、正しい韻律（訳注：抑揚、強勢、リズムなどの、発話に現れる音声学的性質で、書記記録からは予測されないもの）で滑らかかつ正確に朗読できるようになるうえに、読解に注意が向けられるようになる。

p200: 彼らの読解力は、こうした記憶などの実行プロセスや、単語に関する知識、流暢さと密接に結びついていく

この関係を理解するに至った道筋のなかには、読解障害児の研究も含まれていることに注意されたい。例としては、次の研究を参照のこと。K. Nation and M. Snowling (1998). "Semantic processing and the development of word recognition skills: Evidence from children with reading comprehension difficulties." *Journal of Memory and Language* 39, 85–101; J. Oakhill and N. Yuill (1996). "Higher Order Factors in Comprehension Disability: Processes and Remediation." In C. Cornaldi and J. Oakhill, eds., *Reading Comprehension Difficulties: Processes and Intervention*. Nahwah, N.J.: Erlbaum. D. Shankweiler and S. Crain (1986). "Language Mechanisms and Reading Disorder: A Modular Approach." *Cognition*, 24(1–2), 139–168. L. Swanson and J. Alexander (1997). "Cognitive Processes as Predictors of Word

Recognition and Reading Comprehension in Learning-disabled and Skilled Readers: Revisiting the Specificity Hypothesis." *Journal of Educational Psychology* 89(1), pp. 128–158.

第６章 ■ 熟達した読み手の脳

p209: 奴らが行っちまったんで、おいらは筏に上がったんだけれど

M. Twain (1965). *The Adventures of Huckleberry Finn*. New York: Harper and Row, pp. 81–82（M・トウェイン『ハックルベリー・フィンの冒険』西田実訳、岩波書店）

p213: 忘れられた本の墓場へようこそ

C. R. Zafon (2001). *The Shadow of the Wind*, trans. Lucia Graves. New York: Penguin pp. 5–6.（C・R・サフォン『風の影』木村裕美訳、集英社）

p229: 読字に用いられる特殊な音韻スキルは

先に考察したとおり、音韻プロセスのイメージング研究は、他のいかなるプロセスよりも進んでいる。さまざまな要素と言語体系がこの脳の活動にどのような影響をおよぼすかという概要と多様な見解については、次の文献を参照されたい。Z. Breznitz (2006). *Fluency in Reading*. Mahwah, N.J.: Erlbaum. M. Coltheart, B. Curtis, P. Atkins, and M. Haller (1993). "Models of Reading Aloud: Dual Route and Parallel-Distributed Processing Approach." *Psychological Review*, 100(4), pp. 589–608. J. A. Fiez, D. A. Balota, M. E. Raichle, and S. E. Petersen (1999). "Effects of Lexicality, Frequency, and Spelling-to-Sound Consistency on the Functional Anatomy of Reading." *Neuron*, 24, pp. 205–218. C. A. Perfetti and D. J. Bolger (2004). "The Brain Might Read That Way." *Scientific Studies of Reading*, 8(4), pp. 293–304. Sandak et al., "The Neurobiological Basis of Skilled and Impaired Reading: Recent Findings and New Directions." K. R. Pugh et al. (1997). "Predicting Reading Performance from Neuroimaging Profi les: The Cerebral Basis of Phonological Effects in Printed Word Identifi cation." *Journal of Experimental Psychology: Human Perception and Performance,* 2, pp. 1–20. L. H. Tan et al. (2005). "Reading Depends on Writing, in Chinese." Proceedings of the National Academy of Sciences, 102(24), pp. 8781–8785; R. A. Poldrack, A. D. Wagner, M. W. Prull, J. E. Desmond, G. H. Glover, and J. D. Gabrieli(1999). "Functional Specialization for Semantic and Phonological Processing in the Left Inferior Prefrontal Cortex." *NeuroImage*, 10, pp. 15–35.

p231: アン・ファディマン

A. Fadiman (1998). Confessions of a Common Reader. New York: Farrar, Straus, and Giroux (A･ファディマン『本の愉しみ、書棚の悩み』相原真理子訳、草思社)

p236: 結婚式からの数週間というもの

G. Eliot (1871, 2000). *Middlemarch*. New York: Penguin, p. 51. (G・エリオット『ミドルマーチ』藤好美・淀川郁子訳、講談社)

p237: 彼は、正しい対象を崇拝できる彼女の能力を

同上

p239: 人間一人一人が、そして万人が、天地創造以来抱き続けてきた最大の苦悩こそが

F. Dostoyevsky (1994). *The Brothers Karamazov*, trans. Ignat Avsey. Oxford: Oxford University Press, pp. 318–319. (F・ドストエフスキー『カラマーゾフの兄弟』亀山郁夫訳、光文社)

■ Part3　脳が読み方を学習できない場合

p245: 読み書きを学ぶには、一〇歳からの三年ほどが

Plato. "Laws." In E. Hamilton and E. Cairns, eds. (1961). *The Collected Dialogues*. Princeton, N. J.: Princeton University Press, p. 810B.(プラトン『法律 ノモイ』森進一・他訳、岩波書店)

第７章 ■ ディスレクシア（読字障害）のジグソーパズル

p246: 子どもにとって最大の恐怖は

J. Steinbeck (1952). *East of Eden*. New York: Putnam Penguin, pp. 270–271. (J・スタインベック『エデンの東』田辺五十鈴訳、早川書房)

p250: 欠けているのは、皮肉なことだが、世界的に通用するただひとつのディスレクシアの定義そのものである

まず、英国心理学会による定義について考えてみよう。「正確かつ流暢な単語の読みおよび / または綴りの発達がきわめて不完全であるか、非常に困難であるならば、ディスレクシアであることは歴然としている」。英国心理学会 (1999)『ディスレクシア、リテラシーおよび心理学的アセスメント (*Dyslexia, Literacy, and Psychological Assessment*)』Leicester: BPS, p. 18.

国際ディスレクシア協会はさらに具体的な定義を行っている。「ディスレクシアとは、神経学的要因に起因する特異的学習障害を言う。正確かつ / または流暢な単語認識が困難であり、綴りおよび解読能力が拙劣であることを特徴とする。こ

うした問題は、一般的には、言語の音韻要素処理過程の障害によるものであり、他の認知能力との関連からは予測できないことが多く、学校における通常の授業で指導効果をあげることは難しい。二次的には、読解力に問題が生じて、読む機会そのものが減少するため、語彙と予備知識の増加が妨げられることがある」。

ディスレクシアの構成要因および原因に関する疑問は、解明にはほど遠い。これについては、R. Lyon, S. Shaywitz, and B. Shaywitz (2003). "A Definition of Dyslexia." *Annals of Dyslexia*, 52, pp. 1–14. を参照されたい。ディスレクシアの定義にあたって論争の焦点のひとつとなっているのが、子どもの読字レベルはIQ（知能指数）と釣り合っているかという疑問である。初期の定義には、恵まれない環境や情緒的・神経学的条件、知能レベルは読字障害の原因とはなり得ないとしているものもあり、これらの条件を除外基準と呼んだ。一時期は、これらの除外基準では説明のつかない、慎重に定義された差（訳注：心理学ではディスクレパンシー"discrepancy"という）が読字レベルとIQの間に認められる場合に限って、ディスレクシアと診断されていた。

ディスレクシアの定義と診断に"IQディスクレパンシー"を使用することに対しては、大勢の著明な読字研究者が数々の異議を唱え、さまざまな疑問を投げかけている。たとえば、言語面で恵まれない環境で育った子どもたちの言語能力を、IQテストによってどこまで正確に測定できるのか？　読字レベルとIQのディスクレパンシーがディスレクシアの診断に有用な情報であるとするなら、このディスクレパンシーは総IQスコア（ディスレクシアによる影響が含まれる）と特殊な非言語性IQスコアのいずれに基づいて求めるべきか、あるいは、言語性IQスコアと動作性IQスコアのディスクレパンシーを検討すべきなのか？ディスクレパンシーとは無関係な読字障害を抱えている子どもたちと同じ指導法をディスレクシア児にも用いるのであれば、そもそもなぜ、ディスクレパンシーを使用するのか？ディスクレパンシーとは無関係な読字障害の子どもたちには、読字指導と併せて、語彙増強を目的とした集中的言語指導も行う必要があるのだろうか？　"IQディスクレパンシー"の使用を単純に断念してしまったら、"古典的ディスレクシア"の症例はいったいどうなるのだろう？　こうした古典的ディスレクシアの子どもたちは、本来の潜在能力より二年以上下の学年に編入されており、（目に見えない形で多大な努力をして）自分の学年レベルの読字は何とかこなしているので、ケアが必要と"実証されずにいる"ことが多い。ディスレクシアの定義の一要素としてディスクレパンシーを採用しないことになったら、このような"古典的ディスレクシア"のディスクレパンシーを抱えた子どもたちは不利な立場に立たされることになるのではないか？　こうした疑問が浮かび上がってきたおかげで、さまざまなタイプの読字障害児を定義するためのよりよい策を見いだすための総合的な取り組みが始まってはいるものの、答えはまだ見つかっていない。

もうひとつの問題は、読字指導に対する読字障害児の反応である。本来ならば適

切な指導に反応しないことを基準として、ディスレクシアの診断を行っている学校も存在する。これについては、L. Fuchs and D. Fuchs（L・フックスおよびD・フックス）(1998) の“治療の妥当性：読字障害同定について再考するための概念の簡略化 (Treatment Validity: A Simplifying Concept for Reconceptualizing the Identification)” Learning Disabilities Research and Practice, 4, pp. 204–219 を参照されたい。本書ではもうひとつ、神経生物学的要因についても検討している。これに関しては、B. McCandliss and K. Noble(B・マカンドリス、K・ノーブル)による“The Development of Reading Impairment(読字障害の発生)” *Mental Retardation and Developmental Disabilities,* 9, pp. 196–203 を参照のこと。

p252: 最近では、ディスレクシア解明のために、これらの構造物とその接続を調べるイメージング研究が盛んに行われている

この分野の最近の研究動向や今後の展望をまとめたレビューは、以下の文献を参照されたい。M. Habib (2000). “The Neurological Basis of Developmental Dyslexia: An Overview and Working Hypothesis.” *Brain*, 123, pp. 2373–2399. S. Heim and A. Keil (2004). “Large-Scale Neural Correlates of Developmental Dyslexia.” *European Child and Adolescent Psychiatry*, 13, pp. 125–140. McCandliss and Noble, “The Development of Reading Impairment.” 次の著書も一読に値する。V. Berninger and T. Richards (2002). *Brain Literacy for Educators and Psychologists*. New York: Academic Press. S. A. Shaywitz (2003). *Overcoming Dyslexia*. New York: Knopf. M. J. Snowling (2002). “Reading Development and Dyslexia.” In U. C. Goswami, ed., *Handbook of Cognitive Development*. Oxford: Blackwell, pp. 394–411［S・A・シェイウィッツ『読み書き障害（ディスレクシア）のすべて ― 頭はいいのに、本が読めない』藤田あきよ訳、加藤醇子 = 医学監修、PHP 研究所］

p256: 単語に含まれている音素を処理する能力の欠如

1960 年代には、この一連の能力は聴覚分析テストを考案したジェローム・ロズナーとドロシア・サイモンにより“聴覚分析”と呼ばれていた。

p264: 彼女はこれを“非同期性 (asynchrony)”と呼んでいる

これについて、チャールズ・ペルフェッティが「単語の非同期処理、すなわち、事象の処理を時間内に完了できないために、その出力を次の事象の処理に使用できない障害」と説明している。言い換えると、視覚情報が音韻表象と統合される時間が非同期である、つまり、ずれていると、アルファベットの原理の要である自動的な形態素・音素統合が行われないということだ。例えて言うなら、ピッチャーと息が合っていない一塁手のようなものである。この状態がもたらしうる心

理学的結果のひとつとしては、いくつかの研究で確認されているとおり、左角回の活動レベルの低下が挙げられる。

p265: "高速自動命名 (RAN:Rapid Automated Naming)" 課題

数年前、私はジョージア州立大学の共同研究者ロビン・モリス、スイスの教育学者ハイジ・バリーとともに、発達性ディスレクシア児とディスレクシアではない子どもたちを対象とした、命名速度発達の五年縦断調査を開始した。この子どもたちが四年生になるまで調査を続けた後、ディスレクシア児の発達状況を振り返ってみたところ、驚くべき所見が得られた。後に読字障害を抱えることになった子どもたちの場合、幼稚園入園の初日から、命名速度の差が歴然としていたからである。この子どもたちはシンボルの名前をすぐに答えることができなかった。どのシンボルも例外ではなかったが、特に命名速度の遅れが顕著だったのが文字であった。重度読字障害児の大多数は、検索速度の障害 (普通、話し言葉を聞いているだけでは発見できない) のみならず、文字と、それ以上に認知スキルを要求される、課題セットを切り替えて行う命名速度課題 (RAS) の処理速度にも独特の問題を抱えて、小学校に入学してきたわけである。RAS 課題は、文字と数字をそれぞれ命名できても、課題セット切り替えによる RAS 課題をこなせないというきわめて障害の重い幼稚園児の予測材料として、大いに役立った。現在では、数々の研究により、こうした命名速度ないし検索速度の差が小児期を通じて見られるばかりでなく、成人期に入っても続くことがわかっている。また、わずか三歳の幼児の命名能力全般が、後に何らかの形で現れる読字障害や、注意欠陥障害などのその他の学習障害の予測材料になることも確認されている。例としては、ローズマリー・タノックが、注意欠陥障害のみを有する子どもたちの色と物体の命名速度に見られる興味深い差について行った、優れた研究を参照されたい。R. Tannock, R. Matrtinussen, and J. Frijters (2000). "Naming Speed Performance and Stimulant Effects Indicate Effortful, Semantic Processing, Deficits in Attention Deficit/Hyperactivity Disorder." *Journal of the American Academy of child and Adolescent Psychiatry*, 28, pp. 237–252. また、次の論文も参照のこと。M. Wolf(1986), "Rapid Alternating Stimuluus (R.A.S.) Naming: A Longitudinal Study in Average and Impaired Readers" , *Brain and Language*, 27, pp.360-379; M. Wolf and M. Denckla (2005) RAN/Ras: Tests, Pro-Ed Publishers. RANRAS: Rapid Automatized Naming and Rapid Alternating Stimulus Test. Austin, Tex.: Pro- Ed.

p274: サリーとベネット・シェイウィッツが指導するエール大学の研究グループが

S. Shaywitz, B. Shaywitz, K. Pugh, W. Mencl, et al. (1998). "Functional disruption in the organization of the brain for reading in dyslexia." Proceedings of the National Academy of Sciences, USA, 95, pp. 2636–2641.

S. Shaywitz (2003). *Overcoming Dyslexia*［サリー・シェイウィッツ『読み書き障害（ディスレクシア）のすべて ― 頭はいいのに、本が読めない』藤田あきよ訳、加藤醇子＝医学監修、PHP 研究所］

p277: 右半球優位の回路を描いた示唆に富むスケッチは
ギネヴェーレ・イーデンと彼女の研究グループは、ディスレクシアに見られる音韻障害の根本原因について、考え得る包括的な仮説をいくつかまとめている。すなわち、前頭葉よりの領野と後頭葉よりの領野間の左半球回路の離断、左前頭葉領野の障害、角回を中心とする左側頭 - 頭頂野の発達の差および障害、そして、左半球の障害を補うための右半球による認識である。確かに、後頭葉に障害があるディスレクシア児の場合、左後頭葉の構造物が容易に、あるいは迅速に果たせない機能を代償するために、左右両半球の前頭葉の領野に過度に依存することがある。左半球後頭葉の障害は、右半球の領野が最初から普通よりも活発に活動する理由を説明するのにも役立つ。典型的な読字プロセスでは、視覚情報が左右両半球の後頭連合野に送られた後、右視覚野の情報が脳梁を超えて左視覚野に伝えられ、左半球優位の正字法と言語の情報と統合される。ところが、ディスレクシアでは、左後頭葉の障害のせいで、この出力方向が再編成されると考えられるのである。シェイウィッツの研究グループが強く主張しているように、こうした後頭葉の賦活の不足は、効率の悪い、記憶力中心の読字ストラテジーにつながることがある。

p279: 心理学者ブルース・ペニントン
デンバー大学の認知・発生心理学者ブルース・ペニントンの論文を参照されたい。彼は、ここで説明した読字発達と読字障害の発達性多重プロセス説に最も近い見解を示している。彼の"多重二重障害"説によると、読字障害には複数の原因と発現形態が存在しうるが、それも、時期と介入の仕方によって、経時的に変化する可能性がある。B. F. Pennington (2006). "From Single to Multiple Deficit Models of Developmental Disorders." *Cognition*, 101(2), pp. 385–413.

p283: 子どもによっては読字障害の原因に
私と同じ分野の研究で高く評価されている神経科医、加藤醇子の招きを得て、日本 LD（学習障害）学会で講演を行うべく、日本を訪れた (2007 年)。同学会は日本の親、教師、臨床医、研究者すべてにとって重要な役割を担っている団体である。その折に、我が子の読字障害をいまだに学校側に理解してもらえないでいる大勢の親に会って話をし、不安を抱きつつも読字障害の新しい診断・治療方法を前向きに学ぼうとしている大勢の教師と語り合った。また、学校長や日本のある主要都市の市長とも話す機会を得たが、日本では、子どもたちが治療のために特別扱いされるのを心理的に恥ずかしいことと感じてしまうため、ひとりひとり

の子どもに不可欠なサービスを提供するのがきわめて難しいという事情を聞かされた。日本のみならず世界中で進められている研究から得られつつある識見をまとめ、それを日本の学習障害児の教育に活かして、そうした問題すべてに正面からぶつかっていくのに、今ほどふさわしい時はないと思う。ディスレクシア児が秘めている大きな可能性を子ども自身、親、教師が理解できるように手を差し伸べるとともに、そうした子どもたちのための新たなカリキュラムと評価方法の案出に、研究によって広がりつつある知識を活用していくことにより、生涯気付かれぬまま、十分に力を発揮できずに終わってしまう可能性が高い日本の読字障害児のために、大きな歩を進められるはずだと考えている。

第８章 ■ 遺伝子と才能とディスレクシア

p299: この説明は重要な意味を持つ可能性もあったのだが

ジョージ・ハインドとリン・フラワーズの研究グループはディスレクシアの被験者群における大きな右半球側頭平面において左右両半球の対称性を確認することができたのだが、スタンフォード大学のジョン・ガブリエリをはじめとする研究グループは対称性を認められずに終わったため、右半球がこのように普通とは異なる構造を示すのは、ディスレクシアの一類型に限られるのではないかと考えた。これは数々のディスレクシア研究の中心テーマとなっている。研究者ポーリーン・フィリペックは一連の非対称性研究のレビューを行って、ガラブルダの説を裏付けとなる証拠が少なすぎると結論した。その理由のひとつとして、脳機能のマッピングが研究によって異なっていることを挙げている（つまり、個々の脳領域の始まりと終わりが一貫していない）。これは、スタンフォード大学の研究者らの達した結論でもある。P. A. Filipek (1995). “Neurobiologic Correlates of Developmental Duslexia: How do Dyslecics’ Brains Differ from Those of Normal Readers?” *Journal of Child Neurology*, 10(1), pp. 62–69. Galaburda, “Neuroanatomical Basis of Developmental Dyslexia” G. W. Hynd, M. Semrud-Clikeman, A. R. Lerys, E. S. Novey, and D. Eliopulos (1990). “Brain Morphology in Developmental Dyslexia and Attention Deficit Disorder/Hyperactivity.” *Archives of Neurology*, 47, pp. 919–926.

p300: 病変が生じた結果、マウスが与えられた聴覚情報を迅速に処理できなくなった

ここから類推するに、グレンのマウスと同様の遺伝的異常を有する人間は、話す時のように聴覚および音韻レベルの情報が次々と与えられると、その処理に困難を覚えるものと思われる。異常が視覚野にある場合は、活字のような視覚情報を素早く処理することができないようだ。

p307: 遜色ない才能に恵まれた人々が綿花畑や搾取工場で生涯を終えているのを

Stephen Jay Gould (1980). *The Panda’ s Thumb: More Reflections in Natural*

History. New York: Norton. (S・ジェイ・グールド『パンダの親指——進化論再考』桜町翠軒訳、早川書房)

第９章 ■ 結論 ——文字を読む脳から“来るべきもの”へ

p311: 世界が心なく移ろいゆくたびに

R.M. Rilke Kelly (1939). “The Seventh Elegy(第七の悲歌).” *In Duino Elegies*. New York: Norton, p. 63. (R・M・リルケ『ドゥイノの悲歌』手塚富雄訳、岩波書店)

p312: 二〇二〇年までには、脳全体をモデル化し

R. Kurzweil (2006). *The Singular Is Near.* New York: Penguin, pp. 197–198; “How can we,” p. 487. (R・カーツワイル『ポスト・ヒューマン誕生——コンピュータが人類の知性を超えるとき』小野木明恵・他訳、日本放送出版協会)

p317: 読めない人のために朗読する機械

同上、p. 589. カーツワイル 3000 朗読システム。カーツワイル教育システム。

p321: 古代世界における意識の発生にリテラシーが寄与したことを雄弁に指摘していることにかけては

W. Ong (1982). *Orality and Literacy*. London: Methuen, p. 178. (W・オング『声の文化と文字の文化』桜井直文訳、藤原書店)

p322: これらの条件が満たされて初めて

Plato, “Phaedrus.” In E. Hamilton and H. Cairns, eds. (1961). *The Collected Dialogues*. Princeton, N.J.: Princeton University Press, p. 276. (プラトン『パイドロス』藤沢令夫訳、岩波書店)

p333: 神経科学の大いに有望な用途のひとつ

RAVE-O プログラム、ロヴェットの PHAST プログラム、ローズの“思考する読字者”、ブレズニツの“促進プログラム”をはじめとする、この知識を基盤にした治療プログラムは、将来の治療プログラムに向けた、ささやかではあるが有望な第一歩である。

転載の許諾

次の著作物から転載の許可をいただきました。厚く感謝申し上げます。本文中で言及した順序で記載します。

Marilynne Robinson 著、*Gilead* ⓒ Marilynne Robinson 2004 より。
Farrar, Straus & Giroux, LLC の許可を得て転載。

John S. Dunne 著、*Love's Mind* ⓒ John S. Dunne 1993 より。
University of Notre Dame Press の許可を得て転載。

Terrence W. Deacon 著、*The Symbolic Species: Co-Evolution of Language and the Brain* ⓒ Terrence W. Deacon 1997 より。
W. W. Norton & Company, Inc. の許可を得て使用。

Joseph LeDoux 著、*The Synaptic Self* ⓒ Joseph LeDoux 2002 より。
Penguin Group (USA) Inc. 傘下の出版社 Viking Penguin の許可を得て使用。

Emily Dickinson 著、Thomas H. Johnson 編、*The Poems of Emily Dickinson*、Cambridge, Mass.:The Belknap Press of Harvard University Press ⓒ President and Fellows of Harvard College 1951, 1955, 1979, 1983 より。
出版者ならびに Trustee of Amherst College の許可を得て転載。

Alberto Manguel 著、*A History of Reading* ⓒ Alberto Manguel 1996 より。
Penguin Group (USA) Inc. 傘下の 出版社 Penguin の許可を得て使用。

Nicholas Ostler 著、*Empires of the World: A Language History of the World*, p. 51-52 ⓒ Nicholas Ostler 2005 より。
HarperCollins Publishers の許可を得て転載。

Martha C. Nussbaum 著、*Cultivating Humanity: A Classical Defense of Reform in Liberal Educaiton*, p, 34, Cambridge, Mass.: Harvard University Press ⓒ the President and Fellows of Harvard College 1997 より。
出版者の許可を得て転載。

Frederick Kenyon 著、*Books and Readers in Ancient Greece and Rome*, Chapter 1 ⓒ Frederick Kenyon 1932 より。
Oxford University Press の許可を得て転載。

J.M. Barrie 著、*Peter Pan*(Charles Scribner's Sons, NY, 1911) より。
Atheneum Books for Young Readers からハードカバーで刊行されているほか、Aladdin Paperbacks からも出版されている。Simon & Schuster 社児童出版部の発行部門のひとつ、Atheneum Books for Young Readers の許可を得て転載。

Kornei Chukovksy 著、*From Two to Five* ⓒ the Regents of the University of California 1963 より。
University of California Press の許可を得て転載。

Adrienne Rich 著、*The Dream of a Common Language: Poems 1974-1977*, "Transcendental Etude" ⓒ W.W. Norton & Company Inc. 1978 より。
著者ならびに W.W. Norton & Company, Inc. の許可を得て転載。

Jeanne Chall 著、*Stages of Reading Development*、Harcourt Brace

Anna Quindlen 著、*How Reading Changed my Life* ⓒ Anna Quindlen 1998 より。
Random House, Inc. 傘下の出版社 Ballantine Books の許可を得て転載。

Caroline Moorehead 著、*Iris Origo: Marchesa of Val D'Orica* ⓒ Caroline Moorehead 2000 より。
David R. Godine Publisher の許可を得て転載。

Jamaica Kincaid 著、*The Autobiography of My Mother* ⓒ Jamaica Kincaid 1996 より。
Farrar, Straus and Giroux, LLC. の許可を得て転載。

Graham Greene 著、*The Lost Childhood and Other Essays*, "The Lost Childhood" ⓒ Graham Greene 1951, 1966, 1968, 1969 より。
Penguin Group (USA) Inc. 傘下の出版社 Viking Penguin の許可を得て転載。

Elizabeth Bowen 著、*Collected Impression* ⓒ Elizabeth Bowen 1950 より。
Elizabeth Bowen の遺産管理者 Curtis Brown Group Ltd., London の許可を得て転載。

Carlos Ruiz Zafon 著、Lucia Graves 訳 , *The Shadow of the Wind* ⓒ Carlos Ruiz Zafon より。
Penguin Group (USA) Inc. 傘下の出版社 The Penguin Press の許可を得て転載。

R.M. Klein、P.A. McMullen 著、*Converging Methods for Understanding Reading and Dyslexia* に掲載の Thomas Carr 著 , "Trying to Understand Reading and Dyslexia" より。
The MIT Press の許可を得て転載。

Fydor Dostoevsky 著、Ignat Avsey 訳・編、*The Brothers Karamazov*, p. 318-320 ⓒ 1994 より。
Oxford University Press. の許可を得て転載。

Joseph Epstein 著、*Plausible Prejudices* ⓒ Joseph Epstein 1985 より。
著者の遺産管理者 Georges Borchardt, Inc. の許可を得て転載。

John Steinbeck 著、*East of Eden* ⓒ John Steinbeck 1951 より。
ⓒ Elaine Steinbeck, John Steinbeck IV および Thom Steinbeck により 1980 年再発行。Penguin Group (USA) Inc. 傘下の出版社 Viking Penguin の許可を得て使用。

Rick Riordan 著、*The Lightning Thief* ⓒ Rick Riordan 2005 より。
Disney Publishing Worldwide の許可を得て転載。

David Whyte 著、*Where Many Rivers Meet* ⓒ David Whyte 1990 より。
Many Rivers Press の許可を得て転載。

Ray Kurzweil 著、*The Singularity is Near* ⓒ by Ray Kurzweil 2005 より。
Penguin Group (USA) Inc. の許可を得て転載。

近年、脳のイメージング（画像化）技術が進み、脳の働きが外側からでも容易にわかるようになってきている。本書はこうした研究の最新成果を盛り込み、文字の発達史（大きな歴史）と、文字を覚え、読む個人の発達史（小さな歴史）を重ね合わせた、非常にスリリングな読み物となっている。まさに、「プルーストとイカ」――文字・言語と科学が、歴史と個人が、〈脳〉を軸としてスリリングな出会いを果たすのだ。

ちなみに、本書の副題は、原著では「文字を読む脳の物語と科学（*The STORY and SCIENCE of the READING BRAIN*）」である。日本語版で「読書は脳をどのように変えるのか？」と改めたのは、たんなる読字ではなく、読書によって得られる奥深い脳の働きを、著者がとりわけ重視しているからにほかならない。後述するように、この点にこそ、ネットをとおして大量の文字・情報に日々接している現状に対する、本書のアクチュアルな意義があるからだ。原著が米国でハーパーコリンズ社から刊行されるや大きな反響を呼び、ニューヨーカー、ワシントン・ポスト、ボストン・グローブ、ニュー・サイエンティストなどの紙誌で続々と好意的な書評が掲載され、読字に関する最良図書としてマーゴット・マレク賞を受賞したのも、こうした本書の意義が広く共感を得たからに違いない。

さて、私たちがなにげなくしている文字を読むという行為は、けっして〝自然〟に発達したものではない。文字は人類（ホモサピエンス）の歴史において比較的新しく生まれ、二〇〇〇年ほどかけて古代ギリシャのアルファベットにまで至った。また、現代でも固有の言語はあっても、文字を持たないひとびとは多い（今日、世界にある約三〇〇〇の言語のうち、文字を持っている言語はわずか七八という）。もともと文字を読むという脳の回路を備えていなかった私たちの祖先は、既存の機能をリサイクルすることによって、文字を読めるようになっていった（ニューロンのリサイクリング）。原初のシンプルな〝クレイトークン〟ですら、そこになんらかの意味を脳が認めると、たちまち複数の領域がつながり、活発な認知活動を行うようになる。こうしたことが可能なのも、既存の視覚、言語・概念処理などの脳領域を利用しつつ、それらをつなぐ新たな回路を設けることができたからだ。すなわち、文字の発達が私たちの脳の発達も促していくのである（と同時に「世界」の見え方も変えていく）。

文字がより複雑に、より洗練されるにつれて、脳の働きも複雑で、洗練されたものへと変化していく。著者はそのプロセスの特徴は、〝特殊化〟と〝自動化〟にあるという。〝特殊化〟とは、たとえば元来、モノの形状を認識していた視覚システムが、文字を読む役割も担うようになり、さらには大文字・小文字ごとに異なる視覚野へと専門分化されていくことである。また、当初はたどたどしかった文字の認識や読みが、瞬時に流暢に行えるようになるような脳の働きを〝自動化〟と呼んでいる。たとえば、文字に慣れ親しんだ脳は、文字を実際に見ることなく、思い浮かべるだけでも、文字を読んだ際と同じ脳の特定ニューロンを賦活させる。すでに数多くの文字の〝表象（心象）〟

が宇宙の星座のように、脳内にネットワーク配置されているからである。

著者は文字発達史のひとつの到達点ともいえるギリシャ・アルファベットの誕生で、立ち止まる。哲人ソクラテスは、なぜ文字の普及を忌み嫌い、生涯、ひとつの著作も遺さなかったのか、と。この問いかけこそ、現代の〝オンライン・リテラシー（ネットと一体化した読解能力）〟の蔓延に、時代の大きな転換を感じ取る著者の問題意識と通底するところなのだ。ソクラテスや彼に続くプラトン、アリストテレスの時代は、口承（声の）文化から文字の文化への大きな転換期でもあった。もともと古代ギリシャでは、口承で伝えられたホメーロスの叙事詩や、弁論の技術であるレトリック（修辞学：本来、公衆の前で話す演説家を意味していた）がもてはやされたように、声による言葉こそが〝生きている〟輝かしい世界をひとびとにもたらしたのだった。一方、文字は〝死んだ言葉〟であり、記憶を失わせ、生き生きとした律動も、真実を追究する対話ももたらさない。ソクラテスはこうした転換を鋭敏に感じ取り、文字の普及を危惧したのである。著者は同様の大きな転換期に、今日の私たちも直面していると感じている。そして、最新の脳神経科学の知見を踏まえつつ、私たちが文字・読書によって培ってきたリテラシーの大いなる資産・能力を急速に失いつつあるのではないかと、警鐘を鳴らすのだ。

興味深いのは、文字の変遷が私たちの脳にもたらした変化も、脳のイメージング研究によってとらえられることである。たとえば、アルファベットのような表音文字と、シュメールの楔形文字のようなロゴシラバリー文字（中国語も同様）とでは、脳の働きがかなり異なることがわかっている。

アルファベット脳は左半球の一部の領域のみを賦活させているのに対し、ロゴシラバリー(中国語)脳は左右両半球の多数の領域を賦活させる。このことは実際、英語と中国語をともに使えるバイリンガルが脳梗塞になった際、中国語は読めなくなったが、英語は読めていた……という症例によっても裏付けられている。そして、私たち漢字仮名を用いる日本語の読み手は、アルファベットと漢字をそれぞれ読むのに近い異なる脳の回路を併せ持っているのだという(実際、漢字だけ、あるいは仮名だけの読み書きができないという症例が見られる)。

日本語の読み書きと脳に関する研究はわが国でも進んでおり、その独特な機構の解明が欧米の研究者からも注目を集めている。たとえば、「読み書きの二重回路仮説」もそのひとつである(岩田誠・東京女子医科大学医学部長による)。この説の要点は、「仮名は音韻経路(背側経路)、形態経路(腹側経路)の両方で処理され、漢字は主に形態経路で処理される」ということだ。また、書字においても、漢字と仮名では脳の異なる神経経路が重要な役割をはたしているという(詳しくは、岩田誠・河村満編『神経文字学』医学書院を参照)。なお、本書98ページの図(日本語脳)にも示されているように、漢字も仮名の読みも、同じ左半球で営まれている。

文字によって脳の働き方が違うとすれば、それは世界観や意識の相違をもたらす要因のひとつにもなるだろう。ジュリア・クリステヴァ(ブルガリア出身のフランスの思想家)は次のような興味深い指摘をしている。

表意文字の型がしばしば、いわゆる《アジア的》生産様式（語のギリシャ的意味での《民主的》で都市的な孤立単位をもたずに、中央組織体によって直接管理された、巨大な相互依存的生産集合体）と結びついていることを観察できる。（中略）これとは反対に、ギリシャのアルファベット方式が社会学的レヴェルにおいて相関物として持っているのは、それ自体に閉ざされた・孤立的な生産単位、個人意識のイデオロギーへの発展、科学における非矛盾の論理（アリストテレス論理学）である。――クリステヴァ『ことば、この未知なるもの』（谷口勇・枝川昌雄訳、国文社）

さて、人類が二〇〇〇年余をかけた文字の発達レベルに、今日の幼い子どもたちはわずか二〇〇〇日（五歳くらい）で達するように求められる。著者は、幼児が世話をしてくれる人のひざに座って言葉を読み聞かせられることが、その後の人生を左右するほど大切な体験なのだという。こうした〝ひざ〟の上で育った子どもたちは、読解スキルの上達はもとより、他人を理解する力を養い、書物ならではの表現をとおして、豊かな自己表現力や推論力なども培っていく。一方、読み聞かせの機会が乏しい環境で育った子どもたちは、語彙が貧困であり、さまざまなスキルも発達せず、その差は大きくなるにつれてますます開いていく。著者は〝夕食時の語らい〟を提唱しているが、子どもとなかなか語らう時間のとれないわが国の親たちにとっても耳の痛い話ではないだろうか。

著者はこうした幼児の早期リテラシーの大切さを説きながらも、子どもに文字を読ませる時期は、早過ぎてもかえって逆効果だという。五歳～七歳になるまでは文字を読むだけの準備（該当ニューロンの軸索のミエリン化）が、脳のほうで整っていないからだ。また、外国語（第二言語）習得の時期についても、脳の働きをもとに興味深い指摘をしている。早い時期（三歳前）に二言語にふれた脳は、モノリンガルの脳と同様に、自前の言語としてふたつの言葉を扱う。ところが、就学してからバイリンガルになった脳は、それぞれの言語を別々の領域で扱うようになる。したがって、脳の機能からみればきわめて早い時期に外国語にふれたほうがよい……が、一方で母国語の〝ひざ〟さえ満たされずに育った子どもに、さらに外国語を学ばせても子どもが押しつぶされるだけ、という警告も忘れない。

首尾良く文字に慣れ親しむことのできた子どもたちは、たんに流暢に解読するだけではなく、〝戦略的な読み手〟へとさらに進化をとげていく。推論し、問いかけ、仮説を生成し……といった「行間が読める」読者へと変貌していくのだ。こうした読解力の向上は、そのまま脳の発達そのものでもある。まず、流暢さを獲得するにつれて、脳の両半球から、左半球の効率のよいシステム（腹側経路）へと切り替わっていく。これは、思考と感情を別々に処理できる速さを手に入れたということでもある。さらに熟達すると、推論と予備知識を統合するため、右半球の言語関連のシステムを用いるとともに、左右のさまざまな領域を駆使して解読していく。読書が私たちにもたらす豊かさが、脳のレベルにおいてもこのように実体化されているわけである。

本書は、最終パートで、ディスレクシア（読字障害）の症状を探っていく。著者自身の子どもがディスレクシアであるとともに、祖先から続く遺伝的家系にあることも明かされる。この時、私たち読者は本書がたんなる学究の徒の手になるものではなく、著者みずからの〝探求の書〟であることにも気づかされるのだ。そして、たまたま読み書きが教養・コミュニケーションのベースとなっている時代・社会に生まれてきたために、そこから落ちこぼれ、焦燥のうちに本来の才能を開花できないでいる多くの子どもたちの将来を案じている。ダ・ヴィンチ、アインシュタインからトム・クルーズまでがディスレクシアであるように、読み書き以外の分野で豊かな才能を発揮できる可能性のあること、そしてその可能性の芽を潰さない早期発見の方法・教育が強調される。

従来、ディスレクシアは英語圏で注目を集めてきた。米国では人口の15パーセントがなんらかのディスレクシアを抱えているという。わが国ではそれほど多くないと思われていたが、そもそもきちんとした調査・研究が行われておらず、その存在に気づかなかったという背景がある。近年ではディスレクシアを調べる検査内容も工夫され、少なくない数のディスレクシアが日本にも存在することがわかってきている。たとえば、筑波大・宇野彰の小学生約一二〇〇名を対象とした調査では、ひらがなやカタカナの音読障害はおよそ一パーセント、漢字は三・五パーセント、また書字の障害は、ひらがなで二パーセント、カタカナで五パーセント、漢字は七〜八パーセントという高い数値が出ている。ディスレクシアはさまざまな学習障害（ＬＤ）のひとつだが、わが国でもその中核となる症状と言えるだろう。

さて、メアリアン・ウルフは本書刊行後、待望の続編『デジタルで読む脳Ｘ紙の本で読む脳――「深い読み」ができるバイリテラシー脳を育てる』を上梓した。「デジタルで読む脳」と「紙の本で読む脳」はどう違うのか？　子どもの「読み書き力」は、なぜ衰え、どう強化すれば良いか？分析・類推し、他者を理解する「深い読み」をどう養うか？……など、デジタル隆盛のなかで改めて、読書脳の根源的な意義を問いかける力作である。

また、脳と認知・心理にかかわるテーマでは、ルイーズ・バレット『野性の知能』、エリエザー・スタンバーグ『〈わたし〉は脳に操られているのか』、ペネロペ・ルイス『眠っているとき、脳では凄いことが起きている』、シャンカール・ヴェダンタム『隠れた脳』、リーバーマン&ロング『もっと！』、マーティー・ヘイゼルトン『女性ホルモンは賢い』なども推奨したい。

文字の文化、読書という行為がまぎれもなく転機を迎えている今日、本書がその転機の背景を考えるよすがとなり、文字・読書というかけがえのない資産から、新たな展望が開かれるささやかな契機となることを願ってやまない。

わたしが終始一貫して追求して来たのは、〈人間をまもる読書〉という考え方である。生きつづけている死者との価値ある会話は、それをわれわれは読書と呼ぶのだが、単に受身なだけのものではない。読書は、単なる夢想でも、退屈しのぎのどうでもよい遊びでもない時、それは一種の行動である。　――G・スタイナー『言語と沈黙』（由良君美・他訳、せりか書房）

本書出版プロデューサー　真柴隆弘

著者

メアリアン・ウルフ　Maryanne Wolf

タフツ大学のエリオット・ピアソン小児発達学部教授、読字・言語研究センター所長。専門は認知神経科学、発達心理学、ディスレクシア研究。優れた業績により、アメリカ心理学会、国際ディスレクシア協会、アメリカ国立小児保健・人間発達研究所などより数々の賞を受賞している。本書も、読字に関する最良図書としてマーゴット・マレク賞を受賞。米・マサチューセッツ州ケンブリッジ在住。

訳者

小松 淳子（こまつ じゅんこ）

翻訳者。訳書に『インナー・ウォーズ―免疫細胞たちの闘い』（ニュートンプレス）、『グレン・グールド 写真による組曲』（アルファベータ）、『オシムが語る』（集英社インターナショナル）、『別冊日経サイエンス：脳から見た心の世界』、『同：進化する脳』、『同：脳と心のミステリー』（日経サイエンス／共訳）など。

プルーストとイカ
読書は脳をどのように変えるのか？

2008年10月15日　第1刷発行
2025年　4月　2日　第14刷発行

著　者　メアリアン・ウルフ
訳　者　小松 淳子
発行者　宮野尾 充晴
発　行　株式会社 インターシフト
〒156-0042　東京都世田谷区羽根木1-19-6
電話 03-3325-8637　メールアドレス inform@intershift.jp
www.intershift.jp/
発　売　合同出版 株式会社
〒184-0001　東京都小金井市関野町1-6-10
電話 042-401-2930　FAX 042-401-2931
www.godo-shuppan.co.jp/
印刷・製本　モリモト印刷株式会社

表紙イラスト　北見隆
装丁　織沢 綾

Printed in Japan
ISBN 978-4-7726-9513-8

インターシフトの本　新刊メルマガもどうぞ！　www.intershift.jp

野性の知能　裸の脳から、身体・環境とのつながりへ

ルイーズ・バレット　小松淳子訳　二三〇〇円＋税

脳は身体・環境なしに、賢くなれない。裸の脳を超えて、身体・環境とともにある「野性の知能」へ。

★池谷裕二、山形浩生さん絶賛！

「(著者は)〝心〟のみならず、記憶さえも、脳の外に貯蔵されていると強調します。こう聞いて〝まさか！そんなはずは〟と思いますか？　そんな方こそ、本書の最高の読者となるはずです」

——池谷裕二『読売新聞』

〈わたし〉は脳に操られているのか　意識がアルゴリズムで解けないわけ

エリエザー・スタンバーグ　大田直子訳　二三〇〇円＋税

なにかをしようとする前に、すでに脳(無意識)がそれを決めている。では、人間に自由な意志はあるのか？　脳科学の主張に異を唱え、大きな反響を呼んだ話題作。

★養老孟司、竹内薫さん絶賛！

「〝自由意志〟と道徳的行為の主体性の擁護」——養老孟司『毎日新聞』
「多様な症例から脳の秘密を紐解く」——竹内薫『日経新聞』

眠っているとき、脳では凄いことが起きている

ペネロペ・ルイス　西田美緒子訳　二二〇〇円＋税

ひと晩寝ると問題がすっきり解けるわけ。

心の大掃除、情報の統合＆要約、気分の調整＆記憶の再固定化……眠りの凄い働きが明らかに！

「睡眠についての、目の覚めるような素晴らしい科学本だ」——『ネイチャー』

悪意の科学　意地悪な行動はなぜ進化し社会を動かしているのか？

サイモン・マッカーシー＝ジョーンズ　プレシ南日子訳　二二〇〇円＋税

嫌がらせ、意地悪・・人間の心の闇にひそむ悪意は、なぜ進化し社会を動かしているのか？
・・悪意の起源から驚きの効用まで、人間観をくつがえす傑作！
★佐藤優、橘玲、竹内薫、吉川浩満、栗原裕一郎、池内了、冬木糸一、佐藤健太郎さんなど推薦！
読売新聞、日本経済新聞、東洋経済、ダイヤモンド、エコノミスト、週刊文春など書評多数！

「悪徳から美徳が生まれるのだ」——吉川浩満『週刊文春』

もっと！ 愛と創造、支配と進歩をもたらすドーパミンの最新脳科学

ダニエル・Z・リーバーマン、マイケル・E・ロング 梅田智世訳 二二〇〇円＋税

私たちを熱愛・冒険・創造・成功に駆り立て、人類の運命をも握るドーパミンとは？

未来志向のドーパミンと「いまここ」志向のH＆Nとのバランスこそ、潜在能力をもっとも解き放つ。
★Forbes 誌「年間ベストブック」 ★ラマチャンドラン＋ダニエル・ピンク＋デイヴィッド・イーグルマン 激賞！
「本書の内容は世間の一般常識とするに値する」――養老孟司『毎日新聞』

知能はもっと上げられる 脳力アップ、なにが本当に効く方法か

ダン・ハーリー 渡会圭子訳 二〇〇〇円＋税

いま熱い注目を浴びる「知能向上」の科学。
最新の脳トレから食品まで、科学が認めた方法だけを著者みずから体験検証する。
★池谷裕二さん推薦！
「〈知能向上の科学〉を、あなたもぜひ体験してほしい」――池谷裕二

WAYFINDING 道を見つける力 人類はナビゲーションで進化した

M・R・オコナー 梅田智世訳 二七〇〇円＋税

GPSによって人類はなにを失うか？

脳のなかの時空間から、言語・物語の起源まで、ナビゲーションと進化をめぐる壮大な探究の旅へ！
★角幡唯介、岡本裕一朗、更科功、小川さやか、山本貴光さん推薦！

隠れた脳 好み、道徳、市場、集団を操る無意識の科学

シャンカール・ヴェダンタム　渡会圭子訳　一六〇〇円＋税

無意識の小さな思い込みが、いかに暮らしや社会に大きな影響を与えるか？
★竹内薫、池内了さん絶賛！
「人間を裏から支配する〈隠れた脳〉の恐るべき姿を描き出す」——竹内薫『日本経済新聞』

口に入れるな、感染する！ 危ない微生物による健康リスクを科学が明かす

ポール・ドーソン、ブライアン・シェルドン　久保尚子訳　一八〇〇円＋税

・ドリンクに入れる氷・レモンから、どれだけ細菌が移る？　・床に落とした食べ物でも、すぐに拾えば大丈夫？　・家族や友達と食べ物をシェアするといかに危ないか
・「99・9％」抗菌表示は当てにならない　・レストランのメニュー表にはどれだけ細菌が生息している？……身近な暮らしに潜む健康リスクが数字で見える。
「身近な感染リスクを厳密かつユーモラスに紹介」——竹内薫『日本経済新聞』

女性ホルモンは賢い　感情・行動・愛・選択を導く「隠れた知性」

マーティー・ヘイゼルトン　西田美緒子訳　二三〇〇円＋税

パートナー選びから、かわいさの基準まで、女性はホルモンの「隠れた知性」によって導かれる。
女性ホルモン研究の第一人者が、進化によって育まれた女性の複雑な感情・行動の秘密を明かす。
★『ニューヨークタイムズ』『ガーディアン』など多数メディアで紹介！

人類の意識を変えた20世紀　アインシュタインからスーパーマリオ、ポストモダンまで

ジョン・ヒッグス　梶山あゆみ訳　二二五〇円＋税

20世紀の「大変動」を経て、人類はどこへ向かうのか？　アインシュタインからスーパーマリオ、ポストモダンまで、文化・アート・科学を横断する。松岡正剛・瀬名秀明・吉川浩満さん称賛！

「ヒッグスは巧みに20世紀の思想と文化を圧縮展望した」――松岡正剛『ほんほん』

母性の科学　ママになると脳や性格がすごく変わるわけ

アビゲイル・タッカー　西田美緒子訳　二六〇〇円＋税

「母性」はこんなにも力強く、しかも傷つきやすい。ベストセラーライター（『猫はこうして地球を征服した』）の著者が、その神秘と驚異を第一線の科学者たちに取材して明かす。